Langenbecks Archiv für Chirurgie

vereinigt mit Bruns' Beiträge für Klinische Chirurgie

Supplement 1985

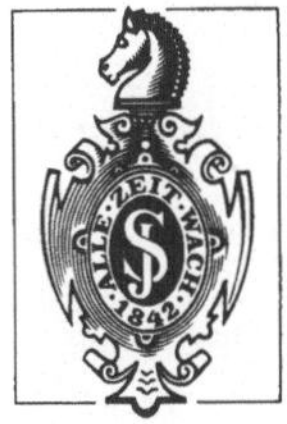

Chirurgisches Forum '85

für experimentelle und klinische Forschung

102. Kongreß der Deutschen Gesellschaft für Chirurgie
München, 10.–13. April 1985

Wissenschaftlicher Beirat

Ch. Herfarth (Vorsitzender)
W. Brendel, München
H. Ecke, Gießen
H.-D. Röher, Marburg
H. Meisner, München
M. Reifferscheid, Aachen
G. Uhlschmid, Zürich
F. Unger, Innsbruck

Schriftleitung

Ch. Herfarth U.B. Brückner P. Merkle

Herausgeber

F. Stelzner
Präsident des 102. Kongresses der Deutschen
Gesellschaft für Chirurgie

Springer-Verlag
Berlin Heidelberg New York Tokyo

Schriftleitung:
Professor Dr. Christian Herfarth, Chirurgische Universitätsklinik, Im Neuenheimer Feld 110, D-6900 Heidelberg

Professor Dr. Uwe B. Brückner, Chirurgische Universitätsklinik, Abt. Experimentelle Chirurgie, Im Neuenheimer Feld 347, D-6900 Heidelberg

Professor Dr. Peter Merkle, Chirurgische Universitätsklinik, Im Neuenheimer Feld 110, D-6900 Heidelberg

Herausgeber:
Professor Dr. Dr. h.c. Friedrich Stelzner
Chirurgische Universitätsklinik
Sigmund-Freud-Straße 25, D-5300 Bonn

Mit 74 Abbildungen

ISBN-13:978-3-540-15269-9 e-ISBN-13:978-3-642-70325-6
DOI: 10.1007/978-3-642-70325-6

CIP-Kurztitelaufnahme der Deutschen Bibliothek. Chirurgisches Forum für Experimentelle und Klinische Forschung: Chirurgisches Forum ... für Experimentelle und Klinische Forschung. - Berlin ; Heidelberg ; New York ; Tokyo : Springer. ISSN 0303-6227. Teilw. mit d. Erscheinungsorten Berlin, Heidelberg, New York
1985. München, 10.-13. April 1985. - 1985.
(... Kongress der Deutschen Gesellschaft für Chirurgie ; 102) (Langenbecks Archiv für Chirurgie : Supplement ; 1985)
ISBN-13:978-3-540-15269-9

NE: Deutsche Gesellschaft für Chirurgie: ... Kongress der Deutschen ...; Langenbecks Archiv für Chirurgie / Supplement

2125/3140-543210

Vorwort

Die Zahl der Anmeldungen für die diesjährige Forum-Sitzung stieg im Vergleich zum vorangegangenen Jahr um 20 %. Insgesamt wurden 236 Abstrakts eingereicht. Es ist dem Präsidenten, Herrn Prof. Dr. med., Dr. rer.nat.h.c. Friedrich STELZNER, zu danken, daß für diese Tagung mehr Zeit für die Forum-Sitzungen zur Verfügung gestellt wurde. So konnten nach anonymer Begutachtung bei gleicher Annahmequote 69 Beiträge berücksichtigt werden, d.h. 29 % aller Einsendungen wurden positiv beurteilt.

Der Wissenschaftliche Beirat hat sich sehr eingehend mit den eingesandten Referaten auseinandergesetzt. Da eine Reihe von Ablehnungsgründen sich häufig wiederholten, seien sie im folgenden aufgeführt:

1. Ablehnungen erfolgten dann, wenn Publikationen oder Vortrag schon an anderer Stelle bekannt waren. Die Originalität der Beiträge erscheint dem Beirat äußerst entscheidend.
2. Es lagen eine Reihe von inhaltlich und formal sehr guten Referaten vor, die jedoch nicht mehr ohne weiteres mit klinischen bzw. chirurgischen Problemen zur Deckung zu bringen waren. Dies gilt in erster Linie für rein physiologische oder pharmakologische Arbeiten. Auch gewisse experimentelle Fragestellungen mußten unter diese Kategorie gerechnet werden. Trotz guter Qualität wurden sie abgelehnt, da sie einfach nicht in das Konzept des Chirurgenkongresses paßten. So waren leider einige Beiträge zur endokrinen Chirurgie und zur Wundheilung zu klinikfern angesiedelt.
3. Eine Reihe von experimentell-chirurgischen Arbeiten, die bereits klinisch gelöste Probleme behandelten, konnten nicht akzeptiert werden.
4. Vielfachanmeldungen zu ähnlich gelagerten bzw. verwandten oder gleichen Themen führten zu einer härteren Auswahl.
5. Waren Anmeldungen nur allgemein formuliert, ohne daß entsprechende Daten und Ergebnisse vorlagen, so führte dies immer zum negativen Entscheid. Das gleiche galt auch für nicht abgeschlossene klinische oder tierexperimentelle Studien sowie unklare Frage- und überholte Problemstellungen. Nicht ausreichend begründete Tierversuche waren ebenfalls ein Ablehnungsgrund.
6. Einem Teil der Anmeldungen fehlte eine ausreichende Schlußfolgerung. Manchmal fand sich auch keine Übereinstimmung zwischen Überschrift, Text und Folgerung. Eine häufige Schwäche war auch eine übertriebene, nicht ausreichend begründete klinische Folgerung aus einer experimentellen Serie.
7. Es mußten auch eine Reihe von formal insuffizienten Anmeldungen abgelehnt werden, die beispielsweise eine entsprechende Gliederung vermissen ließen und aufgrund einer Vielzahl von Schreibfehlern mangelnde Sorgfalt zeigten.

Dieser "Negativ"katalog sei eine positive Anregung für die kommenden Jahre. Das FORUM gibt Gelegenheit, schnell und zitierfähig originelle Mitteilungen zu publizieren und bleibt so ein Ort zur Dokumentation chirurgischer Forschungsaktivität.

Der diesjährige FORUM-Band ist EUGEN ENDERLEN gewidmet, der entscheidende Beiträge zur chirurgischen Forschung erbrachte. Herrn Professor Dr. med., Dr.rer.nat.h.c. Friedrich STELZNER sei auch hierfür sehr gedankt.

Der tatkräftige Einsatz der Mitarbeiter der SPRINGER VERLAGs (besonders Herr SCHWANINGER - 10 Jahre) und der beteiligten Sekretärinnen (Frau Harms, Frau Jebram, Frau Glasbrenner) ermöglichte wieder das pünktliche Erscheinen des FORUM-Bandes zum Kongreß der Deutschen Gesellschaft für Chirurgie.

Heidelberg, März 1985

Für die wissenschaftliche Forumskommission:

Ch. HERFARTH

Für die Schriftleitung:

U.B. BRÜCKNER
P. MERKLE

Eugen Enderlen (1863-1940) Chirurg und Forscher

Bis zu seiner Entpflichtung als Direktor der Chir. Univ. Klinik Heidelberg (1932) war Eugen ENDERLEN als Forscher tätig.

Seine souveräne chirurgische Arbeit für die Kranken und seine Vorlesungen hinderten ihn nicht daran, die Verpflichtungen zur Wissenschaft regelmäßig zu erfüllen.

Von REDWITZ, mein Vorvorgänger in Bonn, hat diesen Weg (1933) für die Nachwelt festgehalten; und er soll heute, ein halbes Jahrhundert später, hier nicht vergessen sein.

ENDERLEN war nach seinen Assistentenjahren in München und Marburg Ordinarius für Chirurgie in Basel (1904 - 08), in Würzburg (1908 - 18) und in Heidelberg (1918 - 32).

Bei BOLLINGER in München erfuhr ENDERLEN eine - wie damals üblich - pathologisch-anatomische Ausbildung und in Marburg entwickelte er seine Vorliebe für das operative Experiment.

Aus der Münchener Zeit stammen grundlegende Arbeiten über den Durchtritt der Milzbrandsporen durch die intakte Lungenoberfläche des Schafes, Untersuchungen zur Sehnenregeneration und zu den Stichverletzungen des Rückenmarks.

In Marburg wurden Studien zur Hodentorsion unternommen und der Osteomyelitis im Versuch nachgespürt.

Umfangreich waren seine experimentellen Bemühungen um die Transplantation von Geweben und Organen. Mit BORST, HOTZ und FLÖRCKEN wurde der Verlauf biologischer Vorgänge bei den Transplantationen untersucht. Trotz der negativen Ergebnisse in den meisten Fällen bei dieser experimentellen Homoiotransplantationsforschung sind seine Parabioseversuche bei Hunden staunenswerte Unternehmungen in seiner Zeit. Die Autotransplantation der Niere am Tier gelingt ihm sieben Mal!

In dem Arbeitsverzeichnis von ENDERLEN finden sich Arbeiten über die Schilddrüsenüberpflanzung, die Übertragung des Omentum majus und die Reimplantation des Intermediärknorpels.

Mein Vorgänger in Hamburg, ZUKSCHWERDT, sein "jüngster und letzter Ordinarius", verwies in diesem Zusammenhang auf ENDERLENS minutiös entwickelte Technik der Naht von Blutgefäßen.

Eine einmalig große Anzahl experimenteller Arbeiten mit FEUCHT, HOTZ, LOBENHOFFER, PORTELT, v. REDWITZ, ZUKSCHWERDT, BOHNENKAMP, EISMEYER, FREUDENBERG, GESSLER, HESS, JÜSTI, KNAUER, KUTSCHER, MAGNUS-ALSLEBEN, THANNHAUSER, JENKE und ZUMSTEIN, finden ENDERLEN auf heute unvorstellbar vielen Teilgebieten in der experimentellen Chirurgie tätig.

Die Denervierung des Herzens und die Rolle der Ganglia stellata für die Wärmeregulation, sind einige von vielen Beispielen seines experimentellen Untersuchungsgeistes.

Untersuchungen über die Antiperistaltik, über Darmausschaltung, Hepatocholangioenterostomie, über die Resorption beim Darmverschluß bei der Bauchfellentzündung, über den Pfortaderverschluß, zur Nervennaht, über die Gehirnerschütterung, zur Ösophaguschirurgie, seien angemerkt.

Ein bis heute nachwirkender Verdienst hängt mit seinen Experimenten zur Magensekretion und Resektion als Grundlage der chirurgischen Therapie des Magenduodenalulcus zusammen. Vorwiegend mit FREUDENBERG, v. REDWITZ und ZUKSCHWERDT wurde die Pathophysiologie der Fehlsekretion im Antrum lokalisiert und die Grundlage der auch heute noch geübten und in vielen Jahrzehnten bewährten 2/3 Resektion zur Ulcustherapie entwickelt. Seine letzten beiden Arbeiten mit ZUKSCHWERDT 1932 und 1933 heißen: *"Erregung der Magensaftsekretion des Antrumpylorusanteils des Magens"* und *"Die chirurgische Behandlung des peptischen Geschwürs"*. Diese Experimente ENDERLENS sind heute Vorbilder und Marksteine chirurgischer Forschung, die bis heute nachwirken.

WACHSMUTH, sein letzter lebender Schüler sagt 1983: "ENDERLENS überragende Bedeutung und Leistung liegt darin, daß er zukünftige Probleme frühzeitig erkannte und zu lösen versuchte, deren entscheidende Bewältigung oft erst späteren Generationen gelang."

Sein Vorbild für diesen unseren "Forumgeist" sind unbestritten.

Bonn, 1985 F. STELZNER

Schrifttum

Deutsches Chirurgenverzeichnis, 3. Auflage (1938). Barth, Leipzig, p 141

von Redwitz E (1933) Eugen Enderlen - 70 Jahre. Der Chirurg 2:41

Wachsmuth W (1984) Gedenkrede auf Eugen Enderlen. Mitteilung der Deutschen Gesellschaft für Chirurgie 12:132

Inhaltsverzeichnis

Table of Contents

1. Biomechanische Untersuchungen am Ileosacralgelenk

Biomechanical Studies of the Sacroiliac Joint

W. Berner[1]*, H. J. Rothkötter[1], H. Hoyer[2] und H. Tscherne[1]

[1]Unfallchirurgische Klinik der Medizinischen Hochschule Hannover
[2]Institut für funktionelle und angewandte Anatomie der Medizinischen Hochschule Hannover

Bleibende Dislokationen nach Ileosacralgelenksprengungen verursachen erhebliche Beschwerden. Reposition und Retention sind daher entscheidend für eine bessere Prognose. Die interne Fixation hat sich als stabilste Osteosyntheseform herausgestellt. Grundlage zur Beurteilung verschiedener Osteosynthesen ist die Kenntnis der Biomechanik des Ileosacralgelenkes.

Methodik

Es wurden 22 Becken von Leichen frisch entnommen und die Ileosacralgelenke einer statischen Zugbelastung in drei zueinander senkrecht stehenden Raumrichtungen unterworfen. 39 Gelenke wurden ausgewertet. Die Belastung erfolgte in einer speziell angefertigten Halterung (Abb. 1). Das Darmbein wurde mit Klemmschrauben an der Darmbeinschaufel und zwei zusätzlichen Haltevorrichtungen an der Incisura ischiadica major und der Spina iliaca post. sup. befestigt. Das Kreuzbein wurde mit Haltestiften auf eine Platte geschraubt. Durch Zusatzgeräte paßte man diese Halterung den einzelnen Zugbelastungsrichtungen an. Die Halterung wurde so in eine Zwick-Zug-Prüfmaschine montiert, daß allein die Bänder des Ileosacralgelenkes (Ligg. iliosacrale ventrale und dorsale, Lig. interosseum) gedehnt werden. Die Ligg. sacro-spinosum und sacro-tuberale sowie das Lig. ileolumbale waren durchtrennt.

Die statische Krafteinwirkung erfolgte mit einem Vorschub von 15 mm/min. Die Kraft, der Vorschubweg und die Dislokation in Zugrichtung am ventralen Gelenkspalt wurden registriert.

Die Ileosacralgelenke (ISG) wurden folgenden Zugbelastungsrichtungen ausgesetzt (Abb. 2a,b):

1. Transversale Zugbelastung: Kreuz- und Darmbein werden auf einer senkrecht durch das ISG verlaufenden Achse auseinander gezogen.

*Mit Unterstützung der Deutschen Forschungsgemeinschaft

Chirurgisches Forum '85
f. experim. u. klinische Forschung
Hrsg.: F. Stelzner

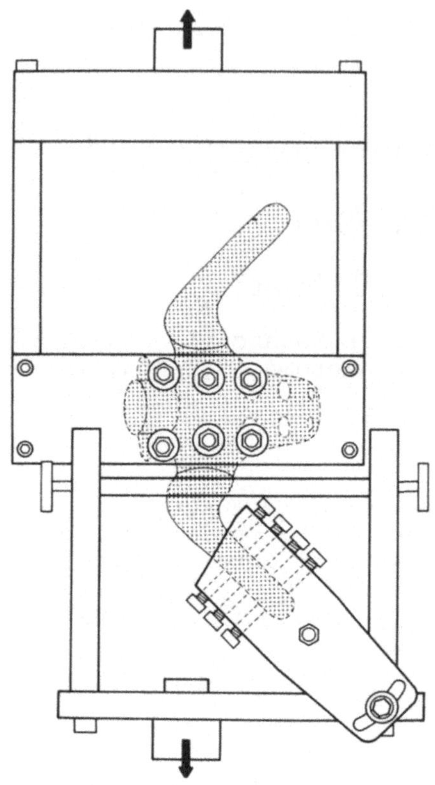

Abb. 1. Haltevorrichtung zur Prüfung der Bandstabilität des Ileosacralgelenkes. Montage für transversale Zugbelastung

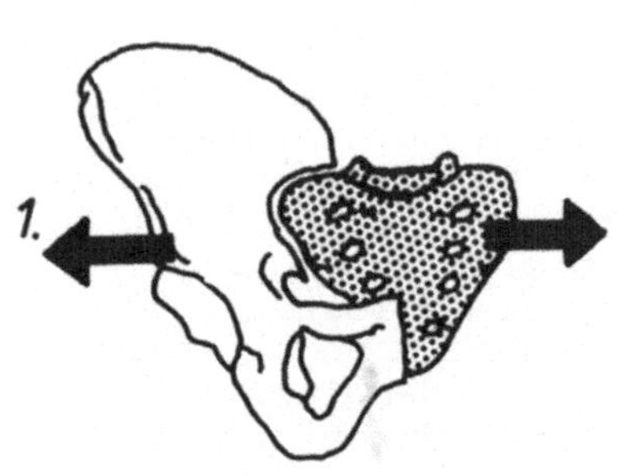

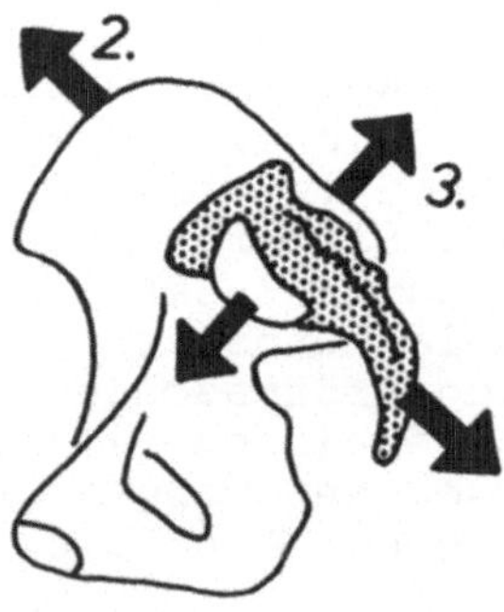

Abb. 2 a,b. Zugbelastungen des Ileosacralgelenkes in 3 jeweils senkrecht zueinander stehenden Raumrichtungen.
1 = Transversaler Zug, 2 = Ventro-cranialer Zug, 3 = Dorso-cranialer Zug. Es ist jeweils die Zugrichtung des Darmbeines gegenüber dem Kreuzbein angegeben.

2. Ventro-craniale Zugbelastung: Das Darmbein wird gegenüber dem Kreuzbein nach ventral und cranial gezogen.

3. Dorso-craniale Zugbelastung: Das Darmbein wird gegenüber dem Kreuzbein nach dorsal und cranial gezogen.

Ergebnisse

Die isolierte Belastung der Bänder durch transversalen Zug führte bei 10 von 12 IS-Gelenken zu einer Zerreißung bei Werten von durchschnittlich 3320 ± 938 N (Tabelle 1). In 2 Fällen kam es zu einer Kreuzbeinfraktur (2892 ± 1318 N).

Tabelle 1. Kraft (in N), die bei transversalem, ventro-cranialem oder dorso-cranialem Zug zu einer Bandruptur bzw. Fraktur am Ileosacralgelenk führte (n = 39)

Zugbelastung	Zerreißung (N)	n	Fraktur (N)	n
1. transversal	3320 ± 938	10	2892 ± 1318	2
2. ventro-cranial	4508 ± 1187	8	3316 ± 482	9
3. dorso-cranial	5150 ± 946	6	5653 ± 940	4

Die Zugbelastung in ventro-cranialer Richtung zeigte höhere Trennungswerte. Von 17 Gelenken traten 8 mal Zerreißungen bei einer durchschnittlichen Kraft von 4508 ± 1187 N auf, 9 mal wurden Frakturen des Kreuzbeines oder des medialen Anteiles des Darmbeines registriert (3316 ± 482 N). Die Zugbelastung in dorso-cranialer Richtung führte zu Bandzerreißungen an 6 von 10 Gelenken bei 5150 ± 946 N. Bei 4 Gelenken kam es zu einer Fraktur (5653 ± 940 N).

Diskussion

Die Ileosacralgelenke zeichnen sich durch ihre hohe Festigkeit und geringe Beweglichkeit aus. Ursache dafür sind die straffen Bänder und eine besondere Struktur der Gelenkoberfläche (3). Mit den transversalen Zugversuchen wurden die reinen ligamentären Kräfte gemessen. Diese Werte liegen signifikant ($p < 0,05$) unter denen von Gruppe 2 bzw. 3. FESSLER (1) erhielt bei seinen transversalen Zerreißungsversuchen Werte von 1972 ± 628 N (201 ± 64 kg).

Bei der ventro-cranialen und dorso-cranialen Zugrichtung wird das Darmbein vom Kreuzbein abgeschert. Hier wird die Haltekraft der Bänder in Funktionseinheit mit der Gelenkoberfläche geprüft. Es besteht kein signifikanter Unterschied zwischen Gruppe 2 und 3.

Bei der transversalen Zugbelastung trat nur in 2 von 10 Versuchen eine Fraktur auf, was für eine reine Belastung der Gelenkbänder spricht. Die ventro-craniale Zugbelastung ergab von 17 Versuchen 9 mal eine Fraktur; die mittleren Dislokationswerte liegen erheblich unter den Zerreißungswerten. Genau umgekehrt verhält es sich bei der dorso-cranialen Zugbelastung. Die Werte für die Frakturen liegen über den Zerreißungswerten. Vergleicht man die Fraktur- und Zerreißungswerte untereinander, so hat der hintere Beckenring in der dorso-cranialen Belastungsrichtung seine größte Festigkeit. Dies entspricht annähernd der Belastungsrichtung beim Stehen.

Zusammenfassung

An 22 frisch entnommenen Leichenbecken wurden die Ileosacralgelenke isoliert in einer speziellen Halterung einer statischen Zugbelastung unterworfen. 39 Ileosacralgelenke wurden ausgewertet. In transversaler Richtung kam es in 10 von 12 Gelenken zu Bandrupturen bei 3320 ± 938 N und zu 2 Frakturen bei 2892 ± 1318 N. Bei ventro-cranialer Zugbelastung wurde das Gelenk abgeschert (8 Bandausrisse 4508 ± 1187 N, 9 Frakturen 3316 ± 482 N). Die dorsocraniale Zugbelastung ergab die höchsten Kraftwerte (6 Bandrisse 5150 ± 946 N, 4 Frakturen 5653 ± 940 N). Diese Zugrichtung entspricht annähernd der Belastungsrichtung beim Stehen.

Summary

Experiments were carried out on 22 human cadaver pelves. The isolated sacroiliac joints were subjected to static traction in three dimensions (transversal, ventrocranial, dorsocranial) in a special holding device. The ileum was pulled away from the sacrum in each case. In all,39 joints were evaluated. The transverse traction tested the tightness of the ligamentous fibers only: 10 of 12 joints ruptured with an average force of 3320 ± 938 N, while in 2 cases fracture of the sacrum occurred with 2892 ± 1318 N. The ventrocranial traction force was much higher. It generated rupture in 8 cases (4508 ± 1187 N) and in 9 cases, fracture (3316 ± 482 N). The dorsocranial traction simulated the weight-bearing situation in standing (6 ruptures with 5150 ± 946 N and 4 fractures with 5653 ± 940 N).

Literatur

1. Fessler J (1984) Festigkeit der menschlichen Gelenke mit besonderer Berücksichtigung des Bandapparates. Habil.-Schrift, München
2. Rubash HE, Brown TD, Nelson DD, Mears DC (1983) Comparative mechanical performances of some new devices for fixation of unstable pelvic ring fractures. Med Biol Engng Comput 21:657-663
3. Weisl H (1954) The ligaments of the sacro iliac joint examined with particular reference to their function. Acta Anat 20: 200-211

Dr. med. W. Berner, Unfallchirurgische Klinik der Medizinischen Hochschule Hannover, Konstanty-Gutschow-Str. 8, D-3000 Hannover 61

2. Biomechanische und morphologische Untersuchungen zum Einwachsverhalten spongiösen Knochens in strukturierte Titan- und Kohlenstoffoberflächen

Biomechanical and Morphological Evaluation of Bone Ingrowth into Carbon and Titan Implants with Different Surfache Structures

H. Kiefer, L. Claes, C. Burri und K. Kuglmeir

Klinik für Unfallchirurgie, plastische und Wiederherstellungschirurgie der Universität Ulm (Direktor: Prof. Dr. med. C. Burri)

Alternativen zur konventionellen Zementfixation alloplastischer Gelenkendoprothesen werden in den letzten Jahren wegen der bekannten Lockerungsprobleme zunehmend gesucht (2). Im Hinblick auf Material und Oberflächengestaltung einer zementfrei implantierbaren Kniegelenksschlittenprothese sollte im Tierexperiment das Ein- oder Anwachsen spongiösen Knochens in unterschiedlich strukturierte Oberflächen verschiedener alloplastischer Stoffe (1) biomechanisch und morphologisch bestimmt werden. Gute Biokompatibilität und niedriger Elastizitätsmodul waren bei der Materialauswahl ausschlaggebend (3, 4).

Material und Methoden

In beide distale Femurmetaphysen von 12 etwa 55 kp schweren männlichen Schafen wurden je 2 transversal verlaufende 5 mm Löcher gebohrt, die zur paßgenauen Aufnahme von 25 mm langen Zylindern dienten. Diese waren entweder aus titanplasmabeschichtetem Titan mit 2 unterschiedlich grob strukturierten Oberflächen gefertigt (durchschnittliche "Porengröße" ca. 45 µm und 106 µm), oder bestanden aus kohlenstoffaserverstärktem Kohlenstoff (CFC) mit längs verlaufender Oberflächenstruktur (Porosität etwa 20 µm) oder isotropem pyrolytischem Kohlenstoff (C, Porengröße ca. 10 µm).

Nach 3 Monaten wurden die Tiere getötet. An 32 frischen Proben von 8 Schafen erfolgte in einer Materialprüfmaschine ein Test zur Bestimmung der Grenzflächenscherfestigkeit. Dazu wurde die Kraft gemessen, die erforderlich ist, um den implantierten Zylinder in Richtung seiner Längsachse aus dem knöchernen Lager herauszudrücken. Die Zylinderoberflächen wurden nachfolgend rasterelektronenoptisch untersucht. Von den verbleibenden 16 Proben der restlichen 4 Schafe wurden nach Polymethylmethacrylateinbet-

*Gefördert aus Mitteln der DFG

Chirurgisches Forum '85
f. experim. u. klinische Forschung
Hrsg.: F. Stelzner

tung nicht entkalkte, nach Paragon gefärbte Knochenschliffpräparate bzw. Mikroradiographien gefertigt. Die Titanzylinder mußten hierzu wegen ihrer großen Härte zum Schutz der Sägemikrotome galvanisch herausgelöst werden. In den Mikroradiographien wurde densitometrisch die Knochendichte in vier schmalen rechteckigen, dem Implantat anliegenden Meßfeldern von 8,5 x 0,6 mm bestimmt (Abb. 1). Lichtmikroskopisch wurde die Länge des unmittelbar dem Implantat anliegenden neugebildeten Knochens ermittelt (Abb. 1, Tabelle 1).

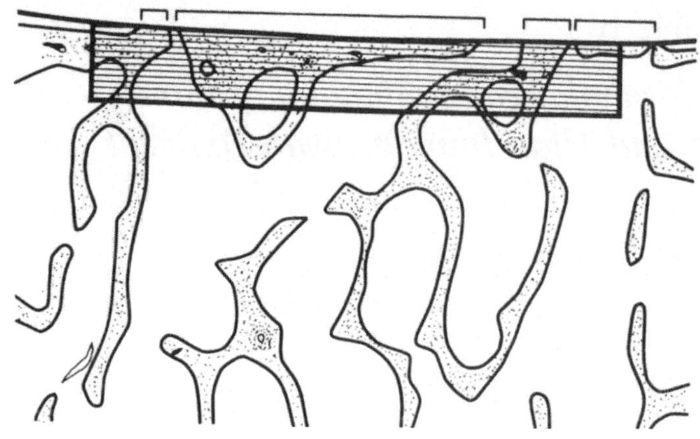

Abb. 1. Schematische Darstellung des knöchernen Lagers um das Implantat. Im schraffierten Meßfeld wurde die Knochenfläche densitometrisch bestimmt und die Länge des unmittelbaren Implantat-Knochenkontaktes gemessen. ▤ 8,5 x 0,6 mm: Knochendichte (%); ┌─┐ unmittelbarer Knochenkontakt (%)

Tabelle 1. Mittelwerte ± Standardabweichungen der biomechanischen und morphologischen Messungen

Implantat	Ti_{grob}	Ti_{fein}	CFC	C
F_{max} (N)	1401±292	1665±373	877±409	598±436
Scherfestigkeit (MPa)	3,6±0,3	4,2±0,9	2,2±1,0	1,5±1,1
% Knochen im Meßfeld	42,8±11,4	38,7±10,4	41,5±6,2	37,6±2,9
% Knochenkontakt	4,0±1,4	14,5±4,2	8,0±6,3	4,6±3,1

Ergebnisse

Im biomechanischen Test wurde die höchste benötigte Scherfestigkeit bei den feiner oberflächenstrukturierten Titanzylindern ermittelt. Im Paardifferenztest nach Wilcoxon waren die Unterschiede zwischen Ti-fein und CFC ($p < 0,01$) sowie Ti-fein und Ti-grob ($p < 0,05$) signifikant. Während die Unterschiede in der unmittelbar an das Implantat angrenzenden Knochendichte für die verschiedenen Versuchsgruppen gering war, zeigten sich deutliche Differenzen in der Kontaktfläche zwischen Implantat und Knochentrabekeln (Tabelle 1).

Diskussion

Die ermittelte Scherfestigkeit lag für titanplasmabeschichtetes Titan gegenüber dem Kohlenstoff signifikant höher. Diese Unterschiede sind überwiegend auf die verschiedenen Oberflächengestaltungen und nicht auf materialspezifische Eigenschaften zurückzuführen, wie ein Vergleich der Knochendichte um die Implantate (Tabelle 1) zeigt. Während bei den Kohlenstoffen erwartungsgemäß das CFC mit der größeren Oberflächenrauhigkeit die größeren Scherfestigkeiten aufwies, waren die Ergebnisse bei den titanplasmabeschichteten Zylindern umgekehrt. Letzteres erscheint zunächst überraschend, da von anderen Autoren (1, 2),allerdings für corticalen Knochen, eine Porengröße von 100 - 150 µm als optimal angesehen wird. Die höhere Scherfestigkeit der feinporigen Titanzylinder korreliert mit der größeren unmittelbaren Kontaktlänge zwischen Knochenbälkchen und Implantat (Tabelle 1).

Zusammenfassung

Zur Optimierung von Material und Oberflächengestaltung zementfrei implantierbarer Gelenkprothesen wurde das Einwachsverhalten spongiösen Knochens im Tierversuch in unterschiedlich grob strukturierte Zylinder aus Titan und Kohlenstoff biomechanisch und morphologisch untersucht. Die ermittelte Grenzflächenscherfestigkeit lag für titanplasmabeschichtetes Titan signifikant höher als für Kohlenstoff. Dieser Effekt wird überwiegend auf unterschiedliche Oberflächengestaltung zurückgeführt.

Summary

Biological fixation of surgical implant prostheses might be improved by selecting new materials with structured surfaces. Therefore, the ingrowth of cancellous bone into the rough surface of various titanium and carbon cylinders in vivo was investigated. The bone-implant interface shearing strength determined was significantly higher for titanium than for carbon. It may be that this is not due to properties of the materials but solely to their different surface structures.

Literatur

1. Anderson R et al (1982) Mechanical and histological evaluation of carbon coated and uncoated porous titan and LT carbon implants. Transaction of Biomaterials vol V:53
2. Collier JP et al (1983) The histology of tissue ingrowth into porous-metal-coated femoral hip prothesis in five humans. Transaction of Biomaterials, vol VI:79
3. Forster JW et al (1978) Biological reaction to carbon fibre implants. Clin Orthop Rel Res 131:288

4. Williams DF (1981) Fundamental aspects of biocompatibility. CRF Press, Boca Raton/Florida

Dr. H. Kiefer, Klinik für Unfallchirurgie, plastische und Wiederherstellungschirurgie der Universität Ulm, Steinhövelstr. 9 D-7900 Ulm

3. Synthetisches resorbierbares Material zur Refixation von kleinen knöchernen Fragmenten oder Sehen- bzw. Bandausrissen im Tierexperiment

Synthetic Absorbable Material for Refixation of Small Osseous Fragments or of Tendon or Ligament Osseous Disrupture in Animal Experiment

H. Greve[1] und J. Holste[2]

[1]Chirurgische Universitätsklinik Münster (Direktor: Prof. Dr. H. Dittrich)
[2]Forschungsabteilung der Ethicon GmbH, Norderstedt (Leiter: Dr. H. Dahlke)

Die Refixation von kleinen Knochen- oder Knorpel-Knochen-Fragmenten ist nicht unproblematisch (1). Sie kann mittels Kirschner-Drähten, Minischrauben des AO-Instrumentariums oder durch Klebung mit Fibrinkleber erfolgen (2, 3). Metallimplantate müssen jedoch später wieder entfernt werden und der Fibrinkleber weist nur eine begrenzte Festigkeit auf. Ohne Refixation heilen die Fragmente kaum wieder ein. Um die vorgenannten Nachteile auszuschließen, haben wir zum Ersatz der Metallimplantate oder auch als Ergänzung zur Klebung resorbierbare Stäbchen verwendet.

Ein weiteres Problem stellt die Wiederbefestigung von Bändern und Sehnen am Knochen nach deren traumatischer Ablösung oder deren Naht dar. Spezielle Sehnennähte aus polyfilem Stahldraht haben ein Gegenlager ebenfalls aus Stahl, dieses Material macht ebenso die spätere Entfernung wieder erforderlich wie speziell entwickelte Knochenschrauben zur Bandanheftung. Andere Anheftungsmöglichkeiten mit resorbierbarem Material sind über das experimentelle Stadium nicht hinausgekommen. Wir haben nun eine Fixierung über einen biologisch abbaubaren Knopf untersucht, dadurch kann auf eine Zweitoperation zur Materialentfernung verzichtet werden.

Material und Methode

Die Versuche mit dem resorbierbaren Stift wurden mit einem aus Polydioxanon (PDS - Hersteller Fa. Ethicon, Norderstedt) hergestellten Stab mit 1 mm Durchmesser, der dieselben mechanischen und biologischen Eigenschaften wie der Faden ausweist, durchgeführt (5).

Die Reißkraftabnahme beträgt 50 % nach 6 Wochen. Bei den Stäbchen war jedoch insbesondere die Scherkraft bedeutsam, zusätzlich

Chirurgisches Forum '85
f. experim. u. klinische Forschung
Hrsg.: F. Stelzner

spielten jedoch auch noch die Ausziehkraft aus den vorgebohrten Knochenkanälen und die Biegekraft eine Rolle. Bei in vitro Untersuchungen lag die Reißkraft bei 60 N, die Scherkraft bei 40 N, beide fallen in 4 Wochen um etwa 50 % ab. Unter realistischen Bedingungen am isolierten Schweineknie liegen Scher-, Biege- und Ausziehkraft zusammen bei 4 N. Diese kann durch Verwendung mehrerer Stifte vervielfacht werden.

Der Steg des Knopfes von 6 mm Länge bei einer Knopfgröße von 10 mm und Bohrlöchern von 0,8 mm weist eine Ausgangsreißfestigkeit von 40 N auf, diese fällt ebenfalls innerhalb von 4 Wochen auf 50 % der Ursprungsfestigkeit ab. Dabei hat der Knopf, obwohl er aus demselben Material besteht wie der Faden, teilweise abweichende mechanische und biologische Eigenschaften, da er anders hergestellt wird.

Die Untersuchungen mit den Stäbchen wurden an 18 weiblichen Kaninchen (Chinchilla-Mischlinge) gemacht, bei denen ein etwa 5 x 4 x 2 mm großes Knorpel-Knochen-Fragment vom rechten medialen Femurcondylus mit einem Flachmeißel abgeschlagen wurde. Nach der Reposition wurden durch das Fragment und das Replantatlager 1 mm starke Löcher gebohrt, in die die 5 bis 10 mm langen Stäbchen eingeschlagen wurden. Die Stifte wurden an ihrer Spitze durch ein Moskitoklemmchen geringfügig so verformt, daß sie sich im Bohrkanal fest verklemmten. So konnten die Knorpel-Knochen-Fragmente gut fixiert werden. Jedes Fragment wurde, je nach Größe, mit 1 bis 3 Stäbchen fixiert. Nach Operationsende erfolgte keine Ruhigstellung der operierten Extremität, die Tiere schonten das Bein jedoch und führten dadurch eine vorübergehende Entlastung durch.

Bei 10 Kaninchen wurde das mediale Seitenband des rechten Kniegelenkes vom Femur abgelöst, mit einem PDS-Faden von 0,4 mm Stärke durchflochten und dieses wurde am Femur durch einen tangential in Längsrichtung gebohrten Knochenkanal gezogen und über einem Knopf verknotet. Bei weiteren 6 Kaninchen wurde das Ligamentum patellae von der Tuberositas tibiae abgelöst und dieses ebenfalls mit einem gleichartigen Faden durchflochten, der nach Führung durch einen sagittalen Kanal über einem Knopf in der Wade verknotet wurde. Die postoperative Behandlung erfolgte ebenfalls ohne Ruhigstellung der Extremität.

Ergebnisse

1. Replantation der Knorpel-Knochen-Fragmente

Je zwei Kaninchen überlebten 1, 2, 3, 4, 5, 6, 8 und 10 Wochen. Sechs Tiere wiesen einen gering bis mittelgradigen Gelenkerguß auf, dabei handelte es sich um Tiere, die nach 1, 2 und 3 Wochen getötet worden waren und um zwei Tiere nach 5 Wochen. Bei 14 Tieren war das Fragment am Ursprungsort fest, nach 3 Wochen war kaum noch ein Frakturspalt erkennbar. Bei zwei Kniegelenken war das Fragment losgelöst als Corpus liberum zu finden, bei zwei weiteren hatte sich 4 Wochen post operationem ein Kniegelenksempyem mit Knorpelnekrosen gebildet.

Die Stäbchen konnten bereits nach einer Woche nicht mehr extrahiert und mechanisch untersucht werden, nach 3 Wochen waren die Stifte nur noch als blaue Pünktchen im Knorpel zu erkennen und nach acht Wochen waren keine Veränderungen am Knorpel mehr zu erkennen.

Histologisch war die Spongiosafraktur bereits ab dem 21. Tag knöchern durchbaut. Die osteochondralen Defekte wurden zunächst durch Granulationsgewebe ausgefüllt, das sich in späteren Perioden (unter entsprechender funktioneller Beanspruchung) in Knorpelgewebe umwandelte. Dabei reichte die Morphologie von faserknorpelähnlichen bis zu solchen Strukturen, die als Hyalinknorpel angesprochen werden können. Die Fixierung der PDS-Stäbchen in Fragment und darunterliegender Spongiosa geschah bereits nach 2 Wochen durch die Ausbildung einer feinen Knochenmanschette.

2. *Refixation von Sehnen und Bändern*

Bei den 16 Kaninchen wurden Perioden von 1, 2, 3, 4, 6, 8 und 10 Wochen gebildet. Bei der Obduktion waren alle Bänder bzw. Sehnen fest. Zunächst wurde die Stabilität durch Nahtmaterial und Knopf aufrecht erhalten, später war die Bandfixierung durch Narbenbildung ausreichend. Keines der neu angehefteten Ligamente hatte sich losgelöst, eine Infektion trat ebenfalls nicht auf. Der Knopf war schon nach 3 Wochen von einer starken Bindegewebs-Kapsel umgeben, aus der er sich leicht herauslösen ließ. Auch bis zu zehn Wochen war er noch in seiner Kontur erhalten, zerbröselte jedoch beim Herauslösen aus der Kapsel oder war zuvor schon in Fragmente zerbrochen. Die Reißfestigkeit des Steges war nach 8 Wochen nahezu 0 N.

Histologische Ergebnisse: Das jeweilige Ligament war nach 1 bis 3 Wochen mit lockerem Granulationsgewebe umgeben, das sich auch zwischen den längsgerichteten kollagenen Fasern fand, dabei nahmen die Fibroblasten und kollagenen Fasern zu. Nach 4 Wochen war bereits wieder ein kollagener Strang gebildet, dabei zeigten sich Entzündungszellen in der Umgebung und Knochenneubildung an der Ansatzstelle.

Diskussion

Zur Refixation von Knorpel-Knochen-Fragmenten geeignetes resorbierbares Kunststoffmaterial muß eine ausreichende Fixierungsmöglichkeit bieten, insbesondere muß es eine hohe Biegefestigkeit aufweisen. Die Festigkeit muß so lange erhalten bleiben, bis das Replantat eingeheilt ist. In vitro Untersuchungen ergaben, daß diese Eigenschaften bei den Stäbchen vorlagen. Gleiches gilt für die entsprechende Anwendungsart des Knopfes.

Histologisch konnte nachgewiesen werden, daß die Fixierung der Stäbchen im Knochen durch die umgebende Knochenlamelle verstärkt wird, eine Extraktion der Stäbchen war schon nach kurzer Zeit nicht mehr möglich. So würde eine kurz dauernde äußere Ruhigstellung des Gelenkes für eine noch bessere Fixierung ausreichen. Andererseits ist ein noch besseres Ergebnis durch die zusätzliche

Fibrinklebung anzunehmen. Allerdings ist die sichere Einheilung bei 14 von 18 Replantaten an sich schon ein gutes Ergebnis.

Die Naht eines kollagenen Bandes bzw. die Refixierung am Knochen ist unproblematisch und kann nach diesen Untersuchungen mit der von uns angewandten Methode als sicher angesehen werden. Vorteilhaft ist es, daß ein Zweiteingriff vermieden wird und auf die Dauer bestehen bleibendes Fremdmaterial im Gewebe vermieden wird.

Zusammenfassung

Die Refixation von kleinen Knorpel-Knochen-Fragmenten und von Bandabrissen vom Knochen unter Verwendung von resorbierbarem Kunststoffmaterial ist möglich und führt zu einer weitgehend sicheren und unproblematischen Anheilung beim Kaninchen. Nachteile durch die Verwendung von nicht biologisch abbaubaren Materialien können dadurch vermieden werden.

Summary

The refixation of small osteochondral fragments and of ligaments following disrupture from bone is possible with synthetic absorbable material. This method leads to very sound and problem-free healing. The disadvantages of using material that is not biologically degradable can be avoided in this way.

Literatur

1. Morscher E (1976) Traumatische Knorpelimpression an den Femurcondylen. In: Rehn J, Schweiberer L (Hrsg) Hefte Unfallheilkd, Heft 127. Springer, Berlin Heidelberg New York, S 71-78
2. Aichroth PM (1971) Osteochondral fractures and their relation to osteochondrosis dissecans. J Bone Joint Surg Br 53 B:448-454
3. Zilch H (1980) Tierexperimentelle Untersuchungen zur Klebung kleiner osteochondraler Fragmente mit dem Fibrinkleber. Handchirurgie 12:71-75
4. Ray JA, Doddi N, Regula D, Williams JA, Melveger A (1981) Polydioxanone (PDS), a novel monofilament synthetic absorbable suture. Surg Gynecol Obst 153:495-507

Dr. H. Greve, Chirurgische Universitätsklinik Münster, Jungeblodtplatz 1, D-4400 Münster

4. Abheilung segmengaler Knochendefekte nach Auffüllung mit biologischen und synthetischen Knochenersatzmitteln im Tierexperiment

Healing of Segmental Bony Defects After Implantation of Biologic and Synthetic Bone Replacement Materials. An Animal Model

J. M. Rueger, H. R. Seibert und A. Pannike

Unfallchirurgische Klinik der Johann-Wolfgang-Goethe Universität Frankfurt am Main (Leiter: Prof. Dr. med. A. Pannike)

Bei der Füllung von traumatischen oder tumorös bedingten Knochendefekten als auch bei der Durchführung von Knochenaufbauplastiken wird in der Klinik zur Zeit fast ausschließlich autologer und/oder homologer Knochen verwendet. Die Zumischung heterologen Kollagens (1) oder der Kombination Kollagen/synthetische Calciumphosphatverbindung (2) wird empfohlen und teilweise auch durchgeführt. Vereinzelt kommen auch synthetische, bioinerte Calciumphosphatverbindungen (Tricalciumphosphat/Hydroxylapatit) alleine zum Einsatz, oft ohne Berücksichtigung ihrer sehr unterschiedlichen biologischen Wertigkeit, die von Ca/P-Verhältnis, Reinheit, Sintertemperatur bei der Herstellung der Keramiken, Mikroporosität, Makroporosität und Löslichkeit abhängig ist. Völlig unberücksichtigt bleiben jedoch die biologischen Knochenextrakte, demineralisiertes Knochenpulver und Knochengelatine, trotz ihrer nachgewiesenen hohen osteoinduktiven Potenz, die sich noch, wie von uns (3) gezeigt werden konnte und von URIST (4) bestätigt wurde, durch die Zumischung eines löslichen β-Tricalciumphosphats deutlich steigern läßt. Das Prinzip dieses biologischen, im Sinne des Wortes "bioaktiven" Proteinkomplexes beruht auf der Rekrutierung und/oder Induktion von knochenbildungsfähigen cellulären Elementen am Ort seiner Implantation. Nur die Addition einer löslichen β-Tricalciumphosphatverbindung verstärkt diesen Effekt deutlich, wobei die Wirkungsmechanismen (Ca/P-Konzentration am Ort, erleichterte Mineralisation neugebildeten Knochens, Potenzierung des Knochengelatine-Effektes (3), dreidimensionale Anordnung und Verteilung und "slow-release" des aktiven Bestandteiles der Knochengelatine (4) noch weitgehend ungeklärt sind.

In einer möglichst kliniknahen Situation sollte:

1. die osteostimulative Potenz, d.h. die Fähigkeit zur Knochenneubildung nach Implantation in den Knochen, der Knochengelatine überprüft werden.
2. die Frage geklärt werden, ob auch hier die Zumischung löslichen β-Tricalciumphosphates zu einer Verstärkung des Effektes führen würde.

Chirurgisches Forum '85
f. experim. u. klinische Forschung
Hrsg.: F. Stelzner

3. daß durch Aufhebung der sekundären, tertiären und quartären Strukturen der Proteine im Komplex "Knochengelatine" deren biologische Aktivität ebenfalls zerstört wird, und
4. der Nachweis erbracht werden, daß synthetische, bioinerte Calciumphosphatverbindungen weder alleine durch hohe Makroporosität (hier: Hydroxylapatit) noch durch chemisch löslichkeitvermittelndes Ca(P-Verhältnis (hier: β-Tricalciumphosphat) zu biologisch verwertbaren Knochenersatzmittel werden.

Material und Methoden

Bei achtzehn Mischlingshunden (4 - 8 kg KG) wurde ein 0,8 cm langer, in Schaftmitte liegender segmentaler knöcherner Defekt der rechten Ulna mit einer 5- oder 7-Loch DC Platte stabilisiert. Nach Auffüllen der Defekte mit den zu untersuchenden Substanzen oder Substanzgemischen (n = 9) belasteten die Tiere sofort. Wurden Knochenersatzmittel in Blockform implantiert, wurden diese unter dynamische Kompression gesetzt. Neunzig Tage nach der ersten Operation wurde ein identischer, ebenfalls stabilisierter Defekt der kontralateralen Seite mit der gleichen Substanz oder dem gleichen Substanzgemisch aufgefüllt. Bei vier Tieren wurde ein Spongiosablock zur homologen Transplantation vom linken Beckenkamm entnommen. Vierzehn und ein Tag vor Versuchsende wurde eine Tetracyclindoppelmarkierung durchgeführt.

Es wurde implantiert:

1. Knochengelatine;
2. Hitzedenaturierte Knochengelatine;
3. Knochengelatine zusammen mit pulverisierter β-Tricalciumphosphatkeramik (alle Tricalciumphosphatkeramiken Heyl, Berlin) Verhältnis 1/1;
4. Hitzedenaturierte Knochengelatine zusammen mit β-Tricalciumphosphatkeramik, Verhältnis 1/1;
5. β-Tricalciumphosphatkeramik als Block, hochdicht, keine Makroporosität, 0,7 cm lang, 0,6 cm Durchmesser;
6. Hydroxylapatit als Block, hochporös, vorgegebene Mikro- und Makroporosität, 0,8 cm lang, 0,5 cm Durchmesser (Ceros 80);
7. autologer spongiöser Knochen der Radiusbasis;
8. autologer spongiöser Knochen der Radiusbasis zusammen mit pulverisierter β-Tricalciumphosphatkeramik, Verhältnis 2/1;
9. homologe Beckenkammspongiosa in Blockform.

Zur Auswertung wurde 180 Tage nach der Erstoperation in jeder Substanzgruppe eine intravitale arterielle Angiographie der operierten Extremitäten durchgeführt. Röntgen der Vorderläufe in zwei Ebenen nach Entnahme. An den unentkalkt in Polymethylmethacrylat eingebetteten 90 und 180 Tage alten Präparaten wurde die knöcherne Reaktion fluorescenzoptisch und histomorphologisch nach Anfärbung (Masson-Goldner, v. Kossa, Pyronin-Grün) an Schnitten und kontaktmikroradiographisch an Schliffen untersucht.

Ergebnisse

Die Auffüllung mit autologer und homologer Spongiosa führte bei diesen Versuchstieren zu einer vollständigen knöchernen Überbrükkung. Die β-Tricalciumphosphatbeimischung zur autologen Spongiosa ergab nur bei einem Tier eine knöcherne Durchbauung beider Defekte. Histologisch war nach 90 Tagen Tricalciumphosphat noch vereinzelt, bindegewebig abgekapselt, im umgebenden Weichgewebe nachweisbar. Beim zweiten Tier dieser Gruppe fanden sich ohne Entzündungsreaktion in beiden Präparaten Tricalciumphosphat und nekrotische autotransplantierte Spongiosa im Defekt. Die Markhöhle hatte sich zum Defekt abgeschlossen, Tendenzen zu einer knöchernen Stabilisierung des Defektes waren nicht nachweisbar.

Die Implantation der Calciumphosphatverbindungen führte in keinem Fall zu einer Durchbauung. Bei Verwendung der hochdichten Tricalciumphosphatkeramikblöcke kam es an den Kontaktflächen zwischen Knochen und Implantat zu einer teilweise hochgradigen Knochenresorption mit deutlicher Spaltbildung. Auch die Hydroxylapatitblöcke wurden weder knöchern durchbaut noch fand sich an den Grenzflächen ein Einwachsen von Knochengewebe in die Makroporen des Implantates. Vereinzelt zeigte sich geringe Resorption und Abbau des Hydroxylapatits, ohne daß sein Einbau in das umgebende Knochengewebe mikroskopisch nachgewiesen werden konnte.

Die durch Hitzesterilisation denaturierte Knochengelatine war allein und in ihrer Kombination mit β-Tricalciumphosphat unwirksam. Nach 180 Tagen war Knochengelatine nicht mehr nachweisbar, Tricalciumphosphat fand sich vereinzelt, bindegewebig abgekapselt im Defekt. Das histologische Bild glich einer atrophen Pseudarthrose.

Knochengelatine alleine implantiert führte bei zwei Tieren bereits nach 90 Tagen zu einer vollständigen knöchernen Durchbauung des Defektes. Hier ließen sich zu diesem Zeitpunkt bei einem Tier noch Reste der Knochengelatine nachweisen, mit unmittelbarem Übergang des neugebildeten lamellären Knochens aus der Knochengelatine.

Nur bei einem Tier führte die Zumischung von β-Tricalciumphosphat zur Knochengelatine zur Abheilung des Defektes nach 90 Tagen. Im Zentrum des Defektes fanden sich Reste des Tricalciumphosphates, erkennbar an der korallenartigen Struktur. Mikroskopisch unveränderte Knochengelatine war im umgebenden Weichgewebe nachweisbar. Deutlich war eine lymphoplasmacelluläre Reaktion, jedoch keine Eiterbildung.

Diskussion

Eine synthetische, bioinerte Calciumphosphatverbindung muß hochrein, hochporös und insbesondere löslich sein, um bei ihrer Implantation in den Knochen zumindest "Osteokonduktivität" zu erlauben. β-Tricalciumphosphate scheinen dem Hydroxylapatit bei Erfüllung dieser Forderungen überlegen. Unsere Versuche zeigen, daß reines, jedoch hochdichtes und unlösliches Tricalciumphosphat als Knochenersatzmittel ebenso ungeeignet ist, wie reines, hochporöses, jedoch aufgrund seiner Chemie unlösliches Hydroxylapatit.

Die Hitzesterilisation der Knochengelatine führt zu der von uns erwarteten endgültigen Zerstörung der osteostimulativen Potenz, durch Denaturierung des Proteinkomplexes. Beimischung von bioinertem Tricalciumphosphat regeneriert verständlicherweise nicht die Bioaktivität der Knochengelatine.

Die osteostimulative Wirksamkeit der Knochengelatine konnte in dem Versuch gezeigt werden. Histologisch unterscheidet sich die knöcherne Durchbauung nach 90 Tagen nicht von der nach Implantation von spongiöse, Knochen. Die angestrebte Steigerung der Knochenneubildung durch Zumischung von Tricalciumphosphatpulver konnte jedoch nicht erreicht werden. Es kam sogar zu einem vollständigen Versagen dieser Kombination bei einem Versuchstier. Mögliche Ursachen können das Knochengelatine/Tricalciumphosphat-Mengenverhältnis, die Homogenität der Durchmischung beider Substanzen, die Stabilität der Osteosynthese und damit die Ruhe im Implantatlager, weiterhin dessen Vascularität und eine unterschiedlich stark ausgeprägte allergische Reaktion der Versuchstiere auf den Proteinkomplex sein.

Dennoch stellt die Knochengelatine wie auch speziell ihre Kombination mit Tricalciumphosphat, nach weiterer Abklärung der oben angegebenen Problematik, eine vielversprechende Möglichkeit für eine klinische Erprobung dar, da bei ihrer Verwendung eine Reihe gängiger Probleme der heutigen Technik der Knochentransplantation entfallen würden, insbesondere da in unserem Versuch die Knochengelatine sich den Spongiosatransplantaten als ebenbürtig erwies.

Zusammenfassung

Zur Auffüllung segmentaler, operativ stabilisierter knöcherner Defekte der Ulna wurden bei 18 Mischlingshunden biologische, z.B. Knochengelatine, und synthetische, z.B. Tricalciumphosphat, Knochenersatzmittel und ihre Kombination (n = 9) verwendet. An 90 und 180 Tagen alten Präparaten wurde die knöcherne Reaktion überprüft. Die Implantation der Knochengelatine wie auch ihrer Kombination mit β-Tricalciumphosphatpulver bewirkte bereits nach 90 Tagen eine vollständige Defektüberbrückung und knöcherne Ausheilung, gleich der nach Spongiosaimplantation, wogegen keine der synthetischen Calciumphosphatverbindungen zu einer knöchernen Durchbauung der Defekte führte.

Summary

In 18 mongrel dogs, segmental bony defects of the ulna were filled with biologic, e.g. bone gelatin, and synthetic, e.g. tricalcium phosphate, bone replacement materials and with combinations of both types (N = 9) were used. The bone reaction was evaluated in 90- and 180-day-old specimens. Implantation of bone gelatin and of gelatin combined with beta tricalcium phosphate resulted in total bony bridging and healing of the defects after as little as 90 days, with a pattern similar to that after cancellous bone implantation, whereas none of the calcium phosphate compounds were able to induce or stimulate bony filling of the defects.

Literatur

1. Springorum HW, Adler CP, Jäger W, Ober E (1977) Tierexperimentelle Untersuchung der Knochenregeneration am standardisierten Tibiadefekt des Kaninchens. Z Orthop 115:686-693
2. Nizard M (1981) Knochengewebsneubildung durch Collagen-Apatit-Implantation. Habilitationsschrift Homburg/Saar
3. Rueger JM, Siebert HR, Wagner K, Pannike A (1984) Synthetische und biologische Knochenersatzmittel. Tierexperimentelle Untersuchung der osteoinduktiven Eigenschaft. Langenbecks Arch Chir Suppl 223-227
4. Urist MR, Liete A, Dawson E (1984) Beta-Tricalciumphosphate delivery system for bone morphogenetic protein. Clin Orthop 187: 277-280

Dr. J.M. Rueger, Unfallchirurgische Klinik, Johann-Wolfgang-Goethe Universität, Theodor Stern Kai 7, D-6000 Frankfurt/Main

5. Die mechanische Belastbarkeit der Knochen-Implantat-Grenzschicht unter Verwendung von Implantaten aus Methyl-Methacrylat, kohlenstoffverstärktem Kunststoff, Reintitan, Titan-Eisen-Legierung (TiAlFe), Aluminiumoxyd-Keramik und Hydroxylapatit

The Mechanical Loadbearing Capacity of Bone-Implant Border Layer with Methylmethacrylate, Carbon Fiber Reinforced Plastic Pure Titanium, Ti-Fe Alloy (TiAlFe), Aluminium Oxide Ceramics, and Hydroxylapatite Implants

J. Eitenmüller[1], T. Schmickal[2], K. H. Schmidt[2], G. Gellissen[2] und W. Reichmann[2]

[1]Chirurgische Abteilung des St. Elisabeth Krankenhaus Köln (Chefarzt: Prof. Dr. M. Siedek)
[2]Abteilung für Unfallchirurgie (Leiter: Prof. Dr. med. W. Reichmann) der Chirurgischen Universitätsklinik Köln-Lindenthal (Direktor: Prof. Dr. Dr. H. Pichlmaier)

Die schwache Stelle des biologisch-technischen Verbundes einer Totalendoprothese ist die Knochenimplantationsgrenze. Es gelingt bis heute noch immer nicht, eine belastungsfähige, stoffschlüssige Verbindung zwischen abiologischem Implantat und dem lebenden Gewebe herzustellen (1, 2). Dies gilt sowohl für die einzementierten als auch für die unzementierten Prothesen. Die Festigkeit einer mechanischen Bindung zwischen Knochen und Implantat sollte die mechanische Belastbarkeit des originären Knochens erreichen, außerdem darf das Implantatmaterial auch langfristig keine Mikrotoxizität aufweisen (5). Nur so ist es möglich, langfristig Zug-, Scher- und Druckkräfte auf das knöcherne Implantatlager zu übertragen.

In der hier vorliegenden Arbeit soll streng vergleichend nur das materialtypische Anwachsverhalten einiger in Betracht kommender Implantationsmaterialien untersucht werden. Es sollen insbesondere biomechanische Faktoren und der Einfluß einer unterschiedlichen Oberflächengestaltung ausgeschlossen werden, um vergleichbare Resultate zu erhalten. Hieraus ergibt sich die Forderung, nur Implantate mit gleicher Formgebung und gleicher Oberflächenbeschaffenheit zu implantieren. Weiterhin ist eine lastfreie und formschlüssige Implantation notwendig, soweit dies bei größeren Implantaten und belasteter Extremität möglich ist (4).

Folgende Implantatmaterialien kamen zur Anwendung:

Chirurgisches Forum '85
f. experim. u. klinische Forschung
Hrsg.: F. Stelzner

a) Methyl-Methacrylat, b) kohlenfaserverstärkter Kunststoff[2,4], c) Reintitan[1,4], d) Titan-Eisen-Legierung (TiAlFe)[1,4], e) Aluminiumoxyd-Keramik[3], f) Hydroxylapatit.

Die Implantate hatten die äußere Form eines Rundstiftes mit einem Durchmesser von 7 mm und einer Länge von 25 - 28 mm, weiterhin wurden Scheiben mit einem Durchmesser von 25 mm verwendet, die eine zentrale Bohrung mit einem Durchmesser von 5 mm zur Aufnahme einer Schraube besaßen. Zur Erzielung einer bei allen Materialien gleichmäßigen Oberflächengestaltung wurden die Materialien zuerst mit einem 200er und anschließend mit einem 400er Diamantschleifpapier naß bearbeitet.

Tierversuche

Jede der o.g. Materialqualitäten wurde jeweils an 6 Bastardhunden mit einem mittleren Körpergewicht von 28,5 kg erprobt. Die Rundstifte wurden in Bohrlöcher von exakt 7 mm Durchmesser am Femur und der distalen Tibia gesteckt, die Scheiben wurden an der Innenseite des Schienbeinkopfes auf einer zuvor plangefrästen Fläche mit einer zentral liegenden AO-Kortikalis-Schraube fixiert (Abb. 1).

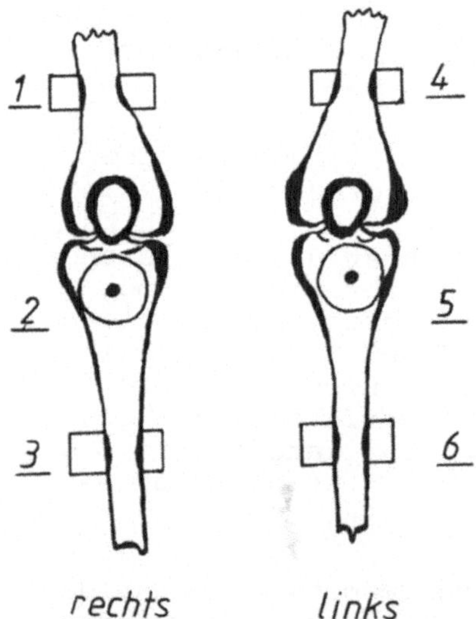

Abb. 1. Darstellung der Implantationsorte und der Anordnung der Implantate

Die Tiere erhielten perioperativ ein Antibioticum und der Eingriff wurde unter streng aseptischen Kautelen durchgeführt. Post-

Für die Überlassung und Bearbeitung der Materialien sei folgenden Firmen gedankt:

1) Heraeus, Hanau;
2) Deutsche Carbone GmbH, Frankfurt-Bonames;
3) Feldmühle AG, Plochingen;
4) Fa. Orthoplant, Bremen, Materialbearbeitung

operativ konnten die Extremitäten wieder sofort belastet werden. Nach 8 Wochen wurden die Tiere getötet und die mechanische Haltefestigkeit der Implantate mit einem elektrischen Lastmeßgerät geprüft (Abb. 2).

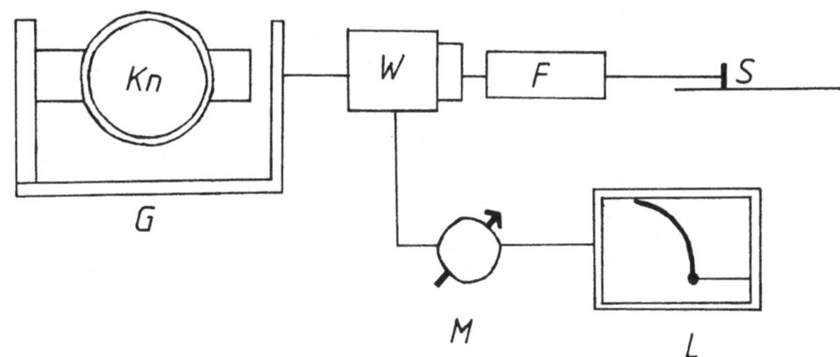

Abb. 2. Meßvorrichtung, G: Greifarm, W: Wägezelle, F: Federwaage, S: Kraftspindel, M: Meßbrücke, L: Linearschreiber

Ergebnisse

Die Extremitätenknochen mit den Implantaten in situ wurden zuerst einer makroskopischen Beurteilung unterzogen. Es fiel hierbei bei allen Implantaten keine Gewebeveränderung auf, es zeigte sich lediglich die Tendenz des Knochens, den überstehenden Stift zu überwachsen, wesentlich stärker bei Hydroxylapatit als bei allen anderen Materialien. Die beim Auspressen der Stifte und Abziehen der Scheiben ermittelten Werte gehen aus Abb. 3 hervor. Es handelt sich einmal um die Darstellung der Scherstabilität bei den Rundstiften, bei den Scheiben handelt es sich um die Haltekraft zwi-

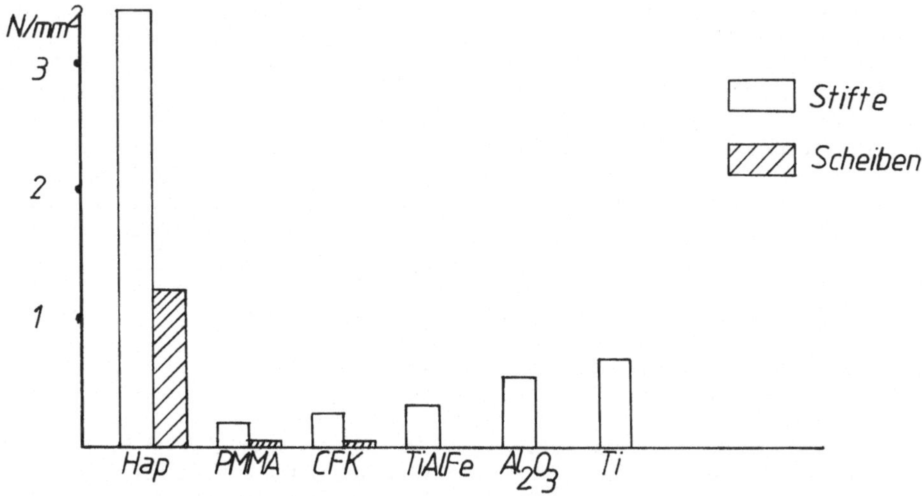

Abb. 3. Mittlere Haltefestigkeit/Fläche (in N/mm²)

schen Implantatmaterial und Knochen bei rechtwinklig zur Haftfläche wirkender Zugkraft. Die Werte für den Hydroxylapatit jedoch täuschen, da beim Auspressen der insgesamt 24 Hydroxylapatit-Rundstifte 21mal entweder der Knochen mit dem Stift unter der Belastung quer durchbrach oder aber der Versuch bei einer Belastung von 200 kg abgebrochen werden mußte. Es war daher nicht möglich, die echte Scherstabilität isoliert zu prüfen, da die mechanische Haltefestigkeit zwischen Knochen und Implantatoberfläche in unserer Versuchsanordnung höher lag als die Gesamtfestigkeit des Knochemimplantatverbundes!

Beim Ausreißversuch der Scheiben war die Haltefestigkeit zwischen Implantat und Knochenoberfläche höher als die mechanische Stabilität der Scheiben, es kam in allen Fällen zu einem Bruch der Scheibe. Im Knochenlager blieben anhaftende Restpartikel von Keramik zurück, umgekehrt jedoch wurden auch Knochengewebeanteile aus der Knochenoberfläche herausgerissen, welche fest an der Keramikoberfläche verwachsen waren.

Bei allen Materialien außer dem Hydroxylapatit fand sich oberflächenmikroskopisch eine bindegewebige Zwischenschicht im Implantatlager. Histologisch konnte ein direkter Kontakt zwischen dem Knochen und der Oberfläche des Hydroxylapatites nachgewiesen werden ohne jegliche Zwischenschicht von Weichgewebe, wie dies bei allen anderen verwendeten Materialien in unterschiedlicher Ausprägung zu beobachten war.

Diskussion

Die dargestellten Resultate lassen zweifelsfrei erkennen, daß es im Gegensatz zu allen anderen hier geprüften Implantatmaterialien zwischen dem Hydroxylapatit und dem Knochen zu einer mechanisch belastbaren Verbindung kommt.

Bei der Beurteilung des Anwachsverhaltens von Knochen an die Oberfläche von Implantatmaterialien und bei der Beurteilung der Knochengewebeverträglichkeit ist es ganz entscheidend, ob bei einer vergleichenden Beurteilung die Versuchsbedingungen exakt gleich gehalten werden konnten (4). Eine unterschiedliche Oberflächenbeschaffenheit oder z.B. eine verschiedene mechanische Belastung infolge unterschiedlicher Formgebung führen zu nicht vergleichbaren Ergebnissen. Auch ein unterschiedlicher Implantationsort oder eine nicht exakt gleiche Positionierung des Implantates im Knochen haben sich unterscheidende mechanische Einflüsse auf die Grenzfläche und führen daher ebenfalls zu unterschiedlichen Resultaten. Die in der Literatur für verschiedenste Materialien mitgeteilten sehr guten Resultate hinsichtlich der Haltefestigkeit und bindegewebsfreier Inkorporation, die im deutlichen Gegensatz zu den hier vorgelegten Resultaten stehen, können nur durch die stark abweichenden Versuchsbedingungen erklärt werden, unter denen sie erzielt wurden (4).

Die hier vorgelegten Ergebnisse sind nicht nur durch eine enge formschlüssige Verzahnung des Hydroxylapatites mit dem Knochen zu erklären, vielmehr muß ein echter mechanischer Verbund zwischen der Keramik und dem Knochen entstehen, der für die gute mechanische Belastbarkeit auch an glatten Flächen zwischen Knochen und Implantat verantwortlich zu machen ist. Wie man sich diese Verbindung im einzelnen vorzustellen hat, ist trotz intensiver Untersuchungen bis heute nicht klar (5).

Bisher galt das fehlende mechanische und physiologische Reizmuster im Interface-Bereich als der Grund für die häufig beobachtete Resorption und Lockerung der mechanisch belasteten Implantate. Eventuell ist die Hoffnung berechtigt, daß infolge der festen mechanischen Verankerung von z.B. Hydroxylapatit-Keramik es zu einem veränderten Reizmuster und damit zu einem Auslöser für metabolische Prozesse am Interface kommt, die die Knochenneubildung in der direkten Umgebung des Implantates anregen.

Zusammenfassung

Bei jeweils 6 Tieren wurden genormte Implantate aus Palacos, Endocarbon, Reintitan, Titan-Eisen-Legierung, Aluminiumoxyd-Keramik und Hydroxylapatit in den Knochen implantiert. Nach einer Implantationsdauer von 8 Wochen betrug die Scherstabilität für Hydroxylapatit 3,7 N/mm^2, die Flächenhaftung 1,3 N/mm^2. Die Werte aller anderen Materialien lagen wesentlich tiefer, nur bei Hydroxylapatit kam es nicht zu einer Zwischenlagerung von Bindegewebe. Es kam nur bei Hydroxylapatit zu einem echten Anwachsverhalten des Knochens an der Oberfläche.

Summary

Standardized implants made of palacos, endocarbon, pure titanium, Ti-Fe alloy, aluminiumoxide ceramics and hydroxylapatite were each implanted in bone in six animals. After a duration of implantation of 8 weeks the shear stability of hydroxylapatite was 3.7 N/mm^2, and surface adhesion 1.3 N/mm^2. The values for all other materials were much lower, and only with hydroxylapatite was there no interposition of connective tissue between bone and implant. So hydroxylapatite showed good behavior concerning ingrowth of the bone onto the surface.

Literatur

1. Asshoff H (1980) Beitrag zur Vermeidung der Hüftprothesenlokkerung. Z Orthop 119:134-136
2. Carlsson AS (1981) 351 total hip replacements according to Charnley. Acta Orthop Scand 52:339-344
3. Eulenberger J, Keller F, Schroeder A, Steinemann G ( ) Haftung zwischen Knochen und Titan. DVM, Deutsche Sektion der internationalen Arbeitsgemeinschaft für Osteosynthesefragen, Vortrag der 4. Sitzung des DVM-Arbeitskreises Implantate, S 131-144
4. Heimke G, Griss P, Werner E, Jentschura G (1981) The effects of mechanical factors on bio-compatibility tests. J Biomed Engng 3:209-213

5. Zöphel GP, Engelhardt A (1983) Biochemie der Implantation: Bindung von lebendem Knochengewebe an belastete Endoprothesen - Eine Übersicht. In: Morscher E (Hrsg) Die zementlose Fixation von Hüftendoprothesen. Springer, Berlin Heidelberg New York, S 41-44

Priv.-Doz. Dr. med. J. Eitenmüller, Chirurgische Universitätsklinik Köln-Lindenthal, Abteilung für Unfallchirurgie, Josef-Stelzmann-Str. 9, D-5000 Köln 41

6. Experimentelle Untersuchungen zur Torsionsstabilität verschiedener dorsaler Osteosyntheseverfahren an der LWS

Experimental Study in the Torsional Stiffness of Various Dorsal Internal Fixation Procedures in Lumbar Spines

Chr. Ulrich, O. Wörsdörfer und L. Claes

Klinik für Unfallchirurgie, Hand-, plastische und Wiederherstellungschirurgie der Universität Ulm (Leiter: Prof. Dr. C. Burri)

Einleitung

Rotationsbewegungen sind in den Bewegungssegmenten der LWS gegenüber den übrigen Bewegungssegmenten stark limitiert (1, 2). Von einer Osteosynthese der LWS muß demnach zur ausreichenden Frakturruhigstellung und Wiederherstellung physiologischer Verhältnisse eine hohe Torsionsstabilität gefordert werden, wenn man zudem funktionell ohne äußere Ruhigstellung nachbehandeln will.

Methode

14 frisch tiefgefrorene muskelfreie Leichenlendenwirbelsäulen wurden proximal und distal in einen schnellhärtenden Kunststoff zur Verankerung in eine Materialprüfmaschine eingegossen. Die Drehmomenteinteilung erfolgte am proximalen Ende der eingespannten LWS bis zu einem maximalen Drehmoment von 5 Nm, während das distale Ende fixiert war. Mit zwei Goniometern in den Wirbelkörpern proximal und distal der Läsion konnte der Relativverdrehwinkel in Winkelgraden gemessen werden (Abb. 1).

Jedes Präparat wurde einzeln in folgender Reihe durchgemessen:

1. Intakte LWS.
2. Durchtrennung des Diskus mit Entnahme eines Deckplattenanteils.
3. Zusätzlich Durchtrennung der dorsal davon liegenden ligamentären Strukturen.
4. Zusätzliche Durchtrennung der Gelenkfortsätze.

Die so geschaffene Instabilität wurde nacheinander wie folgt stabilisiert:

1. Plattenosteosynthese 2+2.
2. Plattenosteosynthese 1+1.
3. Fixateur externe.
4. Fixateur interne.
5. Harrington-Distraktionssystem 2+2.
6. Harrington-Luque-Kombination 2+2.

Chirurgisches Forum '85
f. experim. u. klinische Forschung
Hrsg.: F. Stelzner

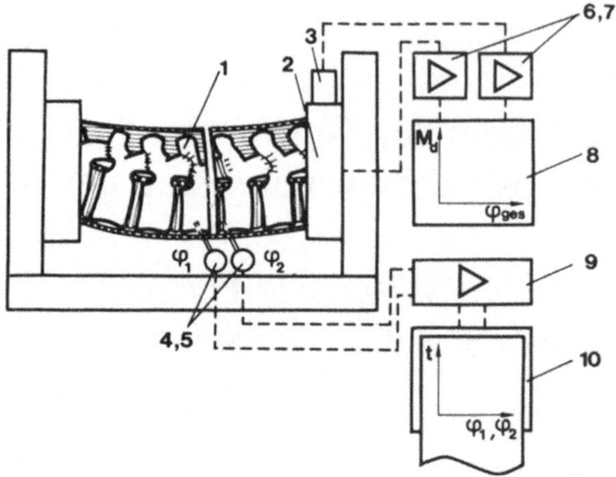

Abb. 1. Versuchsanordnung. 1 = LWS-Präparat; 2 = prox. LWS-Fixation mit Drehmomentlastmeßdose; 3 = Drehwinkelpotentiometer; 4, 5 = Goniometer; 6, 7 = Verstärker; 8 = Schreiber für Drehmoment-Drehwinkelkurven; 9 = Verstärker; 10 = Schreiber für Goniometer-Signale

Ergebnisse

Durch das Gewicht der Goniometer und deren Abstand zur Wirbelsäulentorsionsachse kam es zu einer Vorlast von 0,8 Nm. Der gemessene Torsionswinkel an der intakten Wirbelsäule betrug bei 5 Nm 1,69° ± 1,77, nach Schaffung des ventralen Defektes nahm er auf 2,8° ± 2,19 zu. Erst die zusätzliche Durchtrennung der dorsalen Ligamente führte zu einer größeren Instabilität von 4,82° ± 4,23. Nach Durchtrennung der Gelenkfortsätze betrug der Torsionswinkel 10,8° ± 4,63 (Abb. 2).

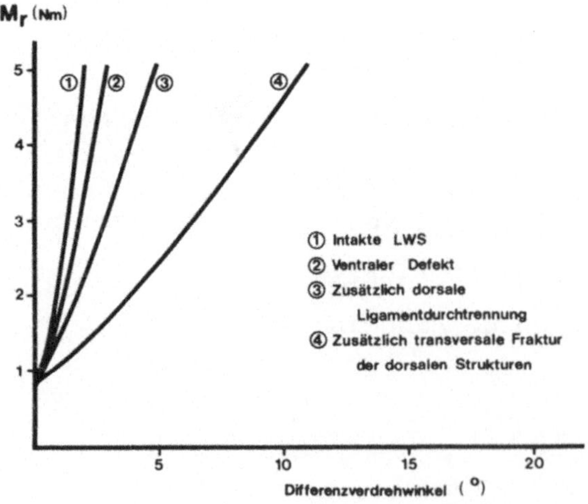

Abb. 2. Torsions-Deformationsdiagramm der nativen LWS

Von den kurzen Osteosyntheseverfahren zeigte der Fixateur externe mit 1,03° ± 0,87 und der Fixateur interne mit 2,94° ± 2,53 die höchste Primärstabilität, wobei die kurze Plattenosteosynthese mit 4,07° ± 3,21 schon deutlich abfällt. Von den langen Osteosyntheseverfahren zeigt die 2+2-Osteosyntheseplatte die höchste Steifigkeit mit einem Wert von 1,2° ± 0,89. Das Harrington-Distraktionssystem mit Dreipunktauflage zeigt eine der instabilen Wirbelsäule ähnlichen Verdrehwinkel mit 13,41° ± 4,67; im gleichen Bereich liegt die Kombination des Systems mit der mehrsegmentalen Cerclagenfixation nach Luque mit 14,02° ± 4,23 (Abb. 3).

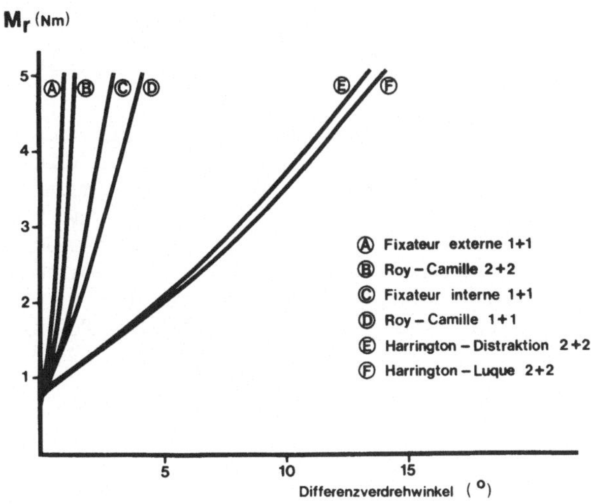

Abb. 3. Torsions-Deformationsdiagramm der dorsalen Osteosyntheseverfahren

Diskussion

Der Kurvenverlauf an der nativen Wirbelsäule zeigt, daß eine effektive Rotationsblockade durch die Gelenkfortsätze und den Modus ihrer Artikulation in der LWS zustande kommt. Die höchste Primärstabilität erzielt der vorgenannte Fixateur externe als dynamisches System mit hohen Rückstellkräften. Vergleichbar damit ist die Stabilität, die durch die 2+2-Osteosyntheseplatte erzielt werden kann. Der Unterschied zwischen der kurzen Osteosyntheseplatte und dem Fixateur interne-System zeigt den Vorteil der festen Verbindung zwischen Vertikal- und Sagittalträgern. Offensichtlich kann in vitro bei der instabilen LWS durch die Distraktion mit dem konventionellen Harrington-System auch bei Dreipunktauflage der Stäbe eine zusätzliche Instabilität geschaffen werden, da die Verhakung der Fraktur aufgehoben wird. Auch die zusätzliche mehrsegmentale Cerclage nach Luque zeigt keinen Zugewinn an Rotationsstabilität.

Eine effektive Frakturstabilisierung bis zum knöchernen Durchbau kann an der LWS nach diesen Untersuchungen am effektivsten mit den transpedunkulär verankerten Systemen erreicht werden (3).

Zusammenfassung

Zur Prüfung der primären Torsionsstabilität verschiedener dorsaler Osteosyntheseverfahren an der LWS wurde an Leichenlendenwirbelsäulen zunächst die Rotationsstabilität bei intakten Bewegungssegmenten und danach der stabilitätsmindernde Effekt verschiedener standardisierter Läsionen der discalen, ligamentären und ossären Strukturen bei jeweils erhaltendem vorderen Längsband untersucht. Danach wurde die LWS mit sechs verschiedenen Osteosyntheseverfahren stabilisiert (Plattenosteosynthese mit 1+1 und 2+2-Überbrückung, Fixateur externe nach MAGERL, Fixateur interne nach DICK, Harrington-Distraktionssystem und Harrington-Distraktionssystem mit mehrsegmentaler Drahtcerclage nach LUQUE). Die dabei gefundenen Ergebnisse lassen folgende klinisch relevante Rückschlüsse zu:

1. Von den transpedunkulär verankerten Stabilisierungssystemen zeigt der Fixateur externe und die Osteosyntheseplatte mit 2+2-Überbrückung die höchste primäre Rotationsstabilität.
2. An der völlig instabilen Lendenwirbelsäule kann die Distraktion mit dem Harrington-System möglicherweise einen zusätzlichen Stabilitätsverlust hervorrufen.
3. Mit der zusätzlich durchgeführten mehrsegmentalen Cerclagenfixation war kein Zugewinn an Torsionsstabilität meßbar.

Summary

To determine the degree of torsional stiffness achieved by several procedures, six different dorsal internal fixation procedures (plates with 1+1 and 2+2 bridging, external fixator, internal fixator, Harrington's distraction rod system, and segmental sublaminar wiring combined with the Harrington system) were carried out on cadaver lumbar spines. Before fixation, the original lumbar spines and the stability-reducing effect of various standardized lesions of discoidal, ligamentous, and osseous structures were examined, the anterior spinal ligament being preserved in each case. We drew the following clinically relevant conclusions: (1) Of the transpeduncularly bonded stabilization systems, the external fixator and the internal fixation plate with 2+2 bridging had the highest degree of rotational rigidity; (2) distraction with the Harrington system may cause additional loss of rigidity in completely unstable lumbar spine; (3) additional multisegmental cerclage fixation does not increase torsional rigidity.

Literatur

1. Farfan HF (1979) Biomechanik der LWS. Die Wirbelsäule in Forschung und Praxis, Band 80. Hippokrates, Stuttgart
2. White III AA, Panjabi MM (1978) Clinical biomechanics of the spine. Lippincott, Philadelphia

3. Wörsdörfer O, Magerl F, Schläpfer F, Perren SM (1983) Vergleichende Untersuchungen zur Stabilität verschiedener Fixationssysteme der lumbalen Wirbelsäule. In: Biomechanik der Wirbelsäule. Thieme, Stuttgart New York

Dr. med. Chr. Ulrich, Zentrum f. Chirurgie der Universität Ulm, Abt. f. Unfallchirurgie, Hand-, plastische und Wiederherstellungschirurgie, Steinhövelstr. 9, D-7900 Ulm

7. Immunologische Untersuchungen zu den Folgen des Milzverlustes

Immunological Studies in Splenectomized Patients

W. Hohenberger[1], J. R. Kalden[2], D. Djawari[4] und M. Simon[3]

[1]Chirurgische Klinik mit Poliklinik der Universität Erlangen-Nürnberg (Direktor: Prof. Dr. med. F.P. Gall)
[2]Institut und Poliklinik für klinische Immunologie und Rheumatologie der Universität Erlangen-Nürnberg (Vorstand: Prof. Dr. med. J.R. Kalden)
[3]Dermatologische Klinik und Poliklinik der Universität Erlangen-Nürnberg (Vorstand: Prof. Dr. med. O.P. Hornstein)
[4]Dermatologische Klinik des Städtischen Krankenhauses Bad Cannstatt (Leiter: Prof. Dr. med. F. Weidner)

Die Entfernung der Milz kann oft noch nach Jahren zu einer Sepsis führen, die dadurch charakterisiert ist, daß sie mit diskreten Prodromi beginnt, von kapselbildenden Bakterien verursacht wird (zu 80 % Pneumokokken, Meningokokken oder Hämophilus influenzae) mit dem Respirationstrakt als Eintrittspforte, und daß sie mit einer hohen Letalität behaftet ist, wobei der Tod meistens innerhalb der ersten 24 h nach Krankheitsbeginn eintritt. Wegen dieser Besonderheiten wurde der Begriff der Postsplenektomiesepsis geprägt. Sie ist bei Kindern häufiger, tritt aber auch im Erwachsenenalter mit gleich schlechter Prognose auf (2, 3).

Diese Beobachtungen haben dazu geführt, daß man der Milz eine besondere Bedeutung als Immunorgan bei der Abwehr bakterieller Infektionen zuerkennt. Da jedoch im einzelnen die zugrundeliegenden Defekte nach der Splenektomie nicht geklärt sind, welche das Krankheitsbild der Postsplenektomiesepsis erklären könnten, sollte bei Splenektomierten ein breites Spektrum immunologischer Parameter untersucht werden, die den relevanten Immunstatus repräsentieren (1).

Patienten und Methodik

Die Untersuchungen erfolgten an 15 Patienten (sechs weiblich, neun männlich), die durchschnittlich fünf Jahre zuvor (2,5 bis 8 Jahre) wegen eines Traumas splenektomiert worden waren. Das Durchschnittsalter betrug 20,5 Jahre (6 bis 48 Jahre).

Folgende immunologische Untersuchungen wurden durchgeführt:

Chirurgisches Forum '85
f. experim. u. klinische Forschung
Hrsg.: F. Stelzner

1. *In vitro Phagocytose-Test*

a) Polymorphkernige neutrophile Granulocyten (Phagocytose aktiver Candida albicans nach 1 h und 2,5 h, Phagocytose hitzeinaktivierter Candida albicans, intracelluläre Abtötung von Candida albicans nach 1 h und 2,5 h, Oxydase-Aktivität, Spontanmigration, Chemotaxis).

b) Makrophagen (Spontanmigration, Chemotaxis, Phagocytose von Staphylococcus epidermiditis nach 15 und 30 min sowie nach 1 h und 2 h, intracelluläre Abtötung von Staphylococcus epidermiditis nach 30 min, 1 h und 2 h).

2. *Proliferationsverhalten der mononucleären Zellen*

a) Lymphocytentransformationstest nach Stimulierung mit Leukagglutinin, Concavalin A und pokeweed mitogen).

b) Allogene MLC (mixed lymphocyte culture)

3. *Lymphokine*

a) Interleucin-2 (aus dem Überstand der allogenen MLC nach Aktivierung durch Phythämagglutinin).

b) γ-Interferon.

4. *Epicutantest mit Recall-Antigenen (Merieux-Test)*

5. *Cytotoxizitäts-Test (natural killing der Zellinien K 562 und PDe-B1)*

6. *Zellmarkeranalysen (OKT 3, OKT 8, 91dS, S39, SIF)*

7. *Komplementfaktoren (C3, C1, C4, hämolytische Gesamtaktivität)*

8. *Immunglobuline (IgG, IgA, IgM)*

Ergebnisse

Ziel der vorliegenden Untersuchung war es, anhand eines breiten Spektrums immunologischer Untersuchungen nach Defekten bei splenektomierten Patienten zu suchen. Wegen der geringen Fallzahl ist es nicht sinnvoll, Berechnungen zur statistischen Signifikanz zu erheben. Die Ergebnisse sind in der Tabelle 1 zusammengefaßt.

Keiner der untersuchten Patienten wies Normalwerte bei allen Befunden auf. Die Häufigkeit pathologischer Befunde war jedoch unterschiedlich. Am häufigsten war die Phagocytose der neutrophilkernigen Granulocyten oder Makrophagen vermindert, ebenso die PAN-T-Zellen meistens bedingt durch eine Verminderung der T-Helferzellen. Die meisten Patienten wiesen eine Monocytose auf. Bei neun Patienten war der Komplementfaktor C3 und bei zwölf die hämolytische Gesamtaktivität vermindert. Diese beiden Befunde waren jedoch bei wiederholten Kontrollen wechselnd. Der Merieux-Test zeigte bei acht Patienten eine An- bzw. Hypergie und wies damit als einziger Test bei bereits 15 Patienten ein signifikantes Ergebnis auf.

Alle übrigen Untersuchungen ließen keine gravierenden pathologischen Befunde erkennen.

Tabelle 1. Ergebnisse immunologischer Untersuchungen bei splenektomierten Patienten. (leere Felder = Normalwerte; n = nicht durchgeführt; + = erhöht; ++ = stark erhöht; - = vermindert; -- = stark vermindert; h = hyperg; a = anerg; (-) = grenzwertig)

Patient		1	2	3	4	5	6	7	8	9	10	11	12	13	14	15
Phagocytose Neutro.		--	--		--	--	--	--				--	-	-		
Phagocytose Makroph.				-	-	--	--	--	-		--	-	-	-	-	-
LTT	LAG												+			+
	Con A												+			
	PW M															
MLC							-		+	+	+			+		
IL-2		-	-				-		n	-	n	-	n		-	-
IFN							-				-		-		-	-
Merieux-Test		h						h		h	h	h	a		a	h
NK							n	n							n	n
Pan-T-Zellen		--			--	-	n	--			--	-		--	--	-
T-Suppressorzellen		+	--	++	--		n			++		--			++	+
T-Helferzellen		-	-	-	--	-	n	-	-	--	+	-	--	-	--	
Monocyten		++	+				n	+			++	+	++	++	+	+
B-Zellen		-	-	-	-	+	n	-	+	+	+				+	
C 3		-	-		-	-					-	-	-	-	-	
C 1																
C 4					(-)			(-)			-	(-)			--	
hämolyt. Gesamtaktiv.		-	-	-	-	-			-	-	-	-	-	-	-	
Ig G			-	-		-		-								
Ig A			+	-	+	-		-								
Ig M				-							-				-	-

Zusammenfassung

Bei 15 Patienten, die wegen eines Traumas splenektomiert worden waren, wurden immunologische Parameter untersucht, die den Immunstatus im Hinblick auf auf die Abwehr bakterieller Infektionen repräsentieren. Hierbei fanden sich bei keinem der Patienten Normalwerte für alle Parameter. Am auffälligsten war eine Verminderung der Phagocytose sowohl der neutrophilkernigen Granulocyten als auch der Makrophagen, eine Verminderung der PAN-T-Zellen und der T-Helferzellen sowie eine An- bzw. Hypergie bei den Epicutantests mit Recallantigenen.

Summary

In 15 patients previously splenectomized for a trauma, various immunological parameters were studied to look for defects with regard to immune defense against bacterial infections. None of the patients showed normal results in all parameters. The most striking observations were a reduction in the phagocytosis of neutrophils and macrophages, a reduced count of PAN-T cells and T-helper cells, and anergy or hypergy in the delayed hypersensitivity skin tests.

Literatur

1. Drutz DJ, Mills J (1982) Immunity and infection. In: Sites DP, Stobo JD, Fudenberg HH, Wells JV (eds) Basic and clinical immunology. Lange Medical Publishers, Los Altos, p 209-232
2. Francke EL, Neu HC (1981) Postsplenectomy infection. Surg Clin North Am 61:135-155
3. Gelfand JA, Grabbe JP (1983) Case records of the Massachusetts General Hospital. N Engl J Med 308:1212-1218

Priv.-Doz. Dr. med. W. Hohenberger, Chirurgische Klinik und Poliklinik der Universität Erlangen-Nürnberg, Maximiliansplatz, D-8520 Erlangen

8. Quantitativer Nachweis der IgM-Produktion in Milztransplantaten mittels Hämolyse Plaque-Assay

Requantitation of IgM Production in Splenic Transplants by Means of a Hemolytic Plaque Assay

W. Pimpl, J. Thalhammer, W. Wayand und M. Pattermann

Ludwig Boltzmann-Institut für experimentelle und gastroenterologische Chirurgie, Salzburg-Hallein (Leiter: Prof. Dr. O. Boeckl)

Die autologe Transplantation von Milzgewebe als Alternative zur Splenektomie im Fall der massiven Milzruptur ist nicht nur Gegenstand ausgedehnter experimenteller Untersuchungen, sondern wurde bereits klinisch eingesetzt (1, 2, 4, 5).

Die wesentliche Frage, ob Milztransplantate Postsplenektomiefolgen (besonders das OPSI-Syndrom) verhindern können oder nicht, ist bis jetzt noch nicht beantwortet.

Generelle Übereinstimmung besteht in der Transplantationstechnik und der histogenetischen Evolution der Transplantate.

Das regenerierte Milzgewebe kann nicht invasiv durch Sonographie, Szintigraphie und Computertomographie nachgewiesen werden.

Die Milzfunktion kann weiterhin durch Bestimmung von Immunglobulinen, Komplement sowie Differentialblutbild skizziert werden.

Direkte Funktionsteste am Transplantat sind nur im Tierexperiment möglich und deren Resultate sind zum Teil kontrovers: während einige Autoren eine gute proteolytische und Phagocytoseaktivität in den Milzautotransplantaten beschreiben (1), geben andere eine sehr reduzierte Milzfunktion aufgrund schlechter Durchblutung der Transplantate an (4).

In unserer experimentellen Studie am Kaninchen wurde ein direkter Test zur Überprüfung der quantitativen, aktiven IgM-Produktion in Milzautotransplantaten durchgeführt. Mit Hilfe des Hämolyse Plaque-assay bestimmten wir die Anzahl der aktiv IgM-produzierenden Lymphocyten bezogen auf 10^4 Milzzellen. Weiters überprüften wir, ob eine vorangegangene antigene Stimulation zu einem Ansteigen der Immunantwort in den Transplantaten führt.

Material und Methode

Wir verwendeten 20 Kaninchen mit einem durchschnittlichen Körpergewicht von 1,66 kg. 10 Tiere wurden mit 10^6 - 10^8 humanen Ery-

Chirurgisches Forum '85
f. experim. u. klinische Forschung
Hrsg.: F. Stelzner

throcyten i.v. vorimmunisiert, die restlichen 10 nicht immunisiert. Die Hälfte aus jeder Gruppe blieb als Kontrollen unoperiert. Die anderen 10 Kaninchen wurden splenektomiert und anschließend ein Milzhomogenat (mittleres Gewicht 200 ± 50 mg) in zwei präformierte Taschen des parietalen Peritoneums appliziert. 6 Monate später wurden alle Tiere intravenös mit humanen Erythrocyten stimuliert. 3 Tage später wurden die Kaninchen getötet und die Milztransplantate (Operationsgruppe) sowie Milzen (Kontrollgruppe) entnommen. Die Transplantate wurden gewogen, histologisch untersucht und anschließend dem direkten Hämolyse Plaque-assay (3) zugeführt. Zu diesem Zweck wurde das Milzgewebe homogenisiert und in einer Suspension aus humanen Erythrocyten, Hasenserum als Komplement nach der "liquid matrix Methode" verarbeitet. Die Anzahl der Plaque forming cells (pfc) wurde unter dem Stereomikroskop ausgezählt und auf 10^4 Milzzellen bezogen. Die Ergebnisse für die gesamte Milz wurden mit denen der Milztransplantate verglichen und statistisch ausgewertet (Weir-Test, T-Test).

Ergebnisse

Bei 8 von 10 Tieren fanden wir bei der Relaparotomie beide eingebrachten Milztransplantate vital mit einem mittleren Gewicht von 14,33 mg. Bei den anderen beiden Tieren waren nur zwei kleine Milzpartikel (unter 5 mg) vorhanden.

Das histologische Bild zeigte alle Strukturen einer normalen Milz. Die Anzahl der Plaque forming cells (pfc pro 10^4 Milzzellen) in der Kontrollgruppe ergab 90 ± 22,64 ohne Vorimmunisierung, und 103 ± 37,01 mit Vorimmunisierung.

Die Anzahl der Plaque forming cells in den Transplantaten war drastisch reduziert: 2,58 ± 2,58 ohne Vorimmunisierung und 1,77 ± 2,59 mit Vorimmunisierung.

Bei keiner der beiden Gruppen zeigte sich ein signifikanter Unterschied in der lokalen Immunantwort durch die Vorimmunisierung.

Zusammenfassung

6 Monate nach der Autotransplantation von Milzgewebe ist die Anzahl der aktiv IgM-produzierenden Lymphocyten in den Milztransplantaten um mehr als 90 % im Vergleich zur normalen Milz reduziert. Der Grund für diese enttäuschende lokale Immunaktivität kann derzeit nur vermutet werden. Eine Erklärung mag sein, daß ein verminderter Blutfluß zu den Transplantaten die Rezirkulation von immunkompetenten Zellen in das Milzgewebe limitiert. Diese Ergebnisse verlangen eine sehr strenge Indikationsstellung bei der klinischen Anwendung der Autotransplantation von Milzgewebe.

Summary

After 6 months the quantity of active IgM-producing cells in splenic transplants is reduced by more than 90% compared with the normal spleen. Preliminary immunization does not increase the immune response in the transplants or in the normal spleen. The reasons for this disappointing immunological activity in the splenic autotransplants can only be surmised. One explanation might be that a reduced blood flow to the transplants limits recirculation of immunocompetent cells and hence decreases the local immune response.

These data require a reserved attitude to splenic autotransplantation in humans.

Literatur

1. Böttcher W, Seufert RM, Heusermann U, Munz D (1981) Die Autotransplantation der Milz im Tierexperiment: Clearancefunktion, Durchblutung und Histologie. Langenbecks Arch Chir, Suppl Chir Forum. Springer, Berlin Heidelberg New York, S 211
2. Dürig M, Heberer M, Walsström J, Gratwohl A, Fridrich R, Harder F (1982) Die Replantation autologen Milzgewebes in das Omentum majus: Eine Alternative zur Splenektomie? Helv Chir Acta 49:795
3. Jerne NK, Nordine AA (1963) Plaque formation in agar by single antibody-producing cells. Science 140:405
4. Pabst R, Kamran D (in press) Autotransplantation of splenic tissue. J Pediatr Surg
5. Pimpl W, Wayand W, Thalhammer J, Trost A (1984) Experimentelle Studie zur Frage der Transplantatkonditionierung und Transplantatgröße bei heterotoper autologer Milztransplantation. Langenbecks Arch Chir 362:5

Dr. W. Pimpl, I. Chirurgische Abteilung der Landeskrankenanstalten Salzburg, Müllner Hauptstraße 48, A-5020 Salzburg

9. Quantitative Bestimmung des cellulären und humoralen Immunsystems bei chronisch posttraumatischer Osteomyelitis mit Hilfe von monoklonalen Antikörpern sowie des Rosettentestes

Quantitative Determination of the Cellular and Humoral Immune System of Patients with Chronic Posttraumatic Osteomyelitis Using Monoclonal

Ch. Josten und G. Muhr

Chirurgische Universitätsklinik "Bergmannsheil" Bochum (Direktor: Prof. Dr. med. G. Muhr)

Einleitung

Die Entwicklung einer chronisch posttraumatischen Osteomyelitis ist in ihrer Pathogenese bis heute nicht eindeutig geklärt. Wie bei anderen chronischen Erkrankungen deutet vieles auf Veränderungen im Immunsystem hin.

Mit Hilfe folgender Untersuchungen (Markierung mit monoklonalen Antikörpern, Rosettentest und intrakutaner Stempeltest) soll der immunologische Gesamtstatus dieser Patientengruppe sowohl qualitativ als auch quantitativ untersucht werden.

Methode

Untersucht wurden 40 Patienten mit chronisch posttraumatischer Osteomyelitis (24 Männer, 16 Frauen).

Angewandt wurden folgende Testverfahren:

1. Identifizierung mittels monoklonaler Antikörper: Die Methode basiert auf der Markierung von im Dichtegradienten (Lymphoflot, Fa. Biotest) isolierten mononucleären Zellen (Lymphocyten und Monocyten), die mit fluorescierenden Farbstoffen (FITC) versehen sind. Es wurden Antikörper des Leu-Systems der Fa. Becton + Dickinson verwendet. Die Auswertung erfolgte durch Auszählung der Lymphocytenpopulation unter dem Fluorescenzmikroskop in Auflichtfluorescenz (1).

2. Rosettentest: Im Rosettentest erfolgt auf Grund bestimmter Membranstrukturen eine spontane Anlagerung von menschlichen T-Lymphocyten an heterologen Erythrocyten, im vorliegenden Fall Schafserythrocyten. Die so entstehenden Rosetten werden lichtmikroskopisch in der Neubauerkammer ausgezählt und repräsentieren die aktiven T-Zellen (2).

Chirurgisches Forum '85
f. experim. u. klinische Forschung
Hrsg.: F. Stelzner

Das Verfahren gliedert sich in 3 Abschnitte:

a) Isolieren der Lymphocyten,
b) Gewinnung der Schafserythrocytensuspension,
c) Herstellung, Inkubation und Auszählung der beiden Zellsuspensionen.

3. Intrakutaner Stempeltest: Bei diesem Test kommt es durch intradermale Applikation verschiedener Antigene zu einer lokalen Hautreaktion vom verzögerten Typ. Die sich entwickelnde Hautinduration ist auf eine lokale Aktivität von T-Lymphocyten zurückzuführen.

Ergebnisse

Wichtigstes Ergebnis der Messung durch monoklonale Antikörper ist die absolute Reduktion der Gesamt-T-Lymphocytenzahl von 60,2 % im Normalkollektiv auf 35,9 % im Osteomyelitiskollektiv. Dies wird im wesentlichen bedingt durch eine Senkung der T-Helfer-Zellen von 40,1 % auf 31,0 % innerhalb dieser Gesamt-T-Lymphocytenzahl, während die Suppressorzellen ansteigen von 20,9 % in der gesunden Population auf 25,8 % im Krankengut.

Aussagefähiger als die einzelnen Werte von Helfer- und Suppressorzellen ist deren Quotient. Während dieser in Übereinstimmung mit anderen Literaturangaben bei 2 liegt (3, 4), sinkt er bei chronisch Osteomyelitiskranken auf 1,38 ab. Der Vergleich von NK-Zellen (natural killer cells) und Monocyten ergab keinen signifikanten Unterschied, ebenso wie die der B-Lymphocyten.

Tabelle 1

	Normalkollektiv (%)	Patientengruppe (%)
Gesamt-T-Lymphocyten	60,2	39,9
Helfer-Zellen	40,1	31,0
Suppressor-Zellen	20,9	25,8
H/S Quotient	2,03	1,38
natural killer cells	13,0	12,7
B-Lymphocyten	14,3	14,4
Monocyten	18,9	16,5

Zu dem gleichen Ergebnis gelangt man durch die gemeinsame Anwendung von Rosettentest und Stempeltest. Für die in vitro Bestimmung der T-Lymphocyten mittels Rosettentest ergab sich ein durchschnittlicher Anteil rosettenbildender, d.h. aktiver T-Lymphocyten von 21,3 % gegenüber 34,8 % im Normalkollektiv.

In dem intracutanen Stempeltest wiesen die Patienten einen durchschnittlichen Score (= Summe aller gemessenen Indurationsdurchmesser in mm) von 14,1 auf gegenüber 14,2 im Normalkollektiv. Es lagen jedoch 19 % der Patienten im anergen, 25 % im hypergen Bereich. 44 % der untersuchten Patienten zeigten somit eine verminderte Reaktionsbereitschaft mit Beeinträchtigung des cellulären Abwehrsystems.

Setzt man die gemessenen Hautreaktionen, unterteilt nach normerg, hyperg, anerg, mit den labormäßig gemessenen T-Lymphocytenanteilen (monoklonaler Antikörpertest und Rosettentest) in Beziehung, so zeigt sich, daß im anergen Stadium die höchsten T-Lymphocytenwerte zu beobachten sind, im normergen Stadium dagegen wesentlich niedrigere (Abb. 1).

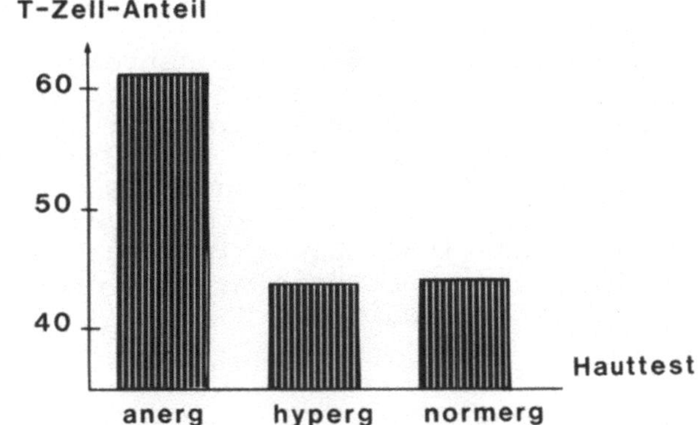

Abb. 1. Verhältnis der T-Zell-Anteile in % zur Reaktivität im Hauttest

Eine Korrelation zwischen Operation und Krankheitsdauer einerseits und Lymphocytenanteil andererseits kann nicht bestätigt werden.

Demgegenüber liegt der Quotient Helfer-/Suppressorzellen der mit Antibiotika behandelten Osteomyelitiskranken (n = 10) im Normbereich (Quotient Helfer/Suppressor = 1,93). Dies wird bedingt durch niedrigere Suppressorwerte (20,5 %) bei etwa gleich hohen Helferanteilen (33,8 %) im Vergleich zum übrigen Krankengut.

Zusammenfassung

Mit Hilfe verschiedener Testverfahren (monoklonaler Antikörper, Rosettentest und Intracutantest) läßt sich das Immunsystem von an Osteomyelitis erkrankten Patienten quantitativ und qualitativ erfassen.

Neben einer allgemeinen Verminderung der Reaktionsfähigkeit des cellulären Immunsystems (intracutaner Stempeltest) zeigt sich auch eine quantitative Verminderung der T-Lymphocyten (Rosettentest und monoklonale Antikörper) sowie eine Verschiebung in den T-Zell-Subpopulationen zugunsten der Suppressorzellen (monoklonale Antikörper).

Summary

Different tests (monoclonal antibodies, rosette test, and intracutaneous test) allow qualitative and quantitative examinations of the immune system of patients suffering from osteomyelitis. Besides a general reduction of the reactivity of the cellular immune system (intracutaneous test) a decrease in the T lymphocyte count (rosette test and monoclonal antibodies) and a shift in the T cell subpopulations in favor of suppressor cells can be shown.

Literatur

1. Köhler G, Milstein C (1975) Continuous culture of perfused cells secreting antibody of predefined specificity. Nature 256:495-497
2. Coombs RRA et al (1970) Rosetteformation between human lymphocytes and sheep red cells not involving immunoglobulin receptors. Int Arch Allergy 39:658-664
3. Reinherz EL, Schlossmann SF (1980) Regulation of the immune response - Inducer and suppressor T-lymphocyte subsets in human beings. N Engl J Med 303:370-373
4. Pichler WJ (1983) Die klinische Bedeutung der Bestimmung von T-Zell-Subpopulationen mit Hilfe monoklonaler Antikörper. Laboratoriumsmedizin 7:342-346

Dr. med. Ch. Josten, Chirurgische Universitätsklinik "Bergmannsheil", Hunscheidtstr. 1, D-4630 Bochum 1

10. Erste Erfahrungen mit einem klonierten Hemmstoff für lysosomale Elastase und Cathepsin G, dem sog. Eqlin des Medizinischen Blutegels, beim septischen Schock des Schweines

Preliminary Experiments with an Inhibitor of Lysosomal Elastase and Cathepsin G ("Eglin" from the Leech) During Septicemia in Pigs

M. Jochum[1], H. F. Welter[2], H. Wiesinger[3], M. Siebeck[2], O. Thetter[2] und H. Fritz[1]

[1]Abteilung für Klin. Chemie und Klin. Biochemie in der Chirurgischen Klinik Innenstadt der Universität München (Leiter: Prof. Dr. H. Fritz)
[2]Chirurgische Klinik Innenstadt und Chirurgische Poliklinik der Universität München (Direktor: Prof. Dr. L. Schweiberer)
[3]Pathol. Institut der Universität München (Vorstand: Prof. Dr. M. Eder)

Eglin (MG 8100) wurde ursprünglich neben dem Hirudin (Thrombinhemmstoff) und den Bdellinen (Trypsin/Plasmin-Inhibitoren) aus dem Blutegel (Hirudo medicinalis) isoliert. Es besitzt eine hohe inhibitorische Aktivität gegenüber Chymotrypsin, dem Bakterienenzym Subtilisin und den Granulocyten (PMN)-Proteinasen Elastase und Kathepsin G (2). Da der PMN Elastase eine essentielle pathogenetische Rolle bei der Ausbildung des Lungenversagens zukommen dürfte (1), war es Ziel dieser Studie, erste Erfahrungen über eine in vivo-Wirksamkeit (experimentelle Sepsis) des Elastase-Hemmstoffs Eglin zu gewinnen. Dies wurde durch die kürzlich gelungene gentechnologische Herstellung (3) des Inhibitors ermöglicht.

Versuchstiere und Methodik

Die Untersuchungen wurden an 45 Läuferschweinen mit einem Gewicht von 16,5-23 kg durchgeführt. Gruppeneinteilung, Bakteriendosierung und Infusionsschemata sind in Tabelle 1 wiedergegeben.

Die Bestimmungen der biochemischen, hämatologischen, hämodynamischen und histologischen Parameter erfolgten wie in der Studie von WELTER et al. (4).

Ergebnisse

Mit Ausnahme je eines Tieres, das nach 30 h getötet wurde, betrugen die Überlebenszeiten in den Bacteriämiegruppen 2 und 3 7,2 ± 3,0 h bzw. 5,3 ± 1,5 h.

Chirurgisches Forum '85
f. experim. u. klinische Forschung
Hrsg.: F. Stelzner

Tabelle 1. Gruppeneinteilung, Bakterien- und Eglindosierung sowie Überlebenszeit bei experimenteller Bacteriämie des Schweines

Gruppe Nr.	n	Bakteriendosis[a] E. coli	Inhibitormenge[b] in 50 ml phys. NaCl/h	Überlebenszeit h
1 (K)	10	-	-	30
2 (B)	8	3×10^9	-	7,2 ± 3,0
3 (B)	9	3×10^{10}	-	5,3 ± 1,5
4 (EK)	5	-	3,85 mg/kg x h (Eglin c; Charge I)	30 (4x); 6,5 (1x)
5 (ET)	5	3×10^9	3,85 mg/kg x h (Eglin c; Charge I)	19,1 ± 9,6
6 (ET)	2	3×10^9	4,55 mg/kg x h (Eglin b)	30 (1x); 4,5 (1x)
7 (ET)	6	3×10^{10}	3,85 mg/kg x h (Eglin c; Charge II)	30 (4x); 15,2 (1x); 16,1 (1x)

a) Die angegebene Bakterienmenge wurde in 24 ml phys. Kochsalzlösung über 2 h i.v. infundiert. Die Tiere der Gruppen 1 und 4 erhielten nur phys. Kochsalzlösung

b) Die angegebene Inhibitormenge wurde über 4 h i.v. infundiert. Die Tiere der Gruppen 1-3 erhielten eine entsprechende Menge phys. Kochsalzlösung

K = Kontrollgruppe; *B* = Bacteriämiegruppe; *EK* = Eglin-Kontrollgruppe; *ET* = Eglin-Therapiegruppe

Da die erste gentechnologisch hergestellte Eglin-Charge I noch geringgradig endotoxinhaltig war, dienten die Versuche der Gruppe 4 (Eglin-Kontrolle) sowie die der Gruppe 5 (Therapiegruppe) lediglich zur Ermittlung der Pharmacokinetik. Mit Ausnahme eines Tieres, das nach 6,5 h starb, waren jedoch sämtliche Schweine dieser Gruppe kreislaufstabil und wiesen weder biochemisch, hämatologisch oder hämodynamisch Besonderheiten auf. Das nach 6,5 h verstorbene Versuchstier hatte kurz vor dem Exitus bereits 96,3 % des über 4 h infundierten Eglins ausgeschieden. In den übrigen Versuchen lag die Ausscheidungsquote zu diesem Zeitpunkt zwischen 59 und 84 %.

Obwohl die Tiere der Gruppe 5 eine der Gruppe 2 vergleichbare Bakterienmenge erhielten, wurde selbst bei Verwendung des endotoxinhaltigen Eglin c eine signifikant verlängerte mittlere Überlebenszeit von 19,1 h beobachtet. Ein Versuchstier der Gruppe 5 verstarb bereits nach 6,5 h. Aufgrund einer ausgeprägten Niereninsuffizienz lag hier die Ausscheidungsrate bei nur 17 % des verabreichten Eglins.

Nach Gabe des aus dem Blutegel isolierten Eglin b (Gruppe 6; Therapiegruppe) zeigte sich ein in den Gruppen 4 und 5 vergleichbarer Verlauf der Plasma- und Urinspiegel des Eglins. Während ein Versuchstier nach 36 h bei intakten Kreislaufverhältnissen getötet wurde, starb das mit 16,5 kg leichteste zweite Schwein dieser Gruppe nach 4,5 h, wobei kardiotoxische Bacteriämie-Effekte im Vordergrund standen.

Das in der Gruppe 7 (Therapiegruppe; Eglin-Charge II) eingesetzte Eglin c war (nach Limulus- und Pyrogentest) endotoxinfrei. Je ein Tier verstarb nach 15,2 und 16,1 h, vier weitere wurden nach 30 h getötet. In den beiden erstgenannten Versuchen bestand bis unmittelbar präfinal ein intakter Kreislauf mit normalen Druck- und HZV-Verhältnissen. Die Urinausscheidung sistierte in 5 von 6 Versuchen zwischen der 2. und 6. Stunde, nahm anschließend bis zur 10. Stunde jedoch passager wieder zu.

Während in den Bacteriämiegruppen 2 und 3 deutliche bis hochgradige interstitielle Lungenödeme und Zeichen der DIC zu beobachten waren, traten diese Veränderungen unter Eglin-Gabe (Gruppe 5-7) auffallend schwächer ausgeprägt auf. Geringgradige Ödeme entstanden jedoch auch unter Verwendung des endotoxinhaltigen Eglins (Gruppe 4; Eglin-Kontrolle).

Diskussion

Die erste verfügbare Charge eines gentechnologisch hergestellten Eglin c wurde primär zum Studium der Pharmakokinetik herangezogen, da sie geringe Endotoxinmengen enthielt. Die gentechnologische Produktion erfolgt durch Einschleusung einer rekombinanten DNA des Eglins in Plasmide von Bakterien (E. coli). Bei der anschließenden Isolierung des durch die Bakterien produzierten Hemmstoffs konnten offensichtlich nicht alle Bakterienendotoxine entfernt werden. Mit Ausnahme eines Temperaturanstiegs war lediglich noch eine geringgradige Leukopenie, wie sie normalerweise stärker ausgeprägt nach Endotoxin- oder Bakterieninfusionen im gewählten Modell auftritt, zu beobachten.

Die rasche Elimination von Eglin verdeutlicht, daß bei intakter Nierenfunktion keine Accumulation dieses Inhibitors in Blut oder Gewebe zu erwarten ist. Gleichzeitig dürfte vermehrt ausgeschüttete PMN Elastase, im Komplex an Eglin gebunden, rasch renal eliminiert werden.

Die signifikante Verlängerung der Überlebenszeit in Gruppe 5 (Therapiegruppe) verdeutlicht den therapeutischen Effekt trotz Endotoxingehalts der Charge.

Vielversprechende erste Beobachtungen, die eine therapeutische Wirksamkeit des Eglins wahrscheinlich machten, veranlaßten erste Versuche mit der zunächst nur in geringen Mengen verfügbaren Charge II durchzuführen. Unter Verwendung dieses klonierten, endotoxinfreien Eglins überlebten selbst bei hochdosierter Gabe von 3×10^{10} E. coli die Tiere mindestens 15 Versuchsstunden; diese Bakterienmenge führte bei unbehandelten Schweinen im Mittel nach 5,3 h zum Tode.

Trotz stabiler Kreislaufverhältnisse trat jedoch in 5 von 6 Fällen eine offensichtlich Bacteriämie-bedingte Niereninsuffizienz auf, die durch Eglin-Therapie nicht verhindert wurde.

Im Gegensatz zu den Beobachtungen bei nicht behandelten Bacteriämietieren fielen unter Eglin-Therapie die Konzentrationen der Plasmaprotein-Hemmstoffe Antithrombin III (AT III) und α_2-Makroglobulin (α_2M) nur geringfügig oder gar nicht ab. Die fibrinstabilisierende Aktivität des Faktors XIII - eines sehr empfindlichen Substrates für PMN Elastase - sank zwar während der ersten Stunde der Bacteriämie auf ca. 40 % des Ausgangswertes, zeigte jedoch in der weiteren Beobachtungsphase eine deutliche Normalisierungstendenz, die bei den nicht therapierten Bacteriämieschweinen nicht erkennbar war. Diese bisherigen Befunde weisen auf eine Verringerung der extracellulären unspezifischen Proteolyse hin. Sie zeigen jedoch auch, daß erwartungsgemäß nicht alle Organschäden in der Sepsis durch diesen therapeutischen Ansatz zu beheben sind. Neben der Verwendung von Proteinase-Inhibitoren ist daher im klinischen Alltag eine intensivmedizinische Behandlung mit Catecholaminen und eine geeignete Respiratortherapie unerläßlich. Entsprechende therapeutische Kombinationsversuche sind vorgesehen.

Zusammenfassung

Erste Versuche mit gentechnologisch hergestelltem Eglin, einem potenten Inhibitor für lysosomale PMN Elastase und Cathepsin G, zeigen einen ausgeprägten therapeutischen Effekt bezüglich verlängerter Überlebenszeit, geringerer Lungenschädigung und vermindertem Verbrauch von Plasmaproteinen (AT III, α_2M) im Vergleich zu nicht therapierten Bacteriämietieren. Bei intakter Nierenfunktion wird Eglin innerhalb von 12 h zu 75-95 % im Urin ausgeschieden. Die Accumulation im Plasma bei Niereninsuffizienz verdeutlicht die überwiegend renale Ausscheidung dieses Inhibitors.

Summary

Preliminary experiments using genetically engineered eglin c, a potent inhibitor of lysosomal PMN elastase and cathepsin G, have demonstrated a significant therapeutic effect seen in prolonged survival, reduced pulmonary damage, and decreased consumption of plasma proteins (AT III, α_2M) compared with untreated bacteriemic animals. Between 75 % and 95 % of eglin was excreted in the urine within 12 h in the presence of normal kidney function. In animals with renal insufficiency there was significant accumulation of eglin in the circulation, indicating the primarily renal excretion of this inhibitor.

Danksagung

Die Autoren bedanken sich bei den Herren Dr. H.-P. Schnebli, Dr. W. Märkl und Dr. M. Liersch (Fa. Ciba-Geigy, Basel) für die Überlassung von gentechnologisch hergestelltem *Eglin c* (r-N^{α}-Acetyl-Eglin c; CGP 32968), Charge I (K 65/66-2) und Charge II (84-25,4) und bei den Herren Dr. R. Maschler und Prof. Dr. Dr. E. Fink (Fa. Plantorgan, Bad Zwischenahn) für die Überlassung von *Eglin b* aus *Hirudo medicinalis*.

Literatur

1. Duswald KH, Jochum M, Witte J, Fritz H (1983) Pathobiochemie ausgewählter Plasmaproteine in der Sepsis. In: Beitr Infusionstherapie Klin Ernährung, Vol 10. Karger, Basel, S 102-110
2. Seemüller U, Eulitz M (1982) Inhibitors of human neutral granulocytic proteinases from the leech: biochemical characterization and pathobiochemical aspects. In: Voelter W, Wünsch E, Ovchinnikov J, Ivanov V (eds) Chemistry of peptides and proteins, Vol 1. de Gruyter & Co, Berlin New York, p 39
3. Rink H, Liersch M, Sieber P, Meyer F (1984) A large fragment approach to DNA synthesis: total synthesis of a gene for the protease inhibitor eglin c from the leech Hirudo medicinalis and its expression in E. coli. Nucleic Acids Res 12:6369
4. Welter HF, Thetter O, Siebeck M, Wiesinger H, Elster U, Jochum M (1985) Versuche zur Therapie der Schocklunge mittels Superoxiddismutase und C1-Inaktivator. In: Langenbecks Arch, Suppl Chir Forum. Springer, Berlin Heidelberg New York Tokyo

Dr. rer. nat. Marianne Jochum, Abteilung für klinische Chemie und Biochemie in der Chirurgischen Klinik Innenstadt der Universität München, Nußbaumstr. 20, D-8000 München 2

11. "Low T_3 Syndrome" bei Patienten im hämorrhagischen und septischen Schock und nach großen Operationen

"Low T_3 Syndrome" in Patients with Hemorrhagic or Septic Shock and After Major Surgery

A. Bauer[1], P. Goretzki[1], Ch. Ohmann[2], K. Joseph[3], K. Havemann[4] und R. A. Wahl[1]

[1]Zentrum f. Operative Medizin I, Chirurg. Klinik (Dir.: Prof. Dr. H.D. Röher)
[2]Institut für theoretische Chirurgie (Dir.: Prof. Dr. W. Lorenz)
[3]Klinik und Poliklinik f. Nuklearmedizin (Leiter: Prof. Dr. K. Joseph)
[4]Abt. f. Hämatologie u. Onkologie d. Med. Klinik (Leiter: Prof. Dr. K. Havemann) der Philipps-Universität, Marburg

Einleitung

Bereits 1962 wurde die Verminderung von T_3 im Plasma fiebernder Patienten beschrieben (5). 1974 und 1975 wurde über den Abfall von T_3 und den gleichzeitigen Anstieg von rT_3 bei Patienten mit Lebercirrhose und Nierenversagen berichtet (2). 1975 wurde dasselbe Phänomen bei 7 Patienten nach schweren operativen Eingriffen beobachtet (1). 1982 wurde das Low T_3 Syndrome bei Patienten nach Polytrauma (3) sowie bei Tieren im experimentellen septischen und hämorrhagischen Schock untersucht (4).

Zielsetzung

Bei der vorliegenden Untersuchung wurden bei Patienten im septischen oder hämorrhagischen Schock bzw. nach Polytrauma sowie bei Patienten nach großen Operationen in definierten Zeitabständen Schilddrüsenhormone und andere laborchemische "Schockparameter" bestimmt und versucht, einen Zusammenhang zwischen laborchemischen Ergebnissen und klinischem Verlauf herzustellen sowie die mögliche Bedeutung der Verlaufsmuster für die Prognose zu untersuchen.

Methoden

Die Untersuchungen wurden vorgenommen bei 14 Patienten, die sich großen Operationen unterzogen (Gruppe A), sowie bei 5 Patienten nach Polytrauma (Gruppe B 1), 7 Patienten mit akuter gastrointestinaler Blutung (B 2) und 6 Patienten im septischen Schock (B 3).

Chirurgisches Forum '85
f. experim. u. klinische Forschung
Hrsg.: F. Stelzner

Ausgeschlossen wurden Patienten, bei denen Störungen des Schilddrüsenstoffwechsels, Nieren- und Lebererkrankungen sowie ein frischer Herzinfarkt bekannt waren.

Bei allen Patienten wurden die Schilddrüsenhormonkonzentrationen (T_3, T_4, rT_3, fT_4) sowie zusätzlich Fibrinogen, Antithrombin III (AT III), Alpha-1-Antitrypsin (α_1A), Alpha-2-Makroglobulin (α_2M) und die Leukocytenelastase (ELP) bestimmt. Die Proben wurden entnommen bei Gruppe A 24 h vor der Operation, bei Beginn der Operation und dann jeweils nach 45 min, 90 min, 3 h, 6 h, 12 h, 24 h, 48 h und 96 h. Bei Gruppe B 1-3 war der erste Abnahmezeitpunkt die Aufnahme auf die Intensivstation, anschließend nach 3 h, 6 h und 12 h, für 4 Tage dann jeweils eine Abnahme morgens und abends, ab 5. Tag eine Abnahme täglich.

Ergebnisse

1. Im Vergleich zu den in der Literatur angegebenen Normalwerten zeigte sich bei allen Patienten der Gruppe B 1-3 eine Erniedrigung der Werte für die ELP, α_2M und AT III. Fibrinogen und α_1A lagen bei den Gruppen B 1 und B 2 im Normbereich, waren bei der Gruppe B 3 jedoch signifikant erhöht ($p < 0,05$). Die Schilddrüsenhormone T_4, T_3 und fT_4 waren bei allen Patienten der Gruppe B 1-3 vermindert ($p < 0,001$), dagegen war rT_3 bei diesen Patienten höher als normal. Das Absinken von T_3 war stärker ausgeprägt bei der Gruppe B 3 als bei B 1 und B 2, dementsprechend der Anstieg des rT_3 bei Gruppe B 3 signifikant deutlicher ($p < 0,01$). Der Quotient T_3/rT_3 als empfindlichster Parameter für Veränderungen im Abbauweg des T_4 war bei Gruppe B 1-3 insgesamt niedrig, stark erniedrigt bei Gruppe B 3 (Abb. 1). Die erhobenen Befunde spiegeln insgesamt das Schockgeschehen bei allen Patienten der

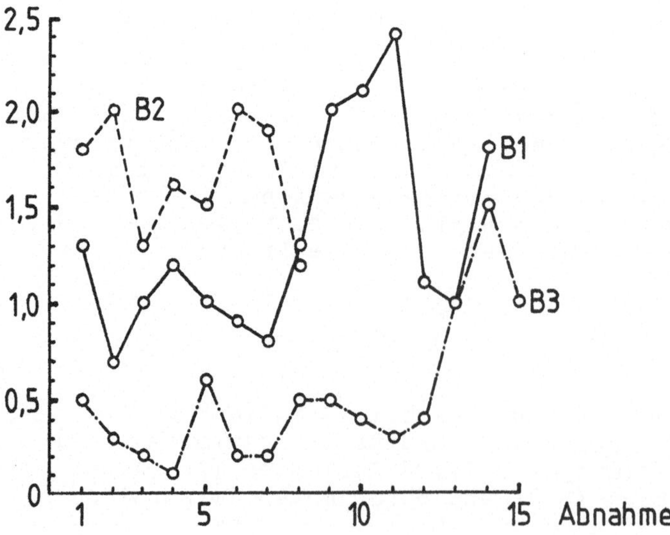

Abb. 1. Quotienten T_3/rT_3 der Patienten der Gruppen B 1-3 (B 1 n=5, B 2 n=7, B 3 n=6)

Gruppe B wider, entsprechen in ihrer stärkeren Ausprägung bei der Gruppe B 3 aber besonders dem *klinischen Verlauf:* Während alle Patienten der Gruppen B 1 und B 2 nach Abschluß der Behandlung nach Hause entlassen werden konnten, verstarben alle Patienten der Gruppe B 3 im septischen Schock.

2. Bei den Patienten der Gruppe A sank nach OP-Beginn das T_3 rasch ab, mit einem ersten Tiefpunkt bei 90 min - 180 min, einem Gipfel nach 6 h und einem zweiten Tiefpunkt nach 12 h - 24 h ($p < 0{,}001$). Im Gegensatz dazu blieb rT_3 bei den ersten Entnahmen nach OP-Beginn zunächst unverändert, stieg erst nach 12 h an, zeigte einen Gipfel bei 24 h und nach 96 h lag es wieder im Bereich der Ausgangswerte ($p < 0{,}001$). T_4 und fT_4 zeigten keine signifikanten Veränderungen (Abb. 2). Während die ELP einen ausgeprägten biphasischen Verlauf mit Tiefpunkten bei 45 min und 12 h sowie einem Gipfel bei 6 h zeigte, stieg das Fibrinogen bei allen Patienten kontinuierlich an.

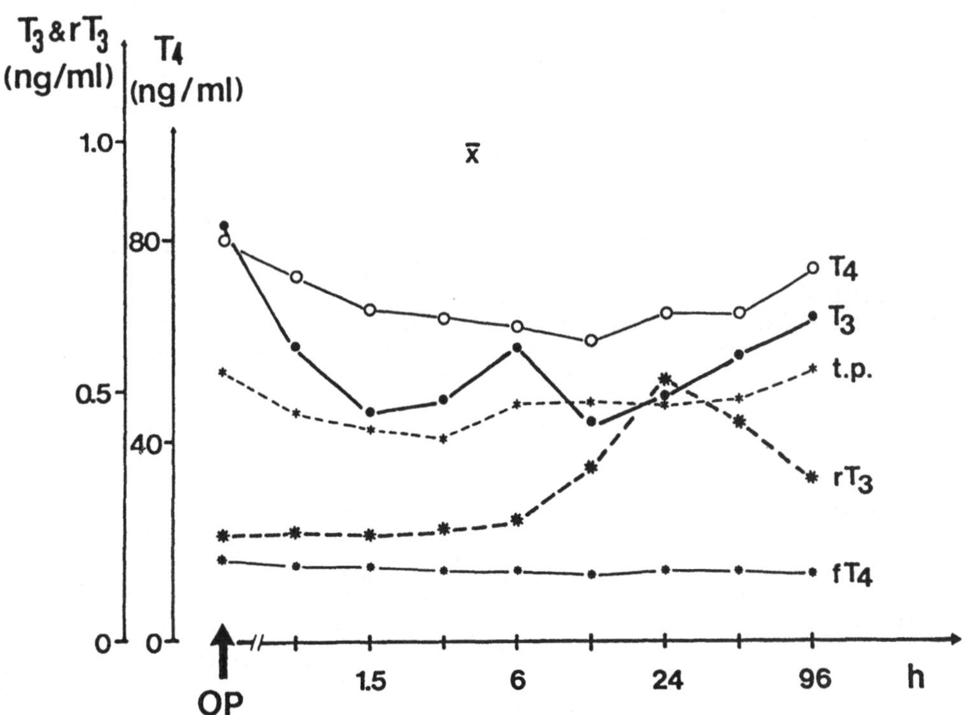

Abb. 2. Verläufe für T_3, rT_3, T_4, fT_4 und Gesamteiweiß der Patienten der Gruppe A (n=14)

Dagegen fiel α_2M kontinuierlich ab. AT III und α_1A hatten einen Tiefpunkt 3 h nach OP-Beginn mit anschließendem gleichmäßigen Anstieg.

Mittels einer Regressionsanalyse von T_3 konnten unter den 14 Patienten insgesamt 3 Verlaufstypen differenziert werden.

Typ A: 4 Patienten zeigen einen signifikanten Verlauf entsprechend einem Polynom Grad 3 mit einem frühen Tiefpunkt bei 3 h und einem anschließenden konstanten Anstieg.

Typ B: Bei 6 Patienten läßt sich der Verlauf einem Polynom Grad 2 mit einem zweiten Tiefpunkt bei 24 h zuordnen.

Typ C: Bei 4 Patienten läßt sich keine signifikante Regression darstellen, hier finden sich Tiefpunkte bei 48 h und 96 h.

Ordnet man die mittels der Regressionsanalyse gewonnenen 3 Verlaufstypen dem *klinischen Verlauf* zu, so finden sich auffallende Übereinstimmungen; Alle 4 Patienten des Typ A überlebten ohne Komplikationen, ebenso überlebten alle 6 Patienten, die dem Typ B zugeordnet wurden, aber in dieser Gruppe hatten 3 Patienten septische Komplikationen. Alle 4 Patienten, die keine typische Regression aufweisen konnten, hatten ausgeprägte septische Komplikationen, 2 Patienten verstarben. Obwohl die Patienten erst am 37. bzw. 51. Tag postop. verstarben, waren retrospektiv Veränderungen des T_3-Musters, die auf mögliche ernste Komplikationen hinweisen, bereits in den ersten 96 h nachweisbar.

Folgerung

Die Auswertung der vorliegenden Untersuchungen hat gezeigt, daß die unter dem Oberbegriff "Low T_3 Syndrome" bekannten Veränderungen der Serumkonzentrationen von T_3 und rT_3 bei schwererkrankten Patienten nicht nur ein erneut nachweisbares Phänomen sind, sondern daß diese Veränderungen in ihrer Ausprägung zur Schwere des Krankheitsverlaufs korrelieren. Darüberhinaus können Veränderungen der Schilddrüsenhormone durchaus von prognostischer Relevanz sein.

Zusammenfassung

Schilddrüsenhormonkonzentrationen und andere laborchemische "Schockparameter" wurden bei 14 Patienten nach großen Operationen und 18 Patienten im intensivpflichtigen Schockgeschehen untersucht. Dabei fanden sich auffällige Korrelationen zwischen klinischem Verlauf und Veränderungen des T_3 bzw. des Quotienten T_3/rT_3.

Summary

Thyroid hormone concentrations and other shock parameters were determined in 14 patients who had undergone major surgery and in 18 patients in acute shock who were being treated in intensive care. We found a significant correlation between clinical outcome and/or changes in T_3 and the T_3/rT_3 ratio.

Literatur

1. Burr WA, Griffiths RS, Black EG, Hoffenberg R, Meinhold H, Wenzel KW (1975) Serum Trijodothyronine and reverse Trijodothyronine concentrations after surgical operations. Lancet II:1277
2. Chopra I, Chopra U, Smith SR, Reza M, Solomon DH (1975) Reciprocal changes in serum concentrations of 3,3',5'-Trijodothyronine (rT_3) and 3,3'5-Trijodothyronine (T_3) in systemic illnesses. J Clin Endocrin 41:1043
3. Hesch RD (1981) Das "Niedrig-T_3-Syndrom". DMW 106:971
4. Wahl RA, Reumont J v, Nievergelt J, Goretzki P, Hüfner M, Röher HD (1982) "Niedrig-T_3-Syndrom" im hämorrhagischen und toxischen Schock. Akt Endokr Stoffwechsel 3:30-37
5. Wiswell JG, Coronho V (1962) Disappearance of I 131 T_3 from the plasma in presence of fever. J Clin Endocrin 22:657

A. Bauer, c/o Priv. Doz. Dr. A. Wahl, Zentrum f. operative Medizin I der Philipps-Universität, Robert-Koch-Str. 8, D-3550 Marburg

12. Der pulmomale Effekt von Knochenmarksfettintravasation und Endotoxinämie beim Schaf

Pulmonary Effects of IV Injection of Bone Marrow Fat and Endotoxemia in Sheep

M. L. Nerlich, D. H. Wisner, J. Albes und J. A. Sturm

Unfallchirurgische Klinik der Medizinischen Hochschule Hannover

Einleitung

Das septische Lungenversagen stellt eine der Haupttodesursachen nach schwerem Trauma dar. Dies könnte in einer erhöhten Anfälligkeit schwerverletzter Patienten auf sekundär eintretende septische Komplikationen begründet liegen. Ursachen und Mechanismen möglicher potenzierender Effekte von traumatischem Schock und septischem Insult sind noch unbekannt. Experimentell konnte nach Verbrennungstrauma eine erhöhte Empfindlichkeit des Organismus auf Endotoxine nachgewiesen werden (1). Es galt zu klären, inwieweit eine Komponente des traumatischen Schocks, nämlich die Intravasation von Knochenmarksfett in die Blutbahn, zu einer Verstärkung der pulmonalen Reaktion auf eine Endotoxinämie führt.

Methodik

Bei weiblichen Schafen (30 - 40 kg KG) wurde eine externe chronische Lungenlymphfistel nach STAUB angelegt sowie intravasculäre Katheter eingeführt. Knochenmarksfett wurde aus der Tibia gewonnen, durch eine Lipidextraktion aufbereitet, gereinigt und steril aufbewahrt. Nach mehrtägiger Erholungsphase wurden am wachen Tier zunächst die Basiswerte von Hämodynamik, Gasaustausch, Blutbild, Lymphfluß und Lymph- und Plasma-Proteinkonzentrationen erfaßt. Anschließend folgte wahlweise die Kurzinfusion von Knochenmarksfett 30 mg pro kg KG (12 Versuche) oder die Kombination von Fett, gefolgt von einer Endotoxininjektion von 2 µg/kg KG (9 Versuche). Die Reaktion der Tiere wurde über 24 h verfolgt und mit der einer Gruppe von 12 Tieren, die die gleiche nicht letale Endotoxindosis erhalten hatte, verglichen. Durch intraindividuellen Vergleich in Vorversuchen konnte sowohl die Fett- wie die Endotoxinreaktion verläßlich reproduzierbar standardisiert werden. Durch Varianzanalyse konnten statistische Unter-

*Mit freundlicher Unterstützung der Deutschen Forschungsgemeinschaft, Projekt STU 115/1-1

Chirurgisches Forum '85
f. experim. u. klinische Forschung
Hrsg.: F. Stelzner

schiede innerhalb der Gruppen und durch T-Test signifikante Unterschiede der Gruppen Endotoxin und Endotoxin + Fett differenziert werden. Das Signifikanzniveau lag bei $p \leqq 0{,}05$.

Ergebnisse

Die Reaktion auf Endotoxininjektion (E) ergab eine frühe pulmonale Hypertoniephase, gefolgt von einer Phase erhöhter capillärer Permeabilität. Alle Tiere überlebten. Die Knochenmarksfettinjektion (F) führte zu einer vorübergehenden pulmonalen Hypertonie ohne Anzeichen für Permeabilitätssteigerung. Nach 4 h waren die Ausgangswerte wieder erreicht. Die Gabe von E eine Stunde nach F führte zu einer deutlichen Steigerung der pulmonalen Reaktion, 1 Tier verstarb nach 12 h im Lungenödem. Auffallend war eine Lymphflußsteigerung besonders in der späten Permeabilitätsphase einhergehend mit einer Zunahme der Lymph-Plasma-Protein-Ratio (Abb. 1 und 2). Daraus resultiert ein signifikant erhöhtes Clearance/Lymphfluß-Verhältnis von $0{,}77 \pm 0{,}08$ bei F + E gegenüber $0{,}59 \pm 0{,}02$ bei E (Tabelle 1). Keine signifikanten Unterschiede zwischen den Gruppen E und F + E fanden wir hinsichtlich Herzminutenvolumen, Gasaustausch, Hämatokrit und Leukocytenzahl.

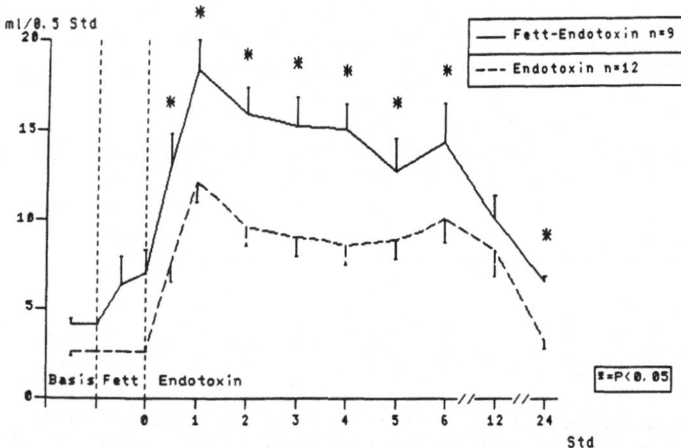

Abb. 1. Lymphfluß nach Endotoxin-, Fett + Endotoxin-Injektion

Diskussion

Die Aussagekraft der Kombination von E + F basiert auf der von uns erzielten Standardisierung der Einzelversuche von E (2) und F (3). Die initiale Reaktionssteigerung nach F + E hinsichtlich pulmonaler Hypertonie und Lymphflußsteigerung könnte zwar auch durch Addition der Fettreaktion erklärt werden. Diese ist aber nach 4 h abgeklungen, so daß die gesteigerte und verlängerte spätere Ödembildung nur durch einen potenzierenden Effekt möglich ist. Die Steigerung der capillären Permeabilität läßt sich durch die Lymph- und Plasmaprotein-Analyse eindeutig nachweisen und zeitlich einordnen. Veränderungen im pulmonalen transcapillären

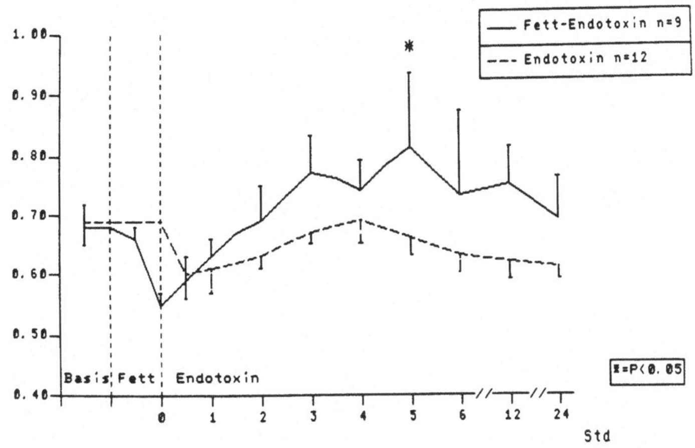

Abb. 2. Lymph-Plasma-Protein-Ratio nach Endotoxin-, Fett + Endotoxin-Injektion

Tabelle 1. Herzzeitvolumen, Pulmonalarterienmitteldruck und Lymph-Plasma-Protein-Clearance nach Endotoxin-, Fett + Endotoxin-Injektion

Zeit /Std.)	HZV (l/min)				PAP (mm Hg)				L/P-Prot. Clearance ml/h			
	E	SEM	F+E	SEM	E	SEM	F+E	SEM	E	SEM	F+E	SEM
Basis	6,2	0,3	6,2	0,3	15,5	0,2	15,9	0,2	4,0	0,4	5,5	1,8
1	4,9	0,4	3,4	0,2	24,8	1,0	37,1	1,6*	14,7	1,9	21,5	2,0*
3	4,5	0,3	4,4	0,4	24,0	1,5	28,7	1,6*	12,8	1,9	22,2	3,1*
5	6,5	0,6	4,9	0,6	21,4	0,9	27,5	2,5*	11,0	1,6	20,8	4,3

* = p ≦ 0,05

Flüssigkeitstransport sind sehr viel sensitiver als z.B. der Gasaustausch, der dadurch noch nicht beeinträchtigt war. Die Ursachen der verstärkten Permeabilitätsschädigung sind noch unklar. Möglich erscheint die vermehrte Freisetzung von Mediatoren aus einer fettinduzierten Steigerung des Arachidonsäuremetabolismus oder auch eine Blockade des RES durch das Fett mit konsekutiver längerer Endotoxinzirkulation und -wirkung. Es läßt sich somit durch Komponenten des initialen traumatischen Ereignisses eine Anfälligkeit auf nachfolgende septische Insulte provozieren. Für die Klinik bedeutet dies, daß bei sepsis-gefährdeten Patienten eine sekundäre Frakturenversorgung mit erneuter Fettfreisetzung gefährlich sein kann.

Zusammenfassung

Schafe mit chronischer Lungenlymphfistel wurden verwendet zur Erfassung der pulmonalen Effekte von Endotoxininjektion nach vorangegangener Knochenmarksfettintravasation. Fettinjektion allein führte zu einer pulmonalen Hypertonie ohne Zeichen für eine Permeabilitätssteigerung. Die Reaktion von Fett + Endotoxin mit signifikant erhöhtem Lymphfluß und Lymph-Plasma-Protein-Clearance zeigte eine nach mehreren Stunden einsetzende ausgeprägte Permeabilitätsschädigung der pulmonalen Endstrombahn. Die zugrunde liegenden Mechanismen des potenzierenden Effektes sind noch ungeklärt, sie deuten auf eine erhöhte Anfälligkeit auf einen septischen Insult nach vorangegangenem Trauma hin.

Summary

Sheep prepared with chronic lung lymph fistulas were subjected to endotoxin lung injury after IV injection of bone marrow fat. Accentuation of a late permeability phase with significantly increased pulmonary lymph flow and increased lymph plasma protein clearance indicated more severe pulmonary capillary permeability damage. Fat injection per se produced pulmonary hypertension without increased permeability.

Literatur

1. Nerlich ML, Flynn J, Demling RH (1983) Effect of thermal injury on Endotoxin-induced lung injury. Surgery 93:289-296
2. Nerlich ML, Sturm JA, Oestern HJ (1984) Das Staub'sche Schafmodell in der experimentellen Schockforschung: Pathophysiologie des septischen Schocks. Langenbecks Arch Chir 364:533
3. Nerlich ML, Sturm JA, Meier M, Körner CF, Wisner DH, Oestern HJ (1985) Die Auswirkung der experimentellen Knochenmarksfettintravasation auf die pulmonale Mikrozirkulation. Hft Unfallheilkd (im Druck)

Dr. med. M.L. Nerlich, Unfallchirurgische Klinik der Medizinischen Hochschule Hannover, Konstanty-Gutschow-Straße 8, D-3000 Hannover 61

13. Die Bedeutung von Sauerstoffradikalen in der Pathogenese postischämischer Gewebeschäden

The Participation of Oxygen Radicals in the Pathogenesis of Postischemic Tissue Damages

M. H. Schoenberg[1]*, M. Younes[2], U. Haglund[3], B. B. Fredholm[4] und F. W. Schildberg[1]

[1]Klinik für Chirurgie, Med. Hochschule Lübeck
[2]Institut f. Toxikologie, Med. Hochschule Lübeck
[3]Universität Lund, Schweden
[4]Karolinska Institut, Stockholm/Schweden

Einleitung

Nach Wiederherstellung der Durchblutung ischämischer Gewebe entwickelt sich ein Ödem, das je nach Organ und Ischämiedauer unterschiedlich ausgeprägt ist. In allen Fällen kommt es zu ödembedingten Mikrozirkulationsstörungen und damit zu weiteren Gewebsschäden. Der Pathomechanismus des postischämischen Ödems ist noch ungeklärt, wobei bislang hypoxische Schäden der Capillarendothelzellen verantwortlich gemacht wurden. Neuerdings sind cytotoxische Sauerstoffradikale im Gespräch, die zu irreversiblen Membranschäden an den Endothelzellen führen. Ausgangspunkt ist der sauerstoffabhängige Abbau von Hypoxanthin zur Harnsäure. Dieser Stoffwechselweg wird durch das Enzym Xanthinoxidase katalysiert. Spielen Sauerstoffradikale eine wichtige pathogenetische Rolle, so müßte:

1. ein beträchtlicher Anteil der Schäden erst nach Wiederdurchblutung sichtbar werden.
2. Hypoxanthin während der Hypoxie hohe Gewebskonzentrationen erreichen.
3. Die kompetitive Hemmung von Xanthinoxidase sowie die intravasale Substitution von Superoxiddismutase (SOD),ein spezifisches Enzym zum Abbau von Sauerstoffradikalen, diese postischämischen Schäden verhindern.

Methodik

Bei 35 Katzen wurde ein Dünndarmsegment, das ausschließlich von der A. mesenterica superior (SMA) perfundiert wurde, isoliert, die SMA stenosiert und das Dünndarmsegment einer 2stündigen lo-

*Mit Unterstützung der DFG (Scho 309/1-1)

Chirurgisches Forum '85
f. experim. u. klinische Forschung
Hrsg.: F. Stelzner

kalen Hypotension unterzogen. Nach Wiedereröffnen der Stenose wurden die Tiere 1 h nachbeobachtet. Vor und nach 2 h Hypotension sowie 10 min und 1 h nach Stenosenöffnung wurde Dünndarmgewebe entnommen. Dieses wurde histologisch untersucht und die Gewebeschäden anhand der Graduierung nach CHIU et al. (1) eingeteilt. Zum selben Zeitpunkt wurden die Gewebskonzentrationen der Purinmetabolite gemessen.

7 Katzen erhielten 15.000 U/kg KG Superoxiddismutase vor der Reperfusion i.v. injiziert und 8 Tiere wurden vor Stenose mit 50 mg/kg KG Allopurinol therapiert.

Ergebnisse

Während der hypoxischen Phase fällt die ATP-Konzentration im Gewebe auf 53 % ab und die Hypoxanthinkonzentration steigt auf das 10- bis 15-fache an (Tabelle 1). Erst 1 h nach Reperfusion erreicht der ATP-Spiegel Kontrollniveau, die Hypoxanthin-Konzentrationen fallen deutlich ab. Trotz ausgeprägter ischämischer Zeichen in der Energiebilanz zeigt die Mucosa des Dünndarms nach Stenose kaum Schäden. Jedoch kommt es nach Reperfusion zu einem Gewebsödem, das sich nach 1 h verstärkt. Das bedeutet im Mittel einen Schädigungsgrad von IV-V (Abb. 1).

Tabelle 1. Konzentrationen der Purinmetabolite im Dünndarm in nmol/mg Protein (Mittelwert ± S.E.M.)

	ATP	Hypoxanthin	Energy charge[a]
Kontrollwert			
Unbehandelt	5,98 ± 0,61	0,13 ± 0,04	0,82 ± 0,02
Allopurinol	3,96 ± 0,28	0,15 ± 0,03	0,77 ± 0,01
2 h Stenose			
Unbehandelt	2,39 ± 0,60	1,68 ± 0,74	0,45 ± 0,07
Allopurinol	3,47 ± 0,51	2,17 ± 1,02	0,65 ± 0,03
10 min nach Reperfusion			
Unbehandelt	4,15 ± 0,93	0,51 ± 0,31	0,67 ± 0,07
Allopurinol	4,15 ± 0,36	0,85 ± 0,28	0,75 ± 0,02
1 h nach Reperfusion			
Unbehandelt	4,92 ± 1,11	0,17 ± 0,08	0,68 ± 0,07
Allopurinol	3,12 ± 0,42	0,61 ± 0,19	0,72 ± 0,02

[a]Energy charge = $\frac{\text{ATP} + \frac{1}{2}\text{ ADP}}{\text{ATP} + \text{ADP} + \text{AMP}}$

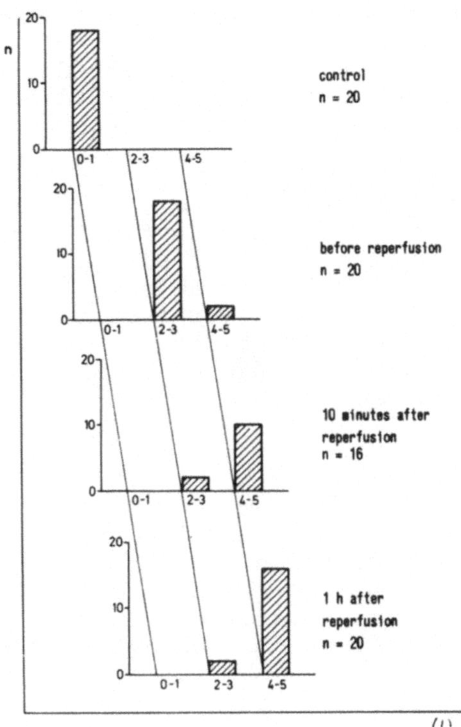

Abb. 1. Einteilung der Schleimhautschäden des Darmes im Versuchsablauf unbehandelter Katzen

Durch Behandlung mit SOD sind die Schleimhautschäden, die nach Reperfusion beobachtet wurden, weit weniger ausgeprägt, Schädigungsgrad II-III.

Allopurinol verhindert den deutlichen Abfall von ATP, obwohl die Hypoxanthin-Konzentration wie bei den unbehandelten Katzen erhöht ist. Weder vor noch nach Reperfusion kommt es jedoch zum Anstieg der Harnsäurewerte im Gewebe. Auch Allopurinol verhindert, ähnlich wie SOD, größtenteils die Ödematisierung der Mucosa und den Epithelverlust nach Reperfusion. Der Schädigungsgrad beträgt in dieser Phase im Mittel etwa III.

Diskussion

Die histologischen Veränderungen sind nach 2 h Stenose gering. Nach Reperfusion und Zufuhr von Sauerstoff nehmen sie jedoch deutlich zu. Diese Läsionen aggravieren trotz ausreichender Durchblutung 1 h nach Wiederdurchblutung. Dies kann nicht allein durch ischämische Schädigung erklärt werden. Es erscheint deshalb möglich, daß Sauerstoffradikale und ihre Verbindungen beteiligt sind. Ein direkter Beweis in vivo ist aufgrund der raschen Reaktionszeit nicht möglich. Nur indirekte Beweisführung kann die Bedeutung von Sauerstoffradikalen umreißen. Hohe intravenöse Superoxiddismutasespiegel verhindern tatsächlich die Entstehung der postischämischen Dünndarmläsionen. Aufgrund der Wirkungsweise und hohen Spezifität des Enzyms SOD kann dies als Beweis für die Beteiligung von Sauerstoffradikalen an postischämischen Schäden gelten. Bislang ungeklärt ist der Anteil der Sauerstoffradikalen, der durch den Abbau von Hypoxanthin zur Harnsäure entsteht. Allopurinol hemmt kompetitiv das Enzym Xanthinoxidase. Trotz deutlich verbesserter Energiebilanz der Zellen während Ischämie sind die Schleimhautschäden vor Reperfusion ähnlich den beiden anderen Versuchsgruppen nur gering ausgeprägt. Nach Reperfusion verhindert Allopurinol eine wesentliche Zunahme der Schäden. Trotzdem vermag die alleinige Hemmung des Enzyms Xanthinoxidase die Schleimhaut nicht im gleichen Maße wie die SOD-Behandlung zu schützen.

Zusammenfassung

Zur Klärung der Beteiligung von Sauerstoffradikalen ($O_2^{\dot{-}}$) an den postischämischen Schäden wurde an 35 Katzen ein Dünndarmsegment einer 2 h Hypotension und 1 h Reperfusion unterzogen. Trotz deutlichen Abfalls der energiereichen Phosphate während der Hypotension waren die Schäden am Dünndarm nur gering. Erst nach Reperfusion entwickelten sich ödematöse Schleimhautläsionen. Durch Behandlung mit Superoxiddismutase (15000 U/kg; n = 7), einem hochspezifischen Schutzenzym gegen $O_2^{\dot{-}}$, sowie Allopurinol (50 mg/kg; n = 8), einem kompetitiven Hemmer des Hypoxanthin-Harnsäurestoffwechsels, konnten diese Schäden vermieden werden. $O_2^{\dot{-}}$-bedingte Endothelschäden führen zu postischämischen Schäden. Die Radikale entstehen zumeist aus dem Purinstoffwechsel.

Summary

The part played by oxygen radicals ($O_2^{\dot{-}}$) in the development of postischemic damage is unclear. Therefore, a model of limited ischemia and reperfusion in the feline small intestine was used. Despite the catabolism of the energy-rich phosphates, the histological damage in the mucosa was limited. After reperfusion the lesion was aggravated. These postischemic lesions could be prevented by SOD, a specific $O_2^{\dot{-}}$ scavanger, and by allopurinol, a competitive inhibitor of purine metabolism. It is concluded that $O_2^{\dot{-}}$ radicals are partly responsible for the postischemic damage. They are generated by the purine metabolism.

Literatur

Chiu CJ, Mc Ardle AH, Brown R, Scott HJ (1970) Intestinal mucosal lesions in the low-flow states. Arch Surg 101:478-483

Dr. med. M.H. Schoenberg, Krankenhaus Rohrbach, LVA Baden, Amalienstraße 5, D-6900 Heidelberg

14. Versuche zur Therapie der Schocklunge mittels Superoxiddismutase (SOD) und C1-Inaktivator (C1-INA)

Study on the Treatment of Shock Lung with Superoxide Dismutase (SOD) and C1-Inactivator (C1-INA)

H. F. Welter[1], D. Thetter[1], M. Siebeck[1], H. Wiesinger[3], U. Elster[1] und M. Jochum[2]

[1]Chirurgische Klinik Innenstadt und Chirurgische Poliklinik der Universität München (Direktor: Prof. Dr. L. Schweiberer)
[2]Abteilung für Klin. Chemie und Klin. Biochemie in der Chir. Klinik Innenstadt der Universität München (Leiter: Prof. Dr. H. Fritz) und
[3]Pathol. Institut der Universität München (Vorstand: Prof. Dr. M. Eder)

Bei der Sepsis und dem septischen Schock werden aus neutrophilen Granulocyten neben lysosomalen Enzymen (Proteasen, Hydrolasen, Myeloperioxidase) Sauerstoffradikale freigesetzt (1, 2, 3, 4). Sowohl proteolytische als auch oxidative Mechanismen führen zu einer Zerstörung von Membranen und intercellulären Kittlinien. In diesem Zusammenhang wird die direkte Endothelschädigung durch Superoxide und Arachidonsäurederivate wie Thromboxan A_2 und Leukotriene als Ursache von Primärläsionen der Lungenstrombahn diskutiert (5).

Aus solchen Primärläsionen entwickelt sich u.U. ein perivasculäres und interstitielles Ödem, das - nicht therapiert - in ein irreversibles Stadium des Lungenversagens (ARDS) münden kann.

Eine weitere wichtige pathogenetische Rolle spielt auch die Aktivierung spezifischer Proteinasen (Thrombin, Plasmin, *C1-Esterasen*, *Kallikrein*) und die Freisetzung toxischer Peptide (4) - u.a. die anaphylaktisch wirkenden C3a- und C5a-Peptide aus Komplementfaktoren - aus der letztendlich eine disseminierte intravasale Gerinnung (DIC) mit konsekutiver Mikrozirkulationsstörung resultieren kann.

Ziel der vorliegenden Studie war es, an einem etablierten Sepsismodell zu untersuchen, ob durch die Gabe von C1-Inaktivator (C1-INA) eine überschießende Aktivierung von Komplement- und Kallikrein-Kinin-System mit ihren Folgeerscheinungen verhindert werden kann. In einem weiteren Versuchsansatz sollte die Möglichkeit überprüft werden, durch Superoxiddismutase (SOD) Sauerstoffradikale ($O_2^{\cdot-}$) in weniger toxische Produkte (z.B. H_2O_2) umzuwandeln.

Chirurgisches Forum '85
f. experim. u. klinische Forschung
Hrsg.: F. Stelzner

Methoden und Versuchstiere

Die Versuche wurden an 32 deutschen Läuferschweinen (17 - 22 kg) in Pentobarbitalnarkose nach Prämedikation mit Acepromazinmaleat durchgeführt. Nach Kanülierung beider Aa. und Vv. femorales wurde eine Blasenfistel angelegt und nach einem Steady state von 60 min in der Kontrollgruppe (Gruppe 1, n=10) i.v. physiol. NaCl-Lösung (50 ml/h) und in den Gruppen 2, 3 und 4 zusätzlich 3 x 10^9 E. coli (Stamm 20 399) pro 24 ml physiol. NaCl-Lösung über zwei Stunden infundiert.

Während die Gruppe 2 (n=8) als unbehandelte Bacteriämiegruppe diente, erhielten die Versuchstiere der beiden Therapiegruppen stündlich 50 ml einer C1-INA- bzw. SOD-NaCl-Lösung. Der humane C1-INA wurde nach einem initialen Bolus von 500 E in einer Menge von 250 E/h (Gruppe 3, n=7), die SOD vom Rind in einer Menge von 1 mg/kg x h (Gruppe 4, n=7) jeweils über 4 h i.v. verabreicht.

Hämodynamische, hämatologische, gerinnungsphysiologische, respiratorische und histologische Parameter wurden nach bekannten klinischen bzw. klinisch-chemischen Methoden untersucht. Der C1-INA wurde durch Hemmung der C1-Esterase (Dr. Philapitsch, Immuno, Wien), die Konzentration der SOD mit einem Radioimmunoassay (Dr. Becker, Grünenthal, Stolberg) bestimmt. Das extravasale Lungenwasser (EVLW) wurde mittels der Thermo-dye-Technik gemessen. Blutentnahmen und diskontinuierliche Messungen erfolgten bis zur 1. Stunde halbstündlich, bis zur 6. Stunde stündlich und danach zweistündlich.

Die Schweine wurden weder intubiert noch beatmet. Tiere, die die Anfangsphase der Sepsis überlebten, wurden bis zur 30. Stunde beobachtet und anschließend getötet.

Ergebnisse

Während alle Tiere mit einer Ausnahme der untherapierten Bacteriämiegruppe innerhalb von 12 h (mittlere Überlebenszeit: 7,2 h) verstarben, waren die Überlebenszeiten unter C1-INA-Gabe auf 17 h und unter SOD-Therapie auf 19 h im Mittel verlängert. Bis zur 6. Stunde fiel der arterielle Mitteldruck in keiner Gruppe signifikant ab. Ein deutlicher Anstieg des pulmonalarteriellen Mitteldrucks in den Gruppen 2 bis 4 war innerhalb von 30 min unter SOD-Therapie am wenigsten stark ausgeprägt und zeigte eine rasche Tendenz zur Normalisierung. Analog verhielt sich der pulmonale Gefäßwiderstand.

Das Herzzeitvolumen (HZV) fiel in den Gruppen 2 bis 4 um mindestens 50 % des Ausgangswertes nach 6 h ab. Am stärksten ausgeprägt war der Abfall in der nicht therapierten Gruppe 2. In dieser Gruppe war auch die Zunahme des EVLW mit 2 ml/kg im Mittel größer als in den übrigen Gruppen. Aufgrund erheblicher Streuungen waren jedoch statistisch signifikante Differenzen nicht nachweisbar.

Histologisch zeigte sich in Gruppe 2 in allen Fällen ein interstitielles Lungenödem; einmal lag ein hochgradiges Ödem vor. Im

Gegensatz dazu trat unter C1-INA-Therapie fünfmal kein Ödem, einmal ein geringgradiges und einmal ein hochgradiges interstitielles Lungenödem auf. Unter SOD-Therapie waren die histologischen Veränderungen deutlich geringer ausgeprägt (sechsmal kein Ödem, einmal ein interstitielles Ödem) als in Gruppe 2.

Mit Ausnahme der Kontrollgruppe war in allen Gruppen ein rascher Abfall der Leukocytenwerte innerhalb von 2 bis 3 h zu beobachten. Während in Gruppe 2 bereits nach 6 h wieder ein Mittelwert von 18 000/mm^3 erreicht wurde, lagen die entsprechenden Werte der Therapiegruppen nach 6 h im Mittel zwischen 7700 und 9900 pro mm^3.

Im gleichen Zeitraum fielen die Thrombocytenwerte in allen Bacteriämiegruppen stetig ab, in Gruppe 2 am stärksten (auf weniger als 40 % des Ausgangswertes). Am wenigsten ausgeprägt war der Abfall der Thrombocyten unter C1-INA-Gabe (bis zur 10. Versuchsstunde kein im Vergleich zum Ausgangswert signifikanter Abfall).

Unter Gabe von 3 x 10^9 E. coli i.v. fiel das HZV innerhalb von 6 h signifikant ab, die Werte der Therapiegruppen (C1-INA und SOD) lagen zu diesem Zeitpunkt zwar höher, was jedoch statistisch nicht signifikant war.

Unter den Blutgaswerten fiel in der 6. Stunde in Gruppe 2 im Vergleich zu den Therapiegruppen ein signifikant erniedrigter arterieller pO_2-Wert auf ($p < 0,05$). Die nach 2 bis 3 h in den Gruppen 2 bis 4 auftretende acidotische Stoffwechsellage nahm ohne Therapie präfinal zu, war jedoch unter Therapie (C1-INA und SOD) bereits nach der 6. Versuchsstunde ausgeglichen.

AT III, Faktor XIII und α_2M fielen in Gruppe 2 unter 3 x 10^9 E. coli i.v. über 2 h signifikant ab, erreichten das Minimum jedoch zu unterschiedlichen Zeiten. Tiere, die frühzeitig verstarben, wiesen einen schnelleren und ausgeprägteren Abfall dieser Plasmaproteine auf. Demgegenüber war besonders der AT III-Abfall bei Tieren, die erst nach 30 h getötet wurden, gering und oft nur passager. Bezüglich der ausgewählten Plasmaproteine traten jedoch innerhalb der ersten 6 h keine signifikanten Differenzen zwischen Gruppe 2 einerseits und Gruppe 3 oder 4 andererseits auf. Unter C1-INA-Therapie wurden bis zu 650 nmol/l an inhibierter C1-Esterase gemessen. Diese Werte entsprachen ca. der dreifachen Konzentration des körpereigenen Inhibitors in der Gruppe 2.

Unter SOD-Infusion stiegen die Plasmaspiegel des exogen applizierten Radikalfängers auf maximale Werte von 10 µg/ml. Mit der verwendeten Methode (spezifische Antikörper gegen Rinder-SOD) konnte endogene SOD nicht erfaßt werden.

Diskussion

Die beobachtete therapeutische Wirksamkeit von zwei Substanzen, die unterschiedliche humorale Systeme beeinflussen, verdeutlicht das multifaktorielle Geschehen bei Sepsis und septischem Schock. Bei den Tieren, die eindeutig verlängerte Überlebenszeiten aufwiesen, korrelierten verbesserte Hämodynamik und geringerer Organschaden (histologisch nachgewiesen) mit dem Verlauf der untersuchten Plasma-Proteinspiegel. Dem Verhalten von AT III, α_2M und Faktor XIII wurde bereits in früheren Untersuchungen (3) große prognostische Bedeutung für den Verlauf der Sepsis beigemessen. In den vorliegenden Untersuchungen spiegelt sich eine gute Übereinstimmung zwischen pathobiochemischen Veränderungen einerseits und kardio-pulmonalen sowie morphologischen Störungen bzw. Schädigungen andererseits wider.

Derzeit ist nicht bekannt, ob die in dieser Sepsis-Studie erstmals eingesetzten potentiellen Therapeutika in optimaler Dosierung verabreicht wurden. Für den C1-INA könnte dies zutreffen, da die erzielten Inhibitorspiegel ca. 300 % des Normalspiegels entsprachen. Kürzlich durchgeführte in vitro-Untersuchungen (1) legen hingegen nahe, die SOD-Dosierung auf das Drei- bis Fünffache der ursprünglich gewählten Menge von 1 mg/kg x h in dem hier beschriebenen tierexperimentellen Modell zu erhöhen. Es bleibt abzuwarten, ob die bisher beobachteten positiven Effekte weiter zu steigern sind.

Zusammenfassung

Die Gabe von C1-INA bzw. SOD bewirkte eine deutliche Verlängerung der Überlebenszeit in einem Sepsismodell am Schwein. Diese Beobachtung korreliert gut mit den erfaßten hämodynamischen, biochemischen und histologischen Veränderungen. Der verminderte Verbrauch von Plasmaproteinen und Thrombocyten nach C1-INA-Gabe spricht für eine wirksame Inhibierung der Kaskadensysteme (Gerinnung, Fibrinolyse, Komplement) und eine Verminderung der DIC.

Der verringerte Anstieg des pulmonalarteriellen Mitteldrucks und die weniger stark ausgeprägte initiale Leukopenie nach SOD-Gabe weist auf eine Umwandlung von Sauerstoffradikalen in nicht toxische Produkte hin.

Der fehlende Anstieg des Lungenwassers und lediglich diskrete histologische Veränderungen unter Verwendung von C1-INA bzw. SOD dokumentieren den protektiven Effekt für die Lunge.

Summary

Following administration of C1-INA and SOD a significant prolongation of survival was found in a porcine sepsis model. There was a good correlation between this observation and the behavior of biochemical, hematologic, hemodynamic, and histological parameters. Administration of C1-INA, an inhibitor of complement and kallikrein/kinin system proteinases, caused a reduced fall in plasma proteins and platelets compared with untreated animals. The reduced mean pulmonary artery pressure can be explained by reduction of superoxide anions due to SOD.

The minor pulmonary tissue damages and the lack of any increase in EVLW during the administration of C1-INA and SOD, respectively, indicate a protective effect of these two substances in prophylaxis against ARDS.

Danksagung

Die Autoren danken Herrn Dr. A. Philapitsch (Fa. Immuno, Wien) für die Bestimmung des körpereigenen und substituierten C1-INA im Plasma.

Herrn Dr. R. Becker (Fa. Grünenthal, Stolberg) sei für die Bestimmung der SOD-Konzentrationen mittels RIA gedankt.

Literatur

1. Flohe L, Martin W. Loscher G, Gumler WA (1984) Is leucotriene B_4-induced chemotaxis mediated by superoxide? In: Life chemistry Reports, Suppl 2, Oxidative damage and related enzymes. Harwood Academic Publishers, Chur London Paris New York, p 318
2. Jacobs RJ, Bone RC (1983) Mediators of septic lung injury. Med Clin North Amer 67:701
3. Jochum M, Duswald KH, Neumann S, Witte J, Fritz H (1984) Proteinases and their inhibitors in septicemia - basic concepts and clinical implications. In: Horl WH, Heidland A (eds) Proteases. Plenum Publishing Corporation, p 391
4. Saldeen T (1980) Fibrin-derived peptides as mediators of increased vascular permeability. Acta Chir Scand 499:67
5. Seeger W, Wolf H, Stähler G, Neuhof H, Róka L (1982) Increased pulmonary vascular resistance and permeability due to arachidonate metabolism in isolated rabbit lungs. Prostaglandins 23:157

Dr. med. H.F. Welter, Chirurgische Klinik Innenstadt und Chirurgische Poliklinik der Universität München, Nußbaumstr. 20, D-8000 München 2

15. Die Albuminextravasation als Meßverfahren zur klinischen Erfassung einer Permeabilitätsschädigung der Lungencapillaren

Albumin Extravasation as a Method of Following Pulmonary Permeability Changes in Multiple-Trauma Patients

J. A. Sturm[1], H. Creutzig[2], H.-J. Oestern[1], M. Maghsudi[1], D. H. Wisner[1] und O. Schober[2]

[1]Unfallchirurgische Klinik der Medizinischen Hochschule Hannover
[2]Abteilung Nuklearmedizin und spezielle Biophysik der Medizinischen Hochschule Hannover

Einleitung

Es ist umstritten, ob ein Permeabilitätsschaden (PS) der Lungencapillaren nach traumatisch-hämorrhagischem Schock nur im Zusammenhang mit einer Sepsis oder bereits unmittelbar nach Schockzustand entsteht. Die Beantwortung dieser Frage ist wesentlich zur Aufklärung der Pathogenese des posttraumatischen Lungenversagens (ARDS). Zwar existiert mit der Bestimmung des extravasculären Lungenwassers (EVLW) eine indirekte Meßmethode zur Erfassung eines Permeabilitätsschadens, bedingt durch die gute Drainage des Lungeninterstitiums kann jedoch ein Capillarschaden bestehen, ohne daß das EVLW erhöht ist. Mit der Bestimmung der Albuminextravasation (AE) aus den Lungencapillaren ist eine direkte, funktionelle Untersuchung der Permeabilität möglich. In Kombination beider Methoden untersuchten wir bei schwerverletzten Patienten folgende Fragen:

1. Wann entsteht ein Permeabilitätsschaden nach Traum²?
2. Welcher Zusammenhang besteht zwischen AE, EVLW und klinischen Parametern?

Methodik

In einer prospektiven Studie mit definierten Aufnahme- und Therapiebedingungen (u.a. PTS > 30) wurden 17 polytraumatisierte Patienten im Verlauf untersucht. Das EVLW (Thermo-Green-Dye-Dilutionsmethode), Parameter des Pulmonalkreislaufes und der Lungenfunktion wurden in den ersten 48 h alle 6 h, später 1 - 2 mal tägl. gemessen. Bei 9 Patienten bestimmten wir außerdem täglich die AE der Lungencapillaren (Gruppe 3). Bei zeitaufwendiger all-

---

*Mit freundlicher Unterstützung der Deutschen Forschungsgemeinschaft, Projekt Ts 14/3-1

Chirurgisches Forum '85
f. experim. u. klinische Forschung
Hrsg.: F. Stelzner

gemeiner Diagnostik und Therapie war dies jedoch nicht in allen Fällen möglich. Die Patienten wurden unter gleichbleibender Therapie in einer mobilen Intensiveinheit unter eine Gamma-Kamera (ZLC 370 Siemens Gamma Sonics) gebracht. Nach Markierung mit 5 - 7 mCi Technetium-99m (Tc-99 m) wurde 0,1 mg Humanalbumin (CIS St. Quentin, France) zentralvenös injiziert. Über Lunge und Herz wurde die Albuminverteilung 30 bis 60 min lang verfolgt. Für normierte Regions of interest (Lunge und Herz) wurde ein Verhältniswert im Zeitverlauf dargestellt. Der Anstieg dieser Kurve wurde in linearem Ansatz mit der Methode der kleinsten Quadrate analysiert und als Slope-Index (SI) pro Sekunde ausgedrückt. Je größer der SI, umso permeabler ist die Capillarmembran. Zur Ermittlung von Basiswerten untersuchten wir die AE bei 7 lungengesunden Patienten vor großen elektiven Eingriffen (Gruppe 1) und bei 5 Patienten nach Implantation einer Hüftendoprothese (Gruppe 2). Das Einverständnis der Patienten lag vor.

Ergebnisse

Gruppe 1: Der mittlere SI bei lungengesunden Patienten betrug -0,1 ± 0,7 E - 5/sec. Wie SUGERMAN (2) wählten wir als Normbereich den doppelten Wert der Standardabweichung: 2σ = 1,4 E - 5/sec.

Gruppe 2: Der SI war im Mittel mit 1,6 ± 0,9 e - 5/sec signifikant höher als der Wert der Gruppe 1.

Gruppe 3: Von 17 Patienten überlebten 8 Patienten (Ü), 9 Patienten verstarben (V) im Mittel nach 11 ± 6,7 Tagen. Der PTS-Wert beider Gruppen lag im Mittel bei 64, das mittlere Alter war etwas verschieden (Ü: 30,6 ± 14 J.; V: 44,6 ± 16 J.). Vom ersten Tag an nach Trauma fanden wir über den Verlauf nahezu ausnahmslos pathologische SI-Werte (48 von 56 SI Werten) (Abb. 1). Der Median des 1. Tages lag bei 3,6 E - 5/sec. Zwischen Überlebenden (n = 5) und Verstorbenen (n = 4) bestand kein signifikanter Unterschied. Weitere klinische Werte zum 24-Stunden-Zeitpunkt nach Trauma:

	EVLW ml/kg KG	PCP mm Hg	PaO_2/FiO_2	$AaDO_2$ mm Hg	Compliance ml/cm H_2O	PVR $dyn \cdot sec \cdot cm^{-5}$
Ü:	6,3±1,4	6,3±2,2	362±98	90±63	53±7	189±81
V:	7,8±3,1	7,2±3,9	318±90	117±52	40±7	223±45

Zwischen Verstorbenen und Überlebenden war ein unterschiedliches Verlaufsmuster der AE erkennbar (Abb. 2). Bei 3 im ARDS verstorbenen Patienten fanden wir einen vorübergehenden Anstieg des SI auf das 13- bis 16-fache des Normwertes. Dieser Spitzenwert trat im unterschiedlichen Abstand zum Trauma auf und ging einer starken EVLW-Zunahme voraus. Auffallend ist allerdings ein Abfall des SI nahezu zur Norm bei anhaltend hohem EVLW-Wert. Der positiv-endexspiratorische Beatmungsdruck (PEEP) lag bei diesen Patienten zum Zeitpunkt der EVLW-Erhöhung zwischen 15 und 23 cm H_2O.

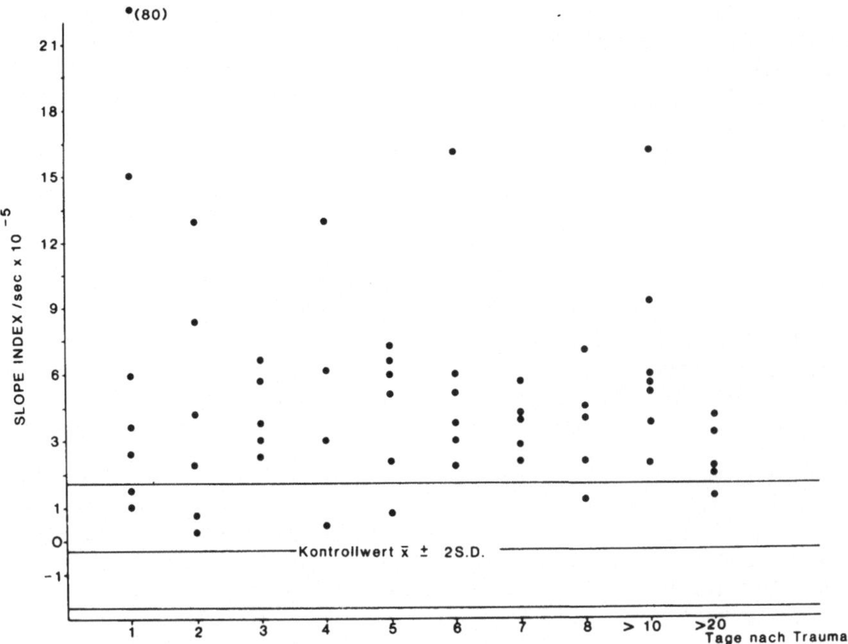

Abb. 1. Meßwerte des Slope-Index im Verlauf nach schwerem Polytrauma mit eingetragenem Kontrollwert lungengesunder Patienten

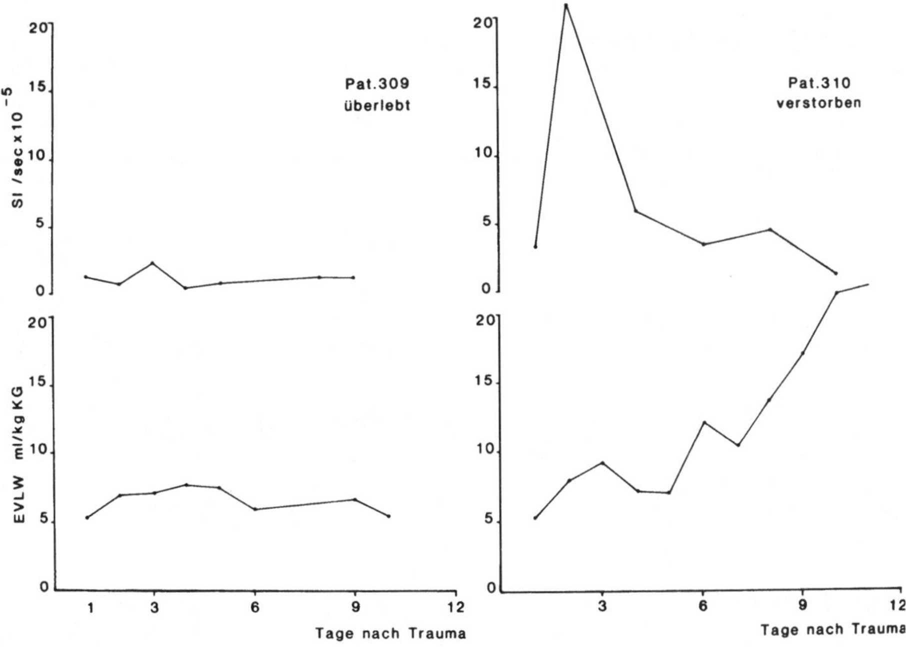

Abb. 2. Extravasculäres Lungenwasser (EVLW) und Slope-Index (SI) nach Polytrauma bei überlebendem Patient (Patient 309) und verstorbenem Patient (Patient 310)

Bei den bisher untersuchten überlebenden Patienten war kein solcher Spitzenwert zu beobachten. Mit geringen Schwankungen verblieben diese Patienten im pathologischen Bereich (Maximal Wert des SI: 6,6 E - 5/sec), eine Tendenz zur Normalisierung war erkennbar.

Diskussion

Die von uns erhobenen Normalwerte sind mit den Werten aus der Literatur (2) nahezu identisch. Im Gegensatz zu dem mittleren SI-Wert bei manifestem ARDS, den SUGERMAN mit 2,6 ± 1,1 E - 5/sec angibt, liegen die SI-Werte nach Trauma bereits vor Entwicklung eines ARDS höher. Den Median des SI von 3,6 E - 5/sec am 1. Tag nach Trauma bei einem mittleren Pulmonalcapillardruck (PCP) von 6,8 ± 2,1 mm Hg interpretieren wir als Permeabilitätsschaden. Weder die klinischen Parameter noch der EVLW-Wert, der allerdings im oberen Normbereich liegt, sind durch ein solches Capillarleck deutlich beeinflußt. Der cermehrte Protein- und Flüssigkeitsausstrom führt bei guter Lymphdrainage nicht zu einem manifesten Lungenödem (kompensierte Permeabilitätsschädigung). Erst nach erheblicher pathologischer Veränderung der AE reicht die Drainage des Interstitiums nicht mehr aus, es entwickelt sich ein Lungenödem. Den Abfall des SI-Wertes bei hohem EVLW-Wert können wir zur Zeit nicht erklären. Obwohl von SUGERMAN aufgrund tierexperimenteller Untersuchungen verneint (3), ist ein systemischer Einfluß auf die AE-Untersuchung denkbar. Eine echte Abnahme der AE wird unter PEEP-Beatmung ebenfalls diskutiert (3).

Der SI bei der Gruppe 2 könnte einen leichten Permeabilitätsschaden nach Hüftendoprothese ausdrücken. Dies deckt sich mit klinischen Befunden zur Lungenfunktion nach solchen Operationen.

Die gestellten Fragen beantworten wir wie folgt:

1. Ein Permeabilitätsschaden der Lungencapillaren besteht früh nach traumatisch-hämorrhagischem Schock. Bei den bisher untersuchten Patienten kann initial kein unterschiedlicher Wert für später verstorbene oder überlebende Patienten gefunden werden.
2. Die pathologische Permeabilitätssteigerung ist initial nicht mit einer Zunahme des EVLW gekoppelt. Die Lungenlymphdrainage kann den erhöhten Protein- und Flüssigkeitsaustritt kompensieren. Allerdings lag der EVLW im oberen Normbereich. Erst nach einem Spitzenwert des Slope Index (13 - 16faches der Norm) entwickelt sich ein Lungenödem. Die Abnahme des SI Wertes bei schwerem Lungenödem ist zur Zeit nicht erklärbar. Ein systemischer Einfluß auf das Meßverfahren ist nicht auszuschließen.

Zusammenfassung

Bei schwerverletzten Patienten kann bereits am ersten Tag nach Trauma mit der Untersuchung der Albuminextravasation ein Permeabilitätsschaden der Lungencapillaren nachgewiesen werden. Untersuchungen zur Pathogenese eines posttraumatischen ARDS sollten bereits zu diesem Zeitpunkt einsetzen. Bei funktionierender Drainage des Lungeninterstitiums ist eine EVLW-Zunahme zu diesem Zeitpunkt noch nicht klar faßbar. Eine weitere Zunahme der Permeabilitätsstörung führt bei Überlastung des Lymph-Abtransportes zu einem manifesten Lungenödem. Die fehlende Korrelation von AE und EVLW im schweren Lungenödem ist nicht geklärt.

Summary

It is possible to detect an increase in pulmonary permeability as early as the first day after injury in multiple-trauma patients. This is done by measuring albumin extravasation in the lung. Investigations into the pathogenesis of ARDS should therefore begin in the early posttrauma period. Because interstitial drainage is adequate in this early phase, this permeability increase is not reflected by increased EVLW. When further increases in pulmonary permeability occur they lead to an overload of the lymphatic drainage system and result in the manifestation of pulmonary edema. In the face of severe, established pulmonary edema, albumin extravasation and EVLW correlate poorly. The reason for this is not known.

Literatur

1. Sturm JA (1985) Traumatischer Schock und die Lunge: Gefäßschaden und Volumentherapie im Experiment. Anaesthesiologie und Intensivmedizin, Bd 166. Springer, Berlin Heidelberg New York Tokyo
2. Sugerman HJ et al (1982) Scintigraphy and radiography in oleic acid pulmonary microvascular injury: Effects of positive end-expiratory pressure (PEEP). J Trauma 22 (3):179-185
3. Sugerman HJ et al (1984) Gamma scintigraphic analysis of albumin flux in patients with acute respiratory distress syndrome. Surgery 95:674-681

Priv.-Doz. Dr. J.A. Sturm, Medizinische Hochschule Hannover, Unfallchirurgische Klinik, Konstanty-Gutschow-Str. 8, D-3000 Hannover 61

16. Capillarmembran und Interstitium der Lunge unter alternativer Volumentherapie des traumatisch hämorrhagischen Schocks

The Capillary Membrane and Interstitium of the Lung During Alternative Volume Therapy After Traumatic-Hemorrhagic Shock

C.-J. Kant, J. A. Sturm, C. Neumann und H. J. Oestern

Unfallchirurgische Klinik der Medizinischen Hochschule Hannover (Direktor: Prof. Dr. H. Tscherne)

Einleitung

Die Art der Volumensubstitution nach traumatisch-hämorrhagischem Schock (THS) wird anhaltend diskutiert. Anhand von experimentellen und klinischen Studien mit Bestimmung des extravasculären Lungenwassers (EVLW) konnte gezeigt werden, daß eine Elektrolyttherapie nicht zu einer Zunahme des Flüssigkeitsgehaltes der Lunge führt (1). Andererseits ist aus tierexperimentellen Daten bekannt, daß unter Elektrolyttherapie der Lungenlymphfluß zunimmt, während er unter Plasmaproteintherapie abnimmt (2). Wir untersuchten daher folgende in der Literatur kontrovers diskutierte Fragen:

1. Führt eine Elektrolyttherapie zu einer Belastung der Drainagekapazität des Lungenlymphsystems?
2. Hat eine Plasmaproteintherapie einen günstigen Einfluß auf die Permeabilität der Capillaren?

Material und Methodik

Wir kanülierten bei 15 weiblichen Merino-Schafen (KG: 36,4 ± 3,5 kg) nach den Angaben von STAUB (3) den afferenten mediastinalen Lymphgang. In Barbituratmarkose wurden, nach 2-stündiger Stabilisierungsphase, die Tiere für 3 h einem standardisierten THS mit einem arteriellen Mitteldruck (PARTM) von 40 mm Hg unterzogen. Anschließend wurde eine Therapie mit dem Ziel durchgeführt, den PARTM der Basis innerhalb von 30 min wiederherzustellen und über weitere 2 1/2 h zu halten. (Elektrolyttherapie: Gruppe R n = 7; Plasmaproteintherapie 4 %ig: Gruppe P n = 8). Dabei wurden hämodynamische Parameter des großen und kleinen Kreislaufs, der Lungenlymphfluß (J_V) und das EVLW protokolliert. Der mikrovasculäre Druck (MVP) wurde nach STAUB und die kolloidosmotischen Drucke (KOD) von Lymphe und Plasma anhand der Proteinkonzentrationen nach ROSELLI (4) berechnet. Die über der Lungencapillarmembran liegenden hydrostatischen (dp) und onkotischen Druckdifferenzen (dKOD) wurden kalkuliert. Da kein Hydratations-

Chirurgisches Forum '85
f. experim. u. klinische Forschung
Hrsg.: F. Stelzner

zustand der Lunge vorlag, konnte der interstitielle hydrostatische Druck mit Null angenommen werden. Die Siebeigenschaft der Lungencapillarmembran (σ) wurde anhand der Clearance-Lymphfluß-Beziehung ($dCLE/dJ_V$) beurteilt; außerdem wurde der Reflektionskoeffizient σ, sowie die Membranleitwerte für Wasser (L_P) und Protein (L_D) berechnet. Dazu modifizierten wir den thermodynamischen Ansatz von KEDEM und KATCHALSKY (5). Wir erhielten folgende Formeln:

$$J_V = L_P\,(dp - \sigma\, dKOD) \qquad \text{(Gl. 1)}$$

$$n_s/c_s = L_D dKOD + J_V\,(1 - \sigma\, dp\,/\,(dp - \sigma\, dKOD)) \qquad \text{(Gl. 2)}$$

(n_s = Teilchenfluß, c_s = mittlere Teilchenkonzentration der Membran)

Durch Vergleich der Werte zweier Meßzeitpunkte im Steady-State (Basismessung und die Werte der letzten beiden Therapiestunden) wurde σ oberflächenunabhängig berechnet:

$$\sigma = \frac{(c_{s2}\, dKOD_2\, dp_1\, (c_{01} - c_{s1}) - c_{s1}\, dKOD_1\, dp_2\, (c_{02} - c_{s2}))}{c_{s2} dKOD_2 (c_{01}\, dKOD_1 - c_{s1}\, dp_1) - c_{s1} dKOD_1 (c_{02} dKOD_2 - c_{s2} dp_2)}$$

(Die Indices 1 und 2 bezeichnen die unterschiedlichen Messungen.)

Um die Oberflächenabhängigkeit der Leitwerte zu eliminieren, führten wir den Leitwertquotienten v ($v = L_D/L_p$) ein.

Ergebnisse

Als Ausdruck eines Permeabilitätsschadens nach THS fanden wir unter beiden Therapieformen einen signifikanten Anstieg von $dCLE/dJ_V$ gegenüber der Basismessung. Dies wird ebenfalls durch einen gleichstark abgefallenen Wert für σ bestätigt. Gegenüber den Ausgangswerten war unter Proteintherapie v signifikant erhöht, während es sich unter Elektrolyttherapie nicht änderte. Der Anstieg des MVP war in beiden Gruppen gleich (60 % über dem Basiswert). In Gruppe P blieb der KOD des Plasmas konstant, der KOD der Lymphe stieg leicht an. Hingegen fiel der Plasma-KOD in Gruppe R auf weniger als 50 % des Ausgangswertes ab. Der zugehörige Lymph-KOD verringerte sich um 60 %. Daraus ergibt sich, daß dKOD in beiden Gruppen gegenüber der Basis erniedrigt war. Ein Unterschied zwischen beiden Therapieformen bestand nicht. Damit ist die Druckdifferenz aus Gl. 1 ($dp-\sigma$ dKOD) welche den Lymphfluß verursacht, gleich. Der J_V war in Gruppe P um 70 %, in Gruppe R um 170 % erhöht, Das EVLW blieb unverändert (Tabelle 1).

Diskussion

Herausragende Ergebnisse sind: 1. Bei unterschiedlichen Therapien treten gleich große Druckdifferenzen an der Capillarmembran auf. 2. Trotz gleicher Kräfte kommt es zu unterschiedlichen Lymphflußzunahmen. Nach Gl. 1 läßt sich dies nur durch unter-

Tabelle 1. Werte der Basismessung und der Messung der letzten beiden Therapiestunden ($\bar{x} \pm 1,96$ SE)

Gruppe	Basis P	Basis R	Therapie P	Therapie R
KOD Plasma (mmHg)	17,0 ±2,4	16,9 ±2,6	16,8 ±2,4	7,4 ±2,8
KOD Lymphe (mmHg)	12,5 ±1,9	8,9 ±2,0	14,5 ±2,4	3,5 ±1,3
dKOD (mmHg)	4,4 ±0,7	5,4 ±2,3	2,3 ±2,0	3,9 ±1,7
MVP (mmHg)	8,8 ±1,5	8,6 ±1,3	14,2 ±2,0	13,8 ±1,4
J_V ml/15 min	2,7 ±0,8	2,8 ±1,0	4,6 ±1,4	7,6 ±2,6
EVLW ml/kg	8,0 ±0,6	8,1 ±0,7	8,4 ±0,8	7,5 ±0,6
σ	0,40±0,01	0,40±0,02	0,29±0,05	0,29±0,05
v	0,36±0,03	0,36±0,02	0,47±0,1	0,34±0,09
$dCLE/dJ_V$	0,52±0,02	0,52±0,02	0,60±0,04	0,61±0,03

schiedliche Leitwertveränderungen für Wasser erklären. Aufgrund der Messung der Parameter im Gefäß- und Lymphsystem beschreiben die Leitwerte die Durchlässigkeit von Membran *und* Interstitium. Da σ - das nur die Eigenschaft der Capillarmembran beschreibt - für beide Gruppen gleich ist, können die gefundenen Veränderungen nur durch unterschiedliche interstitielle Fließeigenschaften erklärt werden. Also ist unter Elektrolyttherapie ein gegenüber Plasmatherapie erhöhter Leitwert für den interstitiellen Volumendurchfluß anzunehmen. Diese interstitielle Widerstandsminderung läßt sich modellhaft folgendermaßen erklären: Das Auswaschen von Proteinen unter Elektrolyttherapie aus der interstitiellen Matrix bewirkt einen Abtransport von "Abflußhindernissen" und damit eine Widerstandsverminderung (Abb. 1).

Dagegen führt eine Therapie mit Proteinen zu einer Proteinkonzentrationserhöhung im Interstitium (erhöhter Lymph-KOD). Hier wird das interstitielle Netzwerk noch zusätzlich mit großen Molekülen "verstopft" (Abb. 2).

Damit sind die eingangs gestellten Fragen wie folgt zu beantworten:

1. Der erhöhte J_V in der Gruppe R stellt keine Belastung des Sicherheitsmechanismus "interstitielle Drainage durch Lymphabfluß" dar. Nach dem Auswaschen interstitieller Proteine ist er vielmehr Ausdruck eines erleichterten Flüssigkeitsdurch- und abflusses im Sinne einer Ödemprävention.
2. Proteinlösungen dichten die Membran nicht ab. Vielmehr behindert diese Therapie durch eine interstitielle Widerstandserhöhung für den Flüssigkeitsdurchtritt die Lymphdrainage.

Zusammenfassung

Die Effekte von Elektrolyt- bzw. Plasmaproteintherapie auf Capillarmembran und Interstitium der Lunge nach traumatisch-hämor-

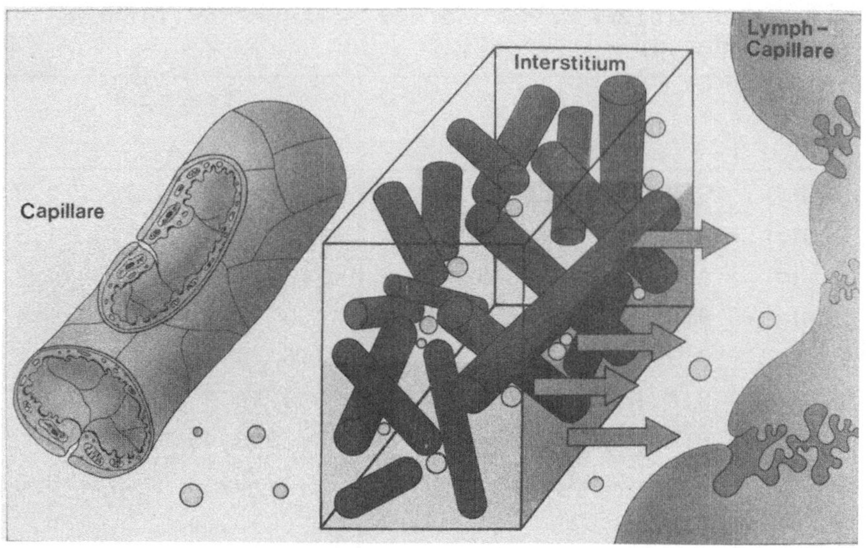

Abb. 1. Modellhafte Darstellung der interstitiellen Verhältnisse unter Kristalloidtherapie. Lymph-Fluß bei niedriger Plasma-Protein-Konzentration

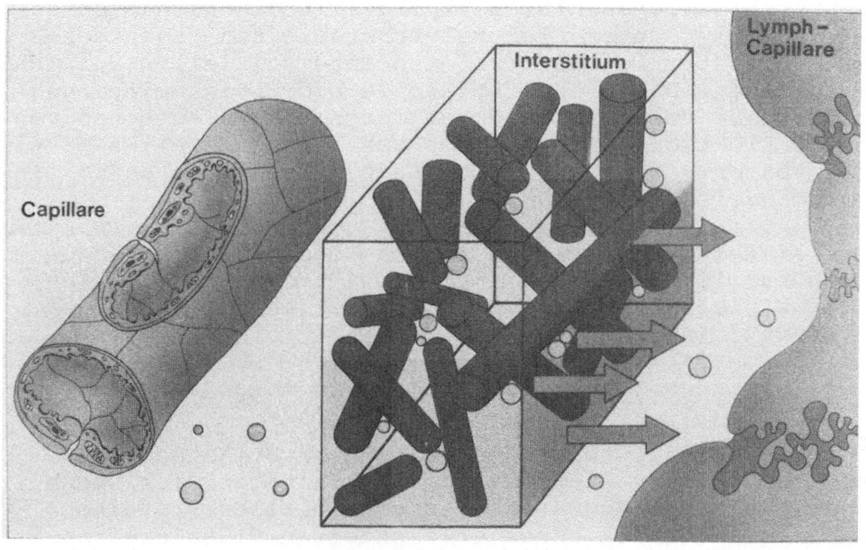

Abb. 2. Modellhafte Darstellung der interstitiellen Verhältnisse unter Proteintherapie. Lymph-Fluß bei hoher Plasma-Protein-Konzentration

rhagischem Schock beim Schaf wurden untersucht. Bei nachweisbarem Permeabilitätsschaden beeinflußten beide Therapieformen das Verhalten der Lungencapillarmembran nicht. Vielmehr zeigten sich Unterschiede in den Eigenschaften des Lungeninterstitiums. Nach Auswaschen interstitieller Proteine unter Elektrolyttherapie ist ein erhöhter Lymphfluß Ausdruck eines erleichterten interstitiellen Flüssigkeitsdurchtritts. Eine Proteintherapie führt zu einem gegenteiligen Effekt.

Summary

The effects of crystalloid versus colloid therapy on the permeability of the capillary membrane and the interstitium of the lung after traumatic-hemorrhagic shock were investigated in the sheep. Increased permeability was discovered after shock. Neither therapy had any effect on capillary permeability or protein leakage. However, differences in the properties of the pulmonary interstitial space were observed. The washout of interstitial protein associated with high lymph flow after crystalloid therapy reflects improved interstitial fluid transport. Colloid therapy had the opposite effect.

Literatur

1. Traubaugh RF et al (1980) Lung water changes after canine hemorrhagic shock: The effect of cristalloid versus colloid resuscitation. Ann Surg 192:479
2. Kramer GC et al (1981) The effects of hypoproteinemia on blood-to-lymph fluid transport in sheep lung. Circ Res 49 (5):1173
3. Staub NC et al (1975) Preparation of chronic lung lymph fistulas in sheep. J Surg Res 19:318
4. Roselli RJ et al (1982) Oncotic pressure of sheep lung lymph and plasma at high protein concentration. Fed Proc 41:1361
5. Kedem O et al (1958) Thermodynamic analysis of the permeability of biologic membranes to non-electrolytes. Biochim Biophys Acta 27:229

C.-J. Kant, Medizinische Hochschule Hannover, Unfallchirurgische Klinik, Konstanty-Gutschow-Str. 8, D-3000 Hannover 61

17. Untersuchungen zur Wertigkeit der Luminol Chemiluminescenz im Vollblut

Investigations on the Relevance of Luminol Chemiluminescence in Whole Blood

M. Peter[1], P. Wendt[1], A. Stemberger[1], R. Lange[2], A. G. Gatthof[3] und G. Blümel[1]

[1]Institut für Experimentelle Chirurgie (Dir.: Prof. Dr. med. G. Blümel) der Universität München
[2]Chirurgische Klinik und Poliklinik (Dir.: Prof. Dr. med. J.R. Siewert) der Universität München
[3]Blutspendedienst des Bayerischen Roten Kreuzes

Die unspezifische celluläre Abwehr, die sog. Phagocytoseaktivität, ist durch einen erhöhten Zellstoffwechsel und gesteigerten O_2-Verbrauch charakterisiert. Die gebildeten Sauerstoffradikale zeigen bactericide, aber auch gewebstoxische Wirkung und spielen unter anderem bei der Phagocytose im Rahmen der Infektabwehr, der Beseitigung körperfremden Materials, sowie der Wundheilung eine Rolle. Die Chemiluminescenz im Vollblut (V-CL) ermöglicht die Messung der entstehenden reaktiven O_2-Verbindungen unter Verwendung von Verstärkersubstanzen. Wie in der Literatur beschrieben, haben weitere humorale und andere celluläre Faktoren Einfluß auf diese Vorgänge und das Testsystem. Mit der V-CL sollte somit indirekt die Abwehrlage des Körpers erfaßbar sein. In der vorliegenden Studie wurden bei Probanden Meßwerte erarbeitet, die als Basis zur Beurteilung der V-CL von Patienten dienen können.

Material und Methoden

In einem modifizierten Testansatz (nach KATO et al. (1)) wurde im Vollblut Zymosan mit und ohne Opsonisierung zur Stimulierung der Phagocytose eingesetzt. Die Messungen erfolgten an einem Luminometer 1251 der Firma LKB Wallac. Als Testparameter wurde Spontanaktivität und Peakhöhen (in mV) unter Registrierung der Zeit (t_{max}) verwendet. Die Peakhöhen wurden auf 10^5 Leukocyten bzw. polymorphkernige Leukocyten im Testansatz bezogen. In unabhängigen Testserien wurden diese Werte morgens (8.30 - 9.30 Uhr) über einen Zeitraum von 5 respektive 7 Tagen an 8 respektive 12 Probanden erhoben. Zur Untersuchung des Erythrocyten- bzw. Hämoglobineinflusses wurde Vollblut mit autologem Plasma auf bestimmte Hb-Konzentrationen verdünnt.

Chirurgisches Forum '85
f. experim. u. klinische Forschung
Hrsg.: F. Stelzner

Ergebnisse

Im Rahmen dieser Studie wurden Variationskoeffizienten der doppelt- und dreifach bestimmten Proben erhoben, die für Peakwerte im Mittel unter 5 % lagen (unopsonisiert 4,6 ± 3,6 %, opsonisiert 4,2 ± 3 %, $\bar{x}$ ± SD). Bei Messung der Spontanaktivität zeigten sich Schwankungen im Mittel von 18,6 ± 14 %. Verschiebungen im Zeitpunkt der Maximalwerte wurden nur selten beobachtet. Im individuellen Verlauf lagen die Schwankungen der Peakwerte bei 15 %. Schwankungen von Tag zu Tag bis zu 20 % müssen toleriert werden, ebenso Verschiebungen von t_{max} um ca. 15 %. Die interindividuellen Schwankungen wurden anhand aller Probandenmessungen ermittelt und sind in der Tabelle 1 wiedergegeben.

Tabelle 1. Methodenspezifische Mittelwerte (M ± SD) und Vertrauensbereiche der V-CL Parameter. n = 123 Messungen an 20 Probanden (Streubereiche für Leukocytenzahl 2700 - 9600/µl; für Hb: 127 - 181 g/l)

Target		Peak/L $mV \cdot 10^{-5}L$	Peak/PMN $mV \cdot 10^{-5}PMN$	t_{max} min	Spontan mV/0,1 ml
ops. Zymosan	M±SD	2,171±0,544	3,893±0,684	16±3	0,055±0,032
ops. Zymosan	VB (M±2 SD)	1,1 -3,25	2,15 -5,6	-	0,000-0,15
unops. Zymosan	M±SD	1,912±0,478	3,528±0,866	22-36	0,055±0,032
unops. Zymosan	VB (M±2 SD)	0,95 -2,9	1,8 -5,25	-	0,000-0,15

Bei gesunden Probanden ist die Spontanaktivität kaum vom Geräteleerwert zu unterscheiden. Ein Quenching-Effekt der Erythrocyten, bzw. des Hämoglobins, d.h. die Absorption von emittierten Photonen, war vor allem im niederen Hb-Bereich nachweisbar (Abb. 1).

Erste Verlaufskontrollen an Patienten mit klinisch manifesten Peritonitiden zeigen eindeutige Veränderungen, sowohl des Peaks, als auch der Spontanaktivität, die sich deutlich vom Geräteleerwert abhebt, bei gleichzeitiger Beschleunigung der Reaktionskinetik.

Diskussion

Im Rahmen dieser Untersuchungen konnten an Probanden für das verwendete Testsystem Vertrauensbereiche erstellt werden, die eine Einordnung der V-CL Parameter von Patienten erleichtern. Ob individuelle Schwankungen des Hb-Gehalts bzw. der Erythrocytenzahl bei Verlaufsstudien von Patienten rechnerisch ausgeglichen werden können, ist noch nicht abgeklärt. In vitro Verdünnungsversuche mit autologem Plasma könnten dafür herangezogen werden.

Die an gereinigten Granulocyten beobachteten Erhöhungen der CL-Werte bei Patienten mit entzündlichen Erkrankungen (3) konnten

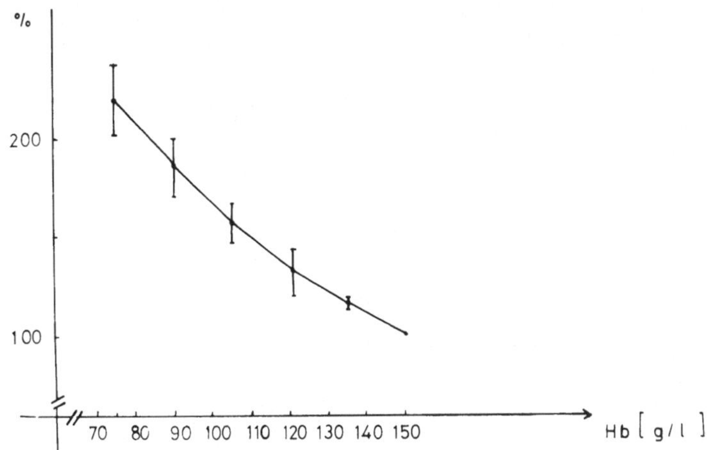

Abb. 1. Einfluß der Hb-Konzentration auf die Maximalaktivitäten der V-CL nach Stimulation. Alle Proben (n = 6) wurden mit autologem Plasma auf unterschiedliche Hb-Gehalte eingestellt und auf die Werte bei 150 g/l bezogen

auch im Vollblut erfaßt werden. Individuelle Aussagen über den Krankheitsverlauf und die Abwehrlage des Organismus einschließlich des Einflusses der opsonisierenden Faktoren sind aufgrund der bisherigen Beobachtungen unter Berücksichtigung des angewandten Therapiekonzepts nur im Zusammenhang mit etablierten klinischen Parametern zu treffen.

Zusammenfassung

Im Rahmen dieser Studie wurden die Vertrauensbereiche mehrerer Parameter der V-CL als Indikator der Phagocytose und der opsonierenden Eigenschaften ermittelt. An 20 gesunden Probanden wurden die Spontanaktivität, der Maximalwert nach Stimulation und der entsprechende Zeitpunkt t_{max} täglich an 5 bzw. 7 aufeinanderfolgenden Tagen bestimmt. Erste klinische Verlaufsmessungen an Patienten mit Peritonitis wurden durchgeführt.

Summary

The aim of this study was to determine ranges of confidence for several parameters of whole-blood chemiluminescence as an indicator of phagocytic and opsonic activity. In 20 healthy volunteers the so-called spontaneous activity, the peak value after stimulation, and the corresponding t_{max} were measured once daily for 5 or 7 consecutive days. Initial progressive measurements were recorded in patients with peritonitis.

Literatur

1. Kato T, Wokalek H, Schöpf E, Eggert H, Ernst M, Rietsche ET, Fischer H (1981) Measurement of chemiluminescence in freshly drawn human blood. Klin Wschr 59:203-211

2. Heberer M, Ernst M, Dürig M, Allgöwer M, Fischer H (1982) Measurement of chemiluminescence in freshly drawn human blood. Klin Wschr 60:1443-1448
3. Barbour A, Allred C, Solberg C, Hill H (1980) Chemiluminescence by polymorphonuclear leukocytes from patients with active bacterial infection. J Inf Dis 141:14-26

cand. med. M. Peter, Institut für Experimentelle Chirurgie der Technischen Universität München, Ismaningerstr. 22, D-8000 München 80

18. Chemiluminescenz (CL) und Morphologie von Milzzellen in Mäusen unter Tumorwachstum

Chemiluminescence (CL) and Morphology of Spleen Cells in Tumor-Bearing Mice

M. Thiel, C. Lersch, C. Hammer, F. Krombach, F. Schödel, P. Lenz und W. Brendel

Institut für Chirurgische Forschung der Universität München, Klinikum Großhadern

In mehreren tierexperimentellen Arbeiten wurde gezeigt, daß die Überlebenszeit von Tieren nach Tumorinoculation durch Splenektomie sowohl verlängert, als auch verringert werden kann (1, 2). Dabei scheint der von der Milz auf das Wachstum von Tumoren ausgeübte Einfluß vom Tumorstadium abzuhängen. Ursächlich für dieses zeitabhängige funktionelle Verhalten der Milz könnten Veränderungen ihres Gehaltes an immunkompetenten Zellen sein. Deshalb erschien es von Interesse, die cellulären Veränderungen in der Milz während Tumorwachstums quantitativ zu untersuchen.

Material und Methoden

Quantifizierung der Milzzellen

Die Milzen weiblicher NMRJ-Mäuse (n = 10) wurden nach subcostaler Laparotomie unter die Haut verlagert. Vier Wochen nach Abheilung der Operationswunden wurde den Tieren 5,3 x 10^7 Lewis Lung (LL) Tumorzellen s.c. inoculiert. Feinnadelbiopsien (FNB) wurden in zweitägigen Abständen - einige Tage vor Tumorinoculation und während des Tumorwachstums - an den subcutan verlagerten Milzen durchgeführt. Die Masse (m) des durch FNB gewonnenen Milzaspirates (MA) wurde durch Differenzwägung ermittelt. Für die Bestimmung der im MA enthaltenen Zahl an kernhaltigen Zellen (n) wurde das MA in einem bestimmten Volumen (V_S) einer heparinisierten (50 I.E. Heparin/ml) Ca^{2+}-haltigen HBSS-Lösung suspendiert. Nach Lyse der Erythrocyten wurde die Zellkonzentration (C_S) in der Suspension mit einem Hematology Analyzer (Clay Adams) gemessen. Durch Multiplizieren von V_S mit C_S erhält man n. Die Division von n durch m liefert die Dichte (ρ) mit der die Zellen in der aspirierten Gewebeprobe vorliegen. Die Zelldichte multipliziert mit der Masse (M) der punktierten Milz ergibt die absolute Zahl an kernhaltigen Zellen (N), die in dem Organ zum Untersuchungszeitpunkt vorhanden ist.

$$N = \rho \times M = \frac{n}{m} \times M = \frac{V_S \times C_S}{m} \times M$$

Chirurgisches Forum '85
f. experim. u. klinische Forschung
Hrsg.: F. Stelzner

Die Milzmasse M wurde indirekt bestimmt. Hierzu wurde eine Eichgerade zwischen dem Produkt aus Breite (b) und Länge (l) subcutan liegender Milzen und ihrer nach Splenektomie ermittelten Masse erstellt. Für die die Eichgerade beschreibende Gleichung M = -0,485 g + 0,972 g x cm^{-2} x b x l besteht eine gute Korrelation von 0,93 (n = 17). Auf diese Weise kann über die Messung des b x l Produktes die Milzmasse in vivo bestimmt werden. Die in der Suspension enthaltenen Milzzellen wurden immunfluorescenzmikroskopisch auf ihren prozentualen Gehalt an Thy 1,2 -, Lyt 2,1 - und IgG-positiven (+) Zellen untersucht. Weiter wurde die morphologische Zusammensetzung der Zellen durch Cytozentrifugation und anschließende Färbung nach Pappenheim ermittelt. Durch Multiplizieren der licht- bzw. immunfluorescenzmikroskopisch bestimmten Prozentsätze mit N ergibt sich die jeweils in der Milz vorhandene Anzahl einer Zellart.

Chemiluminescenzmessungen der Milzzellen

Der Milzzellsuspension wurde ein 1 x 10^5 Zellen enthaltendes Volumen entnommen. Da C_s immer über 2 x 10^5 Zellen/ml lag, waren die entnommenen Volumina stets kleiner als 0,5 ml. Um alle CL-Messungen bei gleichem Volumen durchzuführen, wurde das zu 0,5 ml fehlende Volumen an heparinisierter, Ca^{2+}-haltiger HBSS-Lösung hinzugeführt. Die 1 x 10^5 Zellen wurden mit 10 µl einer 0,2 % Luminollösung bei 37° C in der Meßkammer des Berthold Biolumat LB 9500T inkubiert. Nach 15 min wurden 10 µl einer 5 % nicht opsonierten Zymosanlösung als CL-Stimulus hinzugesetzt. Die gemessene maximale Chemiluminescenzaktivität wurde als max. counts pro min (cpm) und pro 1 x 10^3 granulocytäre Zellen umgerechnet.

Ergebnisse

Aus Tabelle 1 ist zu entnehmen, daß sich die in der normalen Milz vorhandene Zellzahl um das Zweifache unter Tumorwachstum erhöht. Der Zellanstieg beruht auf der vom sechsten Tag an auftretenden Granulopoese, die das lymphatische Gewebe verdrängt. Während dabei die Zahl der IgG-tragenden Zellen unverändert bleibt, fallen die T-Lymphocyten vom 1. Tag nach Tumorinoculation ab und steigen am 8. Tag wieder an. Sie verschwinden dann erneut und erscheinen gegen Ende des Tumorwachstums wieder. Die CL-Aktivität der granulocytären Zellen ist doppelgipflig (Tabelle 2).

Diskussion

Durch s.c. Milzverlagerung und FNB war es möglich, signifikante Veränderungen immunkompetenter Zellen in Milzen unter Tumorwachstum nicht nur qualitativ (3) sondern auch quantitativ zu erfassen. Hervorzuheben ist die Aktivierung der Granulopoese schon 6 Tage nach Tumorinoculation. Auch HOUGH (4) beobachtete eine Granulocytose bei dem, ebenso wie das LL-Carcinosarkom in die Lunge metastasierende VX 2-Carcinom des Kaninchens. Die Veränderungen der CL-Aktivität könnten die Bildung von chemiluminescenzanregenden Tumorantigen-Antikörper-Immunkomplexen

Tabelle 1. Absolute Zahlen von in der Milz enthaltenen Zellarten

T	0	4	8	17	31	34
Ly	134,5±96,8	74,3±42,4$^+$	127,1±41,5$^+$	62,6±57,2$^+$	45,2±18,2	29,6±24,7
PMN	7,6±5,0$^+$	12,1±8,8	70,3±64,0	57,1±23,7$^+$	82,7±36,6	37,3±30,3
PMN-Pre	17,35±28,46$^+$	4,59±4,34	42,28±28,86	94,84±38,79$^+$	192,22±128,36	130,15±15,32
IgG+	42,4±30,2	43,5±19,8	39,3±14,2	46,0±33,9	51,7±43,7	23,4±5,5
Thy 1.2+	46,8±29,9$^+$	9,3±8,5$^+$	54,3±24,9$^+$	17,3±22,5$^+$	89,6±25,7$^+$	28,1±4,8$^+$
Lyt 2.1+	11,9±7,8$^+$	3,1±4,3$^+$	42,3±23,7$^+$	6,9±7,4$^+$	33,7±30,5$^+$	17,1±10,7$^+$

T: Tage nach Tumorinoculation, Ly: Lymphocyten, PMN-Pre: Vorläuferstufen neutrophiler Granulocyten. $^+p < 0,05$

Tabelle 2. Max. cpm pro 1 x 10^3 granulocytärer Zellen

T	0	6	10	17	20	34	
cpm	4,020$^+$ ±1,924	10,506$^+$ ± 6,036	3,531$^+$ ±2,184	6,006$^+$ ±1,266	13,659$^+$ ± 4,458	3,681$^+$ ±2,076	x 10^3

$^+p < 0,05$

widerspiegeln. Welche Bedeutung den beobachteten CL-Veränderungen bei der Tumorabwehr zukommt, ist im Zusammenhang mit der Fähigkeit von Granulovyten zur Antikörper vermittelten Cytotoxicität interessant (5). Der Abfall und Anstieg der T-Zellen in der Milz dürfte auf der Aus- und Einwanderung der Zellen oder auch auf proliferativen Vorgängen beruhen.

Zusammenfassung

Subcutane Milzverlagerung und FNB ermöglichten es, Veränderungen immunkompetenter Zellen quantitativ zu erfassen. Nach Tumorinoculation kam es zu einer beachtlichen Steigerung der Granulopoese, die das lymphatische Gewebe verdrängt. Die Zahl der T-Lymphocyten erreichte am 4. Tag ein Minimum, am 8. Tag ein Maximum und fiel dann wieder ab und stieg im Gegensatz zu den IgG(+)-Zellen am Ende des Tumorwachstums wieder an. Die CL-Aktivität der granulocytären Zellen zeigt unter Tumorwachstum einen doppelgipfligen Verlauf.

Summary

Fine-needle biopsies (FNB) taken from subcutaneously (SC) transposed mouse spleens enabled us to monitor absolute counts of white blood cells in 3LL tumor-bearing NMRJ mice. Six days after tumor inoculation splenic lymphatic cells were replaced by way of granulopoiesis. T cell counts determined by fluoresceinated monoclonal antibodies decreased until day 4 after tumor inoculation, increased until day 8, and then decreased again. The IgG(+) cell count did not change. The chemiluminescent activity of granulocytic cells had a double peak during 3LL tumor growth.

Literatur

1. Kunzo O et al (1977) Effect of splenectomy in tumor-bearing mice and gastric cancer patients. Gann 68:731-736
2. Yacov R et al (1982) Effect of splenectomy on the progression of postoperative pulmonary metastases of the 3LL tumor. Eur J Cancer Clin Oncol 18:391-397
3. Lersch C et al (1984) Fluktuation von immunkompetenten Zellen in Mäusemilzen unter Tumorwachstum. In: Chirurg Forum '84. Springer, Berlin Heidelberg New York, S 265-267
4. Hough AJ et al (1983) VX 2-Carcinoma, pulmonary metastases and neutrophilic leukocytosis. Am J Pathol 112:231-237
5. Haferman DG et al (1979) Polymorphonuclear leukocyte-mediated, antibody-dependent, cellular cytotoxicity against tumor cells: dependence on oxygen and the respiratory burst. J Immun 123: 55-62

Dr. M. Thiel, Institut für Chirurgische Forschung der Universität München, Klinikum Großhadern, Marchioninistr. 15 a, D-8000 München 70

19. Perioperative Chemiluminescenz polymorphkerniger neutrophiler Granulocyten und Monocyten - Markerfunktion bei Malignompatienten

Perioperative Chemiluminescence of Polymorphonuclear Leucocytes and Monocytes - A Tumor Marker in Malignacies

H. K. Schackert[1], M. Betzler[1], G. F. Zimmermann[1], L. Edler[2], H. P. Geisen[1] und G. H. Geelhaar[1]

[1]Chirurgische Universitätsklinik Heidelberg, Abt. 2.1.1. (Direktor: Prof. Dr. Ch. Herfarth) und
[2]Abt. für Biostatistik am Deutschen Krebsforschungszentrum, Heidelberg

Neutrophile Granulocyten und Makrophagen haben die Fähigkeit, Bakterien und Tumorzellen abzutöten. Ein notwendiger Bestandteil des Abtötungsmechanismus ist die Bildung von aktivierten Sauerstoffspecies durch die Phagocyten. Dieser Vorgang läßt sich in vitro durch die Stimulation mit Zymosan reproduzieren. Die entstehenden aktivierten Sauerstoffradikale sind instabil und gehen unmittelbar nach der Entstehung in den Grundzustand über. Die dabei frei werdende Energie wird in Form von Photonen emittiert. Dieses Phänomen läßt sich nach Verstärkung mit Luminol als Chemiluminescenz (CL) messen (1, 2).

Über vermehrte Aktivität oder Stimulierbarkeit von neutrophilen Granulocyten und Makrophagen von Patienten mit soliden malignen Tumoren wurde berichtet (3, 5). Ziel der Arbeit war die Untersuchung der Phagocyten-Stimulierbarkeit bei chirurgischen Tumorpatienten in verschiedenen Stadien der Tumorprogression. Der Einfluß der Radikalität der Tumoroperation auf die Chemiluminescenz stimulierter Phagocyten sollte im postoperativen Verlauf beobachtet werden.

Patienten

Bei 96 Patienten der Chirurgischen Universitätsklinik Heidelberg wurde in einem Zeitraum von 3 Monaten eine prä- und postoperative Chemiluminescenzmessung in verdünntem Vollblut durchgeführt. Sämtliche Patienten waren zu elektiven Eingriffen stationär aufgenommen worden. Als Kontrollen dienten Patienten mit benignen, nicht entzündlichen chirurgischen Erkrankungen (Hernien, Varicen,

---

Mit Unterstützung des Tumorzentrums Heidelberg/Mannheim

Chirurgisches Forum '85
f. experim. u. klinische Forschung
Hrsg.: F. Stelzner

Cholecystolithiasis etc.). Die Malignomgruppe bestand aus colorectalen Carcinomen, Ösophagus- und Magencarcinomen, sowie Malignomen verschiedenen Ursprungs. Die Unterteilung der Malignompatienten erfolgte in kurativ operierte Patienten ohne Fernmetastasen (Kur-MO), palliativ operierte Patienten ohne Fernmetastasen (Pall-MO), und palliativ operierte Patienten mit Fernmetastasen (Pall-M1). Die Patientenauswahl war zufällig über alle Krankheits- und Altersgruppen und wurde zusätzlich bestimmt durch die Bedingungen der Methodik.

Methode

Venöses Blut wurde bei allen Patienten präoperativ am Tage der Operation und 10 Tage postoperativ in der Zeit zwischen 7 und 9 Uhr morgens gewonnen. Ein ml Blut wurde mit 4 ml DMEM (Dulbecco's Modification of Eagle's Medium) verdünnt. Als Anticoagulans dienten 10 I.E. Heparin/ml Vollblut. 10 µl Luminol in 500 µl verdünntem Vollblut wurden für 10 min bei 37° C inkubiert.

Die Zugabe von 0,5 mg nicht opsonisiertem Zymosan, suspendiert in 10 µl DMEM, startete die Chemiluminescenzreaktion. Gemessen wurde die Anzahl der emittierten Photonen. Die Maßeinheit war Zähleinheiten pro Minute. Messungen in Intervallen von 30 sec über 40 min (Biolumat LB 9505, Fa. Berthold) ergaben den dynamischen Verlauf der Chemiluminescenzreaktion. Die Gesamtzahl der neutrophilen Granulocyten und Monocyten pro Ansatz wurde mit Hilfe eines zu jeder Messung angefertigten Differentialblutbildes und der Gesamtzahl der Leukocyten ermittelt.

Die Gestalt der dynamischen CL-Meßkurve wird durch vier Hauptparameter charakterisiert. 1. Das 40-min Integral, 2. der maximale 30 sec-Meßwert der Gesamtkurve, 3. die Zeit bis zum maximalen Meßwert und 4. das Integral der Kurve bis zu diesem Zeitpunkt. Weitere vier zusätzliche Parameter, Produkte oder Quotienten aus den Hauptparametern, wurden erstellt. Es sollte der Meßparameter gefunden werden, der am besten zur Diskrimination zwischen den einzelnen Patientengruppen beiträgt. Eine multivariate Varianzanalyse (MANOVA-Problem) ergab, daß die Parameter 40 min-Integral und Maximalwert der CL-Kurve diese Bedingung am besten erfüllen.

Alle Untersuchungen wurden deshalb auf das Gesamtintegral, bezogen auf 1000 neutrophile Granulocyten und Monocyten, basiert. Dieser Parameter wurde Chemiluminescenz-Aktivität (CLA) genannt. Das Quenching der Chemiluminescenz durch Erythrocyten wurde mit der von HEBERER et al. (4) angegebenen Formel korrigiert, (CLAK = Zähleinheiten pro 1000 Phagocyten je 40 min).
Statistische Untersuchungen wurden mit den Wilcoxon-Tests durchgeführt.

Ergebnisse

Die Gesamtgruppe der Malignompatienten hatte im Vergleich zur Kontrolle leicht erhöhte Werte mit einer CLAK von 73,4 (66,3 - 80,4). Die Chemiluminescenz war dagegen bei kurativ operierten und palliativ operierten Patienten ohne Metastasen nicht erhöht. Ein signifikanter Unterschied bestand zu den Metastasen-Patienten mit einer deutlichen Erhöhung der CLAK. Diese Patienten-Gruppe unterschied sich ebenfalls signifikant von der Gesamtheit der übrigen Patienten und den einzelnen Patientengruppen einschließlich der Tumorpatienten ($p < 0,01$). Die Radikalität der Tumoroperation spiegelte sich nicht in den postoperativen CLAK-Veränderungen wider. Die Kur-M0- und Pall-M0-Werte vor und nach der Operation waren nicht voneinander verschieden. Pall-M1-Patienten zeigten postoperativ eine deutliche CLAK-Verminderung (Tabelle 2). Die Erythrocyten-Mittelwerte der einzelnen Gruppen schwankten im Bereich von 410 bis 490 x 10^6 Zellen pro Meßansatz. Trotz gegensinniger Veränderung zur CLA fanden sich nach der Quenching-Korrektur weiterhin die gleichen Korrelationen zwischen den Gruppen mit einer Angleichung an einen Gesamtmittelwert (Tabelle 1).

Diskussion

Die Messung der Chemiluminescenz im verdünnten Vollblut ist mit dem Nachteil der Absorption von Photonen durch Erythrocyten (Quenching) belastet (4, 6). Die Untersuchung von gereinigten Phagocytenpopulationen wäre die Alternative. Veränderungen der Zelleigenschaften, bedingt durch die Isolierung aus dem Blut, können dabei nicht ausgeschlossen werden (6). Weiterhin fehlt die Interaktion mit cellulären und Serumkomponenten des Blutes, die einen erheblichen Einfluß auf die Stimulierbarkeit ausüben können (5). Dieses Problem existiert auch, wenn ein hochverdünnter Vollblutansatz verwendet wird (6). Die beschriebenen Anforderungen erfüllen Untersuchungen im verdünnten Vollblut. Konsequent muß dabei der Quenching-Effekt berücksichtigt werden.

Makrophagen und Granulocyten sind wesentliche celluläre Komponenten der Tumorabwehr (2, 3). Verschiedene Untersuchungen zeigen eine vermehrte Phagocytenstimulierbarkeit bei Tumorträgern (2, 5). Insbesondere Makrophagen, die durch Lymphokine aktiviert wurden, weisen verstärkte bactericide und tumoricide Eigenschaften auf (2). Als Ausdruck dieser Aktivierung zeigt sich nach Stimulation in vitro eine massiv erhöhte Produktion aktivierter Sauerstoffspecies. Die Ergebnisse der vorliegenden Arbeit weisen diesen zu vermutenden Aktivierungseffekt lediglich bei metastasierenden Tumoren signifikant nach. Es ist anzunehmen, daß mit progressivem Tumorwachstum der Aktivierungsgrad der Phagocyten zunimmt und bei multifocalem Tumorwachstum einen maximalen Wert erreicht. Andererseits wirkt sich die Radikalität der Tumoroperation im unmittelbaren postoperativen Verlauf nicht in diesem Sinne auf die Phagocyten-Stimulierbarkeit aus. Nach den vorliegenden Ergebnissen korreliert ein kuratives oder palliatives Operationsergebnis nicht mit der postoperativen Phagocytenstimulierbarkeit. Möglicherweise spielt der Einfluß des Operationstraumas im unmittelbaren postoperativen Verlauf eine vorherrschende Rolle.

Diese Untersuchung gibt Hinweise auf eine vermehrte Stimulierbarkeit der Phagocyten von Patienten im fortgeschrittenen Tumorstadium. Die Ergebnisse könnten die Grundlage für einen Marker

Tabelle 1. Präoperative und postoperative Chemiluminescenz (CLA = Zähleinheiten/1000 Phagocyten je 40 min) und Erythrocytenzahlen (x 10^8 pro Meßansatz) dargestellt als Mittelwert mit 95 %-Konfidenzintervall bei Kontrollpatienten und Patienten mit verschiedenen Tumorstadien

	n	CLA-prä	95%-Konf.	Ery	95%-Konf.	CLA-post	95%-Konf.	Ery	95%-Konf.
Kontrolle	34	66,0	(59,0/73,0)	4,9	(4,5/5,1)	73,8	(66,1/81,4)	4,6	(4,4/4,8)
Kur-M0	23	63,2	(51,9/74,5)	4,7	(4,4/4,9)	77,8	(64,4/91,3)	4,1	(3,9/4,4)
Pall-M0	16	73,9	(57,3/90,5)	4,5	(4,2/4,8)	71,2	(55,7/86,7)	4,2	(3,9/4,6)
Pall-M1	23	99,0	(85,1/112,9)	4,3	(4,1/4,5)	82,8	(71,9/93,7)	4,1	(3,9/4,4)

Tabelle 2. Quenching-Korrektur der CLA-Werte aus Tabelle 1 (CLAK). Vergleich zwischen der Kontrollgruppe und den Malignomgruppen: Wilcoxon 2 (Rangsummen Test). Vergleich der präoperativen Werte mit den postoperativen: Wilcoxon 1 (Vorzeichen-Rang Test). n.s.: $p > 0,05$

	n	CLAK-prä	95%-Konf.	Wilcoxon 2	CLAK-post	95%-Konf.	Wilcoxon 1
Kontrolle	34	67,8	(60,6/74,9)	-	70,7	(63,6/77,7)	n.s.
Kur-M0	23	61,5	(50,7/72,3)	n.s.	67,6	(57,1/78,0)	n.s.
Pall-M0	16	69,0	(54,4/83,6)	n.s.	62,5	(51,0/74,1)	n.s.
Pall-M1	23	88,3	(77,6/99,0)	p=0,0016	73,5	(63,1/83,9)	p=0,016

der Tumorprogression darstellen, der auf der Basis der Phagocytenstimulierbarkeit als Ausdruck ihres Aktivierungsgrades beruht. Langzeitbeobachtungen müssen diese Vermutungen bestätigen.

Zusammenfassung

Bei 96 chirurgischen Patienten mit benignen Erkrankungen und Malignomen verschiedener Ausbreitungsstadien wurde prä- und postoperativ die Phygocytenstimulierbarkeit gemessen. Als Methode diente die durch Zymosan stimulierte und durch Luminol verstärkte Chemiluminescenz von neutrophilen Granulocyten und Monocyten im verdünnten Vollblut. Das Quenching der Chemiluminescenz durch Erythrocyten wurde mit der beschriebenen Formel korrigiert (4). Patienten mit Fernmetastasen zeigten eine signifikant erhöhte Chemiluminescenz-Aktivität im Vergleich zu allen anderen Tumorpatienten und der Kontrolle. Die Operationsradikalität korrelierte nicht mit postoperativen CLA-Veränderungen. Die Stimulierbarkeit aktivierter Phagocyten könnte ein Tumormarker für progressives Tumorwachstum sein.

Summary

In 96 surgical patients with benign diseases and malignancies of varying stages, phagocytic cell stimulation was measured pre- and postoperatively using zymosan-induced and luminol-amplified chemiluminescence of polymorphonuclear leukocytes and monocytes in diluted whole blood. Quenching of chemiluminescence by erythrocytes was corrected using the formula described elsewhere (4). Compared with the control group, chemiluminescence was increased in patients with metastases. The radicality of the tumor operation did not correlate with postoperative changes in chemiluminescence. Stimulation of phagocytes measured by chemiluminescence may be a marker for progressive tumor growth.

Literatur

1. Allen RC, Stjernholm RL, Steele RH (1972) Evidence for the generation of an electronic excitation state(s) in human polymorphonuclear leukocytes and its participation in bactericidal activity. Biochem Biophys Res Commun 47:679-684
2. Badwey JA, Karnowsky ML (1980) Active oxygen species and the functions of phagocytic leukocytes. Ann Rev Biochem 49:695-726
3. Fidler IJ, Poste G (1982) Macrophage-mediated destruction of malignant tumor cells and new strategies for the therapy of metastatic disease. Springer Semin Immunopathol 5:161-174
4. Heberer M, Ernst M, Dürig M, Allgöwer M, Fischer H (1982) Measurement of chemiluminescence in freshly drawn human blood. Klin Wschr 60:1443-1448
5. Klostergaard J, Evans JT, Fonte GCA, Lane WW, Laor Y, Klein E, Holtermann OA (1980) Stimulation of phagocytic activity of neutrophilic granulocytes by sera of patients with solid tumors. J Med 11:49-63

6. Redl H, Lamche H, Schlag G (1983) Red cell count dependence of whole blood granulocyte luminescence. Klin Wschr 61:163-164

Wir danken Frau Maria Dörner und Frau Ines Müller für die technische Assistenz.

Dr. H.K. Schackert, Chirurgische Universitätsklinik, Abt. 2.1.1., Im Neuenheimer Feld 110, D-6900 Heidelberg

20. Ganulocytenaktivierung bei Nierentransplantatabstoßung

Granulocyte Activation During Kidney Graft Rejection

F. Krombach, F. Schödel, C. Lersch, C. Hammer und W. Brendel

Institut für Chirurgische Forschung, Klinikum Großhadern, Universität München

Granulocyten reagieren auf verschiedene Stimuli mit der Produktion reaktiver Sauerstoffspecies im sogenannten "respiratory burst". Diese Produktion läßt sich als Luminol-verstärkte Chemiluminescenz (CL) messen (1). Reaktive Sauerstoffmetabolite spielen u.a. eine Rolle bei der antimikrobiellen Abwehr, sind cytotoxisch und können die Prostaglandinsynthese aktivieren. Eine Modulation granulocytärer Funktionen durch an der Abstoßung beteiligte Mediatoren wird diskutiert. Bei akuter cellulärer Nierenabstoßung findet sich im Spätstadium ein granulocytäres Infiltrat (2). Für uns stellten sich die Fragen: Ist unter Transplantatabstoßung die Produktion reaktiver Sauerstoffspecies, gemessen nach einem maximalen Phagocytosestimulus, verändert, und kann die Messung der Chemiluminescenzaktivität peripherer Granulocyten evtl. zur Abstoßungsdiagnostik eingesetzt werden?

Zur ersten Klärung dieser Fragen untersuchten wir die Abstoßung allogener Nierentransplantate am nicht immunsupprimierten Hund. Die Abstoßung wurde mittels Berechnung des "Corrected Increment" (CI), einer numerischen Bewertung der cellulären Transplantatinfiltration aus der Feinnadelaspirationscytologie (FNAC), diagnostiziert.

Material und Methoden

Als Nierenempfänger dienten 13 mischrassige Hunde mit einem durchschnittlichen Körpergewicht von 22,5 kg. 9 Tiere erhielten ein allogenes Transplantat. Zur Kontrolle geplanter CL-Messungen im Feinnadelaspirat (nicht gezeigte Daten) wurden diese Tiere zusätzlich heminephrektomiert und eine eigene Niere mit den kontralateralen Iliacalgefäßen anastomosiert. Als autologe Versuchsgruppe dienten 4 Hunde, denen beide Nieren in die fossae iliacae transplantiert wurden. Die Transplantation erfolgte nach Standardtechnik mit Gefäßanschluß an die Iliacalgefäße und Ureterrefluxplastik unter kombinierter Neuroleptanalgesie. Zur antibiotischen Behandlung wurde Tardomyocel (Bayer), ein Streptomycin/Penicillin-Depotpräparat ab dem 1. postoperativen Tag in zweitägigem Abstand appliziert. Der Beobachtungszeitraum umfaßte 8 Tage nach Operation. Täglich wurden 5 ml heparinisiertes (100

Chirurgisches Forum '85
f. experim. u. klinische Forschung
Hrsg.: F. Stelzner

IE/ml) venöses Blut entnommen und beide Nieren mittels Feinnadelaspiration biopsiert. Aus den Feinnadelbiopsien wurden Cytozentrifugenpräparate angefertigt, nach May-Grünwald-Giemsa gefärbt und morphologisch differenziert. In gleicher Weise wurde mit einer Probe peripheren Blutes verfahren. Zur Berechnung des CI wurden die prozentualen Anteile immunkompetenter Zellen im Transplantat von den entsprechenden Anteilen im peripheren Blut subtrahiert und mit dem jeweiligen Bewertungsfaktor multipliziert (3). Im peripheren Blut wurden außerdem Harnstoff, Leukocyten, Erythrocyten, Hb und Hk bestimmt. 1 ml peripheres Blut wurde 1:10 in Hank's Medium verdünnt. Über Ficoll-Isopaque der Dichte 1,075 geschichtet und 20 min bei 3000 U/min zentrifugiert. Nach Abheben des mononucleären Interphasenringes und des Trennungsmediums wurden die Erythrocyten durch 30 sec hypotonen Schock lysiert. Nach zweimaligem Waschen in Hank's Medium wurde die Granulocytenfraktion (Reinheit 95 - 98 %) in Ca^{++}, Mg^{++}-freiem PBS auf 5×10^5 Zellen/ml eingestellt. Peripheres Blut wurde mit Ca^{++}, Mg^{++}-freiem PBS 1:10 verdünnt. Zur Messung der CL wurden je 200 µl Granulocytensuspension oder verdünntes Vollblut in 650 µl Veronalpuffer und 100 µl Luminollösung (200 µM) bei 37° C 10 min vorinkubiert. Nach Zugabe von je 50 µl autolog opsonisiertem Zymosan (12,5 mg/ml) wurde die CL-Aktivität während 30 min in einem 6-Kanal Biolumat (Berthold, Wildbad) gemessen. Die Zeit zwischen Blutentnahme und Messung wurde standardisiert und betrug 90 min. Gezeigt werden die über die gesamte Meßzeit integrierten Impulse pro 1000 Granulocyten.

Zur statistischen Auswertung diente der U-Test nach Wilcoxon. Angegeben sind jeweils Median und Standardfehler des Medians.

Ergebnisse

In der allogen transplantierten Gruppe ist eine Erhöhung des CI ab dem 3. postoperativen Tag nachweisbar und erreicht um den 6. Tag ihr Maximum. In der Kontrollgruppe bleiben die CI-Werte während des gesamten Beobachtungszeitraums auf niedrigem Niveau. Die CL-Aktivität von verdünntem Vollblut und separierten Granulocyten ist am 2. postoperativen Tag in beiden Versuchsgruppen deutlich erhöht. Diese Aktivierung peripherer Granulocyten ist einer Leukocytose assoziiert, die schon am 1. postoperativen Tag ihr Maximum erreicht. Nach einem Rückgang der Chemiluminescenzaktivität in beiden Gruppen kommt es in der allogen transplantierten Gruppe zu einem erneuten Anstieg, der um den 6. postoperativen Tag gipfelt (Tabelle 1).

Schlußfolgerung

Bei unbehandelter Nierentransplantatabstoßung im Hund können wir die celluläre Infiltration des Transplantats mit Hilfe der FNAC ab dem 3. Tag nach Transplantation erfassen. Deutlich erhöhte CL-Aktivitäten peripherer Granulocyten werden ab dem 5. postoperativen Tag gemessen, zu einem Zeitpunkt, zu dem die lymphocytäre und monocytäre Infiltration des Transplantats bereits ihren Höhepunkt erreicht hat. Die gesteigerte Produktion reaktiver Sauerstoffspecies durch periphere Granulocyten ist dem-

Tabelle 1. CL PMN = Chemiluminescenz separierter Granulocyten; CL PB = Chemiluminescenz peripheren Blutes; CI = Corrected Increment; * = p < 0,1; ** = p < 0,05; *** = p < 0,005. Verglichen sind entsprechende Werte beider Gruppen des gleichen Tages. CL-Werte = Integrierte Impulse x 10^4 pro 1000 PMN über 30 min Meßzeit, Median ± Standardfehler des Medians

Tag		0	2	4	6
allogene Gruppe n = 9	CI	-	1,6± 0,8	6,2±1,5***	13,5± 2,1***
	CL PMN	6,4±2,2	21 ±14	8,5±3,1	18 ±25**
	CL PB	3,0±1,2	6,3± 3,1	4,6±0,5**	5,5± 5,8*
autologe Gruppe n = 4	CI	-	0,6± 0,4	0,2±0,6***	0,6± 0,3***
	CL PMN	4,3±2,8	37 ±11	7,3±4,8	6,2± 1,9**
	CL PB	1,6±3,6	5,8± 4,0	2,5±1,2**	3,3± 4,2*

nach erst in der späten Phase der Abstoßungsreaktion meßbar, und wird von uns als eine eher unspezifische Reaktion auf das massiv entzündliche Geschehen im Transplantat interpretiert.

Zusammenfassung

Mischrassige Hunde erhielten allogene (n = 9) bzw. autologe (n = 4) Nierentransplantate. Die Luminol-verstärkte und Zymosan-induzierte Chemiluminescenz peripherer Granulocyten war in der allogenen Gruppe zum Zeitpunkt maximaler Transplantatabstoßung (Tag 6) signifikant (p < 0,05) erhöht.

Summary

Mongrel dogs received allogeneic (N = 9) or autologous (N = 4) kidney grafts. Luminol-amplified and zymosan-induced chemiluminescence of peripheral granulocytes was significantly (P < 0.05) elevated in the allogeneic group at the time of maximal transplant rejection (day 6).

Literatur

1. Allen RC, Loose LD (1976) Phagocytic activation of a luminol-dependent chemiluminescence in rabbit alveolar macrophages. Biochem Biophys Res Commun 69:245
2. Hancock WW, Thompson NM, Atkins RC (1983) Composition of interstitial cellular infiltrate identified by monoclonal antibodies in renal biopsies of rejecting human renal allografts. Transplantation 35:458

3. Häyry P, von Willebrand E, Ahonen J, Eklund B, Lautenschlager E (1981) Monitoring of organ allograft rejection by transplant aspiration cytology. Ann Clin Res 13:264

Dr. F. Krombach, Institut für Chirurgische Forschung, Klinikum Großhadern, Marchioninistr. 15, D-8000 München 70

21. Die Ganulocytenfunktion nach schwerem Polytrauma

Granulocyte Function in Multiple-Trauma Patients

M. Maghsudi[1], J. A. Sturm[1], G. Regel[1], H.-J. Oestern[1], A. Dwenger[2] und G. Schweitzer[2]

[1]Unfallchirurgische Klinik der Medizinischen Hochschule Hannover (Direktor: Prof. Dr. H. Tscherne)
[2]Institut für klinische Biochemie der Medizinischen Hochschule Hannover

Einleitung

Das schwere Polytrauma endet häufig in einem Multiorganversagen. So beschreibt GORIS 1982 eine 44 %ige Letalität aufgrund von Sepsis und Organdekompensation bei Schwerverletzten (1). Die Pathogenese dieses Geschehens ist noch nicht geklärt. Es gibt Hinweise dafür, daß die Depression des phagocytär-humoralen Immunsystems an der Entwicklung des posttraumatischen Organversagens beteiligt ist. So ist nach CHRISTOU die Mortalität beim Polytrauma mit einer Depression der neutrophilen Granulocyten (PMN) eng verknüpft (2). Neben den konventionellen Untersuchungen der Granulocytenfunktion ist es mit der Chemiluminescenz-Messung (CL) möglich, die Kapazität des phagocytär-humoralen Immunsystems global zu erfassen. Deshalb untersuchten wir mit der CL die Frage, ob nach Polytrauma ein Zusammenhang zwischen der Funktion der Granulocyten und der Entwicklung eines Multiorganversagens besteht und welcher zeitliche Verlauf zu erkennen ist.

Methodik

In einer prospektiven Studie wurde bei 17 polytraumatisierten Patienten mit definiertem Verletzungsgrad (PTS > 30) verschiedene klinische Parameter über 12 Tage verfolgt.

Bei 11 dieser Patienten wurde zusätzlich die Chemiluminescenz gemessen. Die CL beruht auf dem Prinzip der Photonen-Emission aktivierter phagocytierender Granulocyten, die bei der enzymatischen Umwandlung von Sauerstoffradikalen entstehen. Die Anzahl der Lichtimpulse pro Zeit (CPM) korreliert eng mit der Leukocytenfunktion. Der Spitzenwert der Lichtausstrahlung wird als peak-

Mit freundlicher Unterstützung der Deutschen Forschungsgemeinschaft, Projekt Nr. Ts 14/3-1

Chirurgisches Forum '85
f. experim. u. klinische Forschung
Hrsg.: F. Stelzner

maximum bezeichnet, die Zeit bis zum Erreichen dieses Wertes als peak-time. Ersteres ist ein Maß für den Aktivierungszustand der Zelle, letzteres gibt Hinweise auf die Höhe der Opsonisierungsgeschwindigkeit. Aus 5 ml Citratblut wurde die CL nach einer von TONO-OKA beschriebenen und modifizierten Meßmethode, mit dem Bioluminaten LB 9505 (Fa. Berthold) gemessen (3).

Alle Meßwerte wurden auf eine definierte Zellzahl von 5 x 10^6 ml neutrophile Granulocyten korrigiert. Die CL-Messungen wurden unter Stimulierung mit nicht opsoniertem Zymosan durchgeführt. Als Kontrollgruppe dienten Blutspender. Die Untersuchungen der Granulocytenfunktion erfolgte zu den Zeitpunkten der Klinikaufnahme (ca. 1 h nach Unfall), 1., 2. und 4. Tag, sowie am 8. und 12. Tag. Zur Beurteilung des Multiorganversagens wurden folgende Meßwerte 1 x täglich bestimmt: Der Oxygenierungs-Quotient nach HOROVITZ (PaO_2/FiO_2), die dynamische Compliance und das Extravasculäre Lungenwasser (EVLW/kg KG), Kreatinin-Clearance, sowie das Serumbilirubin.

Zur Auswertung erfolgte eine Unterteilung in eine Gruppe von Überlebenden (n = 6) und verstorbenen Patienten (n = 5), wobei die CL-Werte mit den klinischen Parametern der zugehörigen Meßzeitpunkte verglichen wurden. Die statistische Auswertung erfolgte mit dem ungepaarten Student-t-Test, als signifikant wurde ein $p < 0,05$ angenommen.

Ergebnisse

Die Chemiluminescenz im Vollblut zeigt deutliche Unterschiede bei beiden Gruppen. In den ersten 24 h nach Klinikaufnahme ist das peak-maximum der CL in der überlebenden Gruppe größer als bei der Kontrollgruppe (Abb. 1). Die Werte der Verstorbenen gehen in diesem Zeitraum nicht über den Kontrollbereich hinaus. Zum

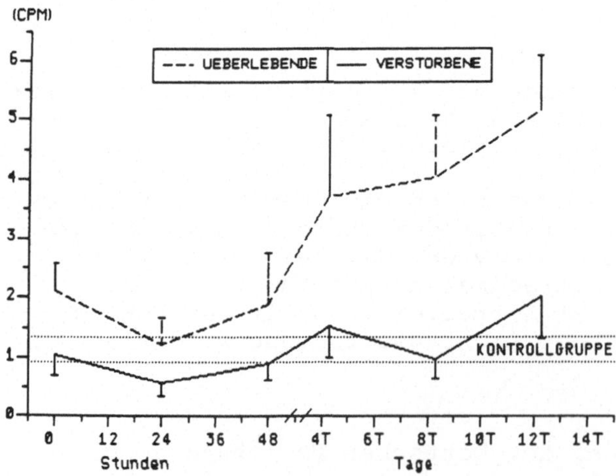

Abb. 1. Peak-maximum der Chemiluminescenz-Messung im Vollblut bei polytraumatisierten Patienten ($\bar{x} \pm$ SEM)

24 h Zeitpunkt sind die peak-maximum Werte der Überlebenden nicht wesentlich unterschiedlich von denen der Verstorbenen. Ab dem 48 h Zeitpunkt steigt das peak-maximum der CL bei den Überlebenden kontinuierlich an und erreicht am Ende des Meßzeitraumes 200 - 300 % des Ausgangswertes. Dieser Anstieg bleibt in der Verstorbenengruppe aus. Die peak-time zeigt ein ähnliches Ergebnis (Abb. 2). Diese ist schon bei Klinikaufnahme bei den Überlebenden im Vergleich zur Kontrollgruppe verkürzt. Nach vorübergehender Verlängerung der peak-time zum 24 h Zeitpunkt nimmt sie kontinuierlich ab und ist zum Ende des Meßzeitraumes um ca. 50 % kürzer als zum Ausgangszeitpunkt.

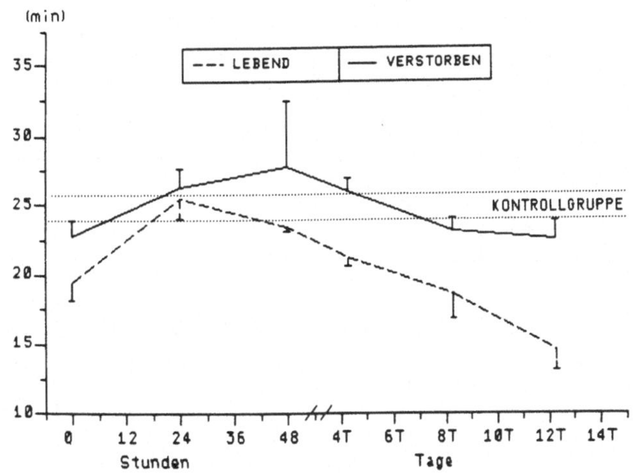

Abb. 2. Peak-time der Chemiluminescenz-Messung im Vollblut bei polytraumatisierten Patienten ($\bar{x} \pm$ SEM)

Die peak-time der Verstorbenen liegt mit Ausnahme des 48 h Wertes im Bereich der Kontrollgruppe (ca. 25 min). Ab dem 4. Tag sind peak-time und peak-maximum der Überlebenden und Verstorbenen signifikant unterschiedlich.

Von den ausgewählten klinischen Parametern (Tabelle 1) zeigen nur die Kreatinin-Clearance und das EVLW frühzeitig einen Unterschied (4. Tag). Die Verminderung der Compliance und des Oxygenierungs-Quotienten zeigen bei den Verstorbenen ab dem 5. Tag eine Einschränkung der Lungenfunktion an. Die Bilirubinwerte steigen ab dem 7. Tag deutlich an.

Diskussion

Die Messung der CL im Vollblut beweist einen Unterschied in der Granulocytenfunktion bei den Überlebenden und Verstorbenen nach Polytrauma. Der kontinuierliche Anstieg des peak-maximum bei den Überlebenden entspricht einer Hyperaktivität des humoral-phagocytären Systems im Sinne einer erhöhten Phagocytosefähigkeit. Bei den verstorbenen Patienten bleibt die Reaktion auf den Stimulus "Trauma" aus, diese Gruppe hat daher Werte, die im Kon-

Tabelle 1. Verlauf klinischer Parameter nach schwerem Polytrauma

ÜBERLEBENDE (N=8)	0 STD.	24 STD.	48 STD.	4.TAG	5.TAG	6.TAG	7.TAG	8.TAG	9.TAG	10.TAG	11.TAG	12.TAG
COMPLIANCE (ML/CM H2O) MITTELWERT ± STDEV	-- --	53.3 7.7	51.9 11.1	57.0 16.7	56.0 13.1	59.1 14.2	56.5 14.6	50.8 20.6	56.2 18.0	52.2 12.5	54.2 11.7	52.6 8.3
OXYGENIER.-QUOT. MITTELWERT ± STDEV	223.5 120.3	362.6 98.5	380.2 85.2	366.2 66.9	344.3 101.4	371.9 101.2	380.3 105.5	354.1 73.5	339.7 98.7	325.7 130.9	299.2 112.5	366.1 109.2
EVLW (ML/KG KÖRPERGEW.) MITTELWERT ± STDEV	-- --	6.32 1.41	6.92 1.25	6.39 0.9	7.66 2.01	7.89 1.42	8.06 2.5	8.61 2.47	8.56 3.35	9.16 4.95	9.71 5.10	7.77 1.49
KREATININ-CLEAR. (ML/MIN) MITTELWERT ± STDEV	-- --	231.9 137.4	190.1 37.4	209.7 50.3	205.1 66.8	232.4 41.8	191.6 59.4	244.8 76.4	220.3 108.5	217.7 72.1	238.8 36.9	240.4 117.1
BILIRUBIN (μMOL/L) MITTELWERT ± STDEV	6.0 2.5	26.7 11.0	25.1 13.0	27.9 12.7	32.7 17.5	42.9 17.0	43.7 12.0	45.0 11.3	62.8 58.7	92.8 91.7	118.8 117.9	93.0 86.3

VERSTORBENE (N=9)	0 STD.	24 STD.	48 STD.	4.TAG	5.TAG	6.TAG	7.TAG	8.TAG	9.TAG	10.TAG	11.TAG	12.TAG
COMPLIANCE (ML/CM H2O) MITTELWERT ± STDEV	-- --	40.6 7.8	46.1 8.0	40.1 11.8	30.9 7.9	29.7 8.6	24.2 10.3	21.6 9.8	29.7 11.5	37.0 1.4	23.5 4.9	-- --
OXYGENIER.-QUOT. MITTELWERT ± STDEV	216.5 159.5	318.8 90.7	297.0 85.3	257.9 85.3	193.6 105.2	204.7 87.0	143.6 77.1	161.7 90.0	152.0 135.0	157.7 99.3	161.6 76.6	-- --
EVLW (ML/KG KORPERGEW.) MITTELWERT ± STDEV	-- --	7.87 3.14	7.83 2.63	11.48 5.72	12.95 5.90	14.13 4.60	19.62 7.9	19.35 10.98	16.49 11.03	14.40 8.45	16.30 7.01	-- --
KREATININ-CLEAR. (ML/MIN) MITTELWERT ± STDEV	-- --	134.4 19.1	125.1 24.9	113.1 31.1	150.6 28.4	133.0 43.5	122.3 42.7	130.8 86.4	133.0 45.3	152.5 118.1	122.5 78.5	-- --
BILIRUBIN (μMOL/L) MITTELWERT ± STDEV	5.4 2.0	29.0 13.3	23.1 8.7	27.7 6.0	38.1 17.6	46.0 25.5	72.0 42.8	87.0 59.4	182.0 21.2	239.5 113.8	279.5 72.8	-- --

trollbereich liegen. Dieses Verhalten ist insofern pathologisch, als daß nach vorhergehendem Trauma eine Hyperaktivität zu erwarten wäre, so wie es auch bei den Überlebenden beobachtet wird. Die erniedrigten peak-maximum Werte in den ersten 24 h zeigen den primären posttraumatischen Funktionsverlust an. Dieser ist bei den Überlebenden und Verstorbenen identisch. Er wird allerdings nur von den Überlebenden überwunden, wie sich auch aus der peak-time ersehen läßt. Die erhöhte Opsonisationsgeschwindigkeit bei den Überlebenden beweist die höhere Effizienz des humoral-phagocytären Immunsystems. Die erniedrigten Werte der Opsonisationsgeschwindigkeit bei den Verstorbenen könnte entweder als mangelnde Aktivierung der Zellen oder vermindertes Angebot an Opsonin interpretiert werden. Eine letztendliche Beurteilung der Einzelfunktionen läßt sich aufgrund des komplexen Zusammenwirkens nur durch zusätzliche Untersuchungen an isolierten Zellen nachweisen. Ähnlich wie von LOBENHOFFER beim Multiorganversagen beschrieben, zeigten die klinischen Meßwerte einen typischen Verlauf mit frühzeitigen Störungen der Lungen- und Nierenfunktion und nachfolgender Leberinsuffizienz (4). Die den klinischen Parametern vorausgehenden Veränderungen im phagocytär-humoralen Immunsystem weisen auf einen inneren Zusammenhang hin. So könnte der verminderte Abbau des bei Polytrauma anfallenden Debris, sowie die reduzierte Abwehr von Noxen, die im weiteren Verlauf bei Sepsis entstehen, zur Capillarschädigung sämtlicher Organe und letztendlich zur Dekompensation im Sinne eines Multiorganversagens führen.

Zusammenfassung

In einer prospektiven Studie untersuchten wir bei 11 polytraumatisierten Patienten die Leukocytenfunktion mit Hilfe der Chemiluminescenz (CL). Diese Meßmethode ermöglicht die Beurteilung der Aktivität und Opsonisierungsfähigkeit dieser Zellen. Die verstorbenen Patienten zeigten eine geringere Stimulierbarkeit der neutrophilen Granulocyten und eine geringere Opsoninkonzentration als die Überlebenden. Diese Veränderungen wurden 48 h nach Trauma deutlich manifest und gingen sämtlichen auf ein Multiorganversagen hinweisenden Parametern voraus. Die CL ermöglicht damit eine frühzeitige Beurteilung der Gefährdung von Patienten nach schwerem Trauma und kann einen Beitrag zu pathogenetischen Überlegungen des Multiorganversagens liefern.

Summary

In a prospective study of 11 severely injured patients, PMN function was monitored by measurements of chemiluminescence in whole blood. Chemiluminescence reflects the activity and degree of opsonization of granulocytes. The patients who ultimately died showed less neutrophil stimulation and a lower opsonin concentration than survivors. This difference became manifest 48 h after trauma and subsequently paralleled the development of multiple organ failure.

Literatur

1. Goris RJA, Draaisma J (1982) Causes of death after blunt trauma. J Trauma 22:141-146
2. Christou NV, Maeklins JL (1979) Neutrophil function in surgical patients: Two inhibitors of granulocyte chemotaxis associated with sepsis. J Surg Res 26:355-364
3. Tono-Oka T et al (1983) Chemiluminescence of whole blood. Clin Immunol Immunpathol 26:66-75
4. Lobenhoffer HP et al (1984) Aussagewert laborchemischer Parameter beim Multiorganversagen nach Polytrauma. Langenbecks Arch Chir Suppl Chir Forum. Springer, Berlin Heidelberg New York, S 15-19

Dr. M. Maghsudi, Unfallchirurgische Klinik der Medizinischen Hochschule Hannover, Konstanty-Gutschow-Str. 8, D-3000 Hannover 61

22. Selektive Blockade der Mikrozirkulation durch Hyperthermie - ein neuer Ansatz in der Therapie maligner Tumoren?

Selective Obstruction of the Microcirculation by Local Hyperthermia - A New Modality for Treating Malignant Tumors?

B. Endrich, A. Lehmann und J. Voges

Abteilung für Experimentelle Chirurgie, Chirurgisches Zentrum der Universität Heidelberg

Durch Tumorzellproliferation werden capillarfern gelegene Zellen von capillarnahen, normoxischen, schneller proliferierenden Zellen allmählich in Bereiche extremer Anoxie geschoben. Daher besteht im Zentrum eines Malignoms Gewebehypoxie, die durch unzureichende Capillarisierung dieser Tumorareale noch verstärkt wird. Andererseits ist die Wärmesensibilität gerade in hypoxischen Tumorarealen in vivo deutlich erhöht; Ursache ist die in malignen Tumoren existierende Mikrozirkulationsstörung. Im Rahmen dieser Untersuchungen wurde geprüft, ob und durch welchen Mechanismus eine selektive Blockade der Mikrozirkulation durch Hyperthermie induziert werden kann.

Methodik

Syrischen Goldhamstern (n = 26) wurde eine transparente Kammer in die Rückenhaut und zwei Verweilkatheter in die A. carotis und V. jugularis implantiert (1). Nach 48 h erfolgte bei 17 Tieren die Implantation von 4 x 10^4 Zellen des amelanotischen Hamstermelanoms A-Mel-3 auf das in der Hautkammer befindliche Subcutangewebe. 5 Tage später, bei einem mittleren Tumordurchmesser von 3 mm, wurde am wachen, immobilisierten Tier die terminale Strombahn des Tumors unter dem Vitalmikroskop beobachtet sowie Gefäßdurchmesser, Durchströmung und Drucke in der Mikrozirkulation bestimmt (2). Die Messungen erfolgten beo 30° C sowie 15 min nach Erreichen einer Tumortemperatur von 35° C bzw. 42,5° C.

Lokale Hyperthermie wurde mit einem unter der Hautkammer fixierten und von H_2O perfundierten Wärmeaustauscher induziert. Zusätzlich wurde der Tumor mit physiologischer Ringerlösung, erwärmt auf den jeweils vorgegebenen Temperaturwert, superfundiert. Zur lokalen Temperaturkontrolle befand sich eine Temperatursonde im Tumor, eine Rectalsonde diente zur Registrierung der Körpertemperatur des Versuchstieres.

Chirurgisches Forum '85
f. experim. u. klinische Forschung
Hrsg.: F. Stelzner

Ergebnisse

Nach 15 min bei 35° C bestand capilläre Maximalperfusion des Tumors. Ursache der signifikanten Perfusionsverbesserung könnte die überproportionale Senkung des Strömungswiderstandes in Sammelvenolen sein, denn der venuläre Druck sank infolge Venodilatation von 11,0 ± 1,1 auf 7,4 ± 0,6 mm Hg (n = 11). Diese Reduktion des hydrostatischen Druckes in den Drainagegefäßen führte zur Senkung des Capillardruckes von 24,7 ± 1,4 auf 21,1 ± 1,5 mm Hg (n = 20) bei unverändertem Druck in Arteriolen des Tumors (Abb. 1).

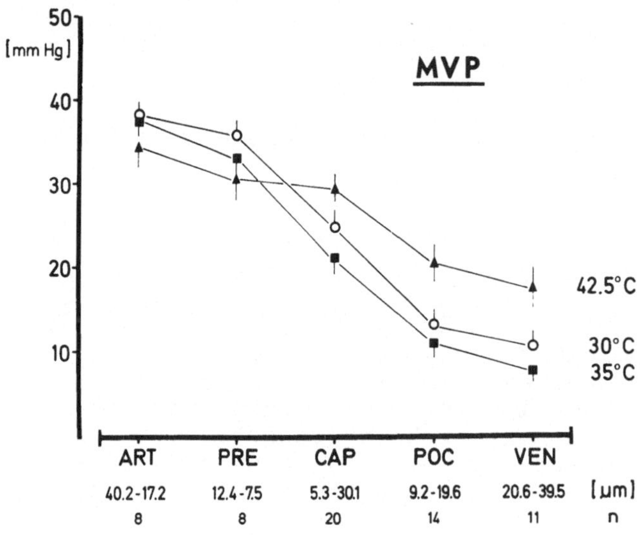

Abb. 1. Veränderungen der intravasalen Drucke bei lokaler Hyperthermie. Die terminale Strombahn des amelanotischen Melanoms wurde klassifiziert nach ZWEIFACH (5) (ART = Arteriolen; PRE = Präcapillaren; CAP = Capillaren; POC = Postcapillaren; VEN = Sammelvenolen; n = Anzahl der Einzelmessungen im jeweiligen Segment der Endstrombahn)

Im Gegensatz dazu war 15 min nach Erreichen einer Tumortemperatur von 42,5° C die Capillarperfusion um 50 % gegenüber dem Ausgangswert erniedrigt, der mittlere Gewebe-PO_2 war auf 6,1 mm Hg (n = 687) (Abb. 2) abgefallen. Der postcapillare Druck stieg im Mittel von 13,3 auf 20,6 mm Hg (n = 14), der venuläre Druck auf 17,9 mm Hg an. Bedingt durch die überproportionale Steigerung des Strömungswiderstandes in den Postcapillaren konstringierten trotz Gewebehypoxie alle den Tumor versorgenden Arteriolen, wenn die postcapilläre Durchblutung mehr als 10 min sistierte. Dies führte zu einem Absinken des präcapillären Blutflusses unter den Ausgangswert (Tabelle 1).

Diskussion

Diese Untersuchungen zeigen erstmals, daß durch lokale Hyperthermie deutliche Veränderungen des strömungswirksamen Druckgra-

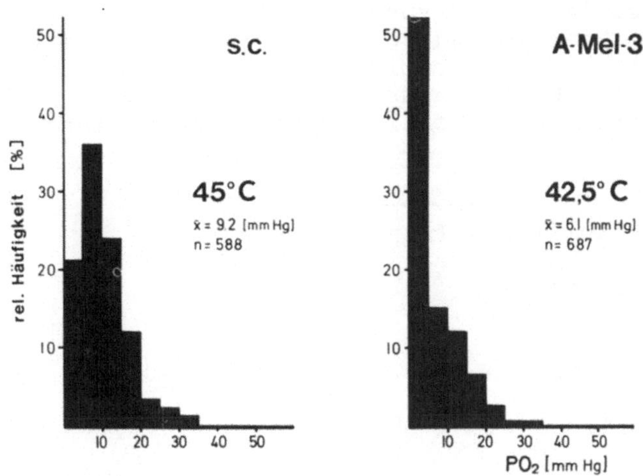

Abb. 2. Vergleich der Summenhistogramme zwischen normaler Mikrozirkulation (s.c.-Gewebe) bei 45° C und Tumorgewebe (A-Mel-3) bei 42,5° C. Obwohl die lokale Temperatur im amelanotischen Melanom A-Mel-3 um 2,5° C niedriger ist, finden sich mehr als 52 % aller PO_2-Werte zwischen 0 - 5 mm Hg (n = Anzahl der Einzelmessungen bei je 5 Versuchstieren, $\bar{x}$ = arithmetischer Mittelwert)

dienten in malignen Tumoren erreicht werden können. Durch die selektive Druckerhöhung in den Ausstromgefäßen wird ein Sistieren der capillären Durchströmung zumindest begünstigt. Es entwickelt sich eine massive Gewebehypoxie. Trotz der massiven Verschlechterung der Gewebeoxygenierung (statistisch signifikant nach dem Kolmogorov-Smirnov-Test, $p < 0,05$, Modifikation nach LUND (3)) konstringieren die zuführenden Gefäßabschnitte am Tumorrand, wodurch der Druckgradient zwischen Arteriolen und Sammelvenolen noch weiter reduziert wird. Bemerkenswert ist, daß unter lokaler Hyperthermie eine Verschlechterung der Gewebeoxygenierung in der normalen Mikrozirkulation bei 42,5° C nicht beobachtet wird (4); erst bei 45° C werden mehr als 20 % aller Werte im hypoxischen Bereich registriert.

Dies zeigt, daß

1. die Mikrozirkulation des amelanotischen Melanoms A-Mel-3 deutlich wärmesensibler ist als die normale Mikrozirkulation;
2. durch lokale Hyperthermie eine selektive Blockade vor allem in Drainagegefäßen des Tumors induziert wird, die ihrerseits den Verschluß der nutritiven Capillarkanäle begünstigt.

Zusammenfassung

Die Endstrombahn des in einer transparenten Rückenhautkammer gewachsenen Hamstermelanoms A-Mel-3 wurde während lokaler Hyperthermie vitalmikroskopisch beobachtet, hämodynamische Veränderungen in der Tumorstrombahn quantitativ analysiert (Mikropunktionstechnik). Die 15-minütige Erwärmung auf 42,5° C führte zur Erhöhung der intravasalen Drucke in Postcapillaren und Sammelvenolen, zur Reduktion der Capillarperfusion sowie des Gewebe-PO_2.

Tabelle 1. Änderungen der segmentalen Blutzellgeschwindigkeit (v), des Gefäßdurchmessers (D) und des Blutflusses (volume flow) (Q) in der Mikrozirkulation bei lokaler Hyperthermie des amelanotischen Melanoms A-Mel-3 des Hamsters (Daten von 12 Versuchstieren, n = Anzahl der Einzelbestimmungen)

	30°C	35°C	42,5°C
Präcapillaren (n = 8)			
v (mm/sec)	0,75±0,10	1,16±0,12	0,39±0,06
D (µm)	10,2 ±0,5	11,7 ±0,8	10,6 ±0,6
Q (ml/min x 10^{-4})	0,39±0,08	0,78±0,19	0,22±0,05
Capillaren (n = 69)			
v (mm/sec)	0,19±0,01	0,33±0,02	0,09±0,01
D (µm)	13,7 ±0,6	14,0 ±0,6	13,3 ±0,6
Q (ml/min x 10^{-4})	0,17±0,02	0,31±0,03	0,08±0,01
Postcapillaren (n = 14)			
v (mm/sec)	0,21±0,02	0,29±0,04	0,06±0,01
D (µm)	16,0 ±0,7	16,3 ±0,9	16,3 ±0,9
Q (ml/min x 10^{-4})	0,25±0,03	0,39±0,05	0,08±0,02
Sammelvenolen (n = 11)			
v (mm/sec)	0,24±0,03	0,37±0,03	0,09±0,02
D (µm)	28,7 ±2,0	33,4 ±2,3	33,0 ±2,1
Q (ml/min x 10^{-4})	0,78±0,12	1,98±0,26	0,46±0,09

Summary

The amelanotic melanoma A-Mel-3, implanted in a transparent dorsal skin-fold chamber, was treated with local hyperthermia. The microcirculation was studied by means of intravital microscopy, a television-type monitor and a servo nulling device for measurement of microvascular pressure. When the tumor was heated to 42.5° C for 15 min, postcapillary and venular pressures were elevated. This effect was associated with a reduction of capillary perfusion and local PO_2.

Literatur

1. Endrich B, Ashaishi K, Götz A, Meßmer K (1980) Technical Report. A new chamber technique for microvascular studies in unanesthetized hamsters. Res Exp Med 177:125-134
2. Intaglietta M, Zweifach BW (1974) Microcirculatory basis of fluid exchange. Adv Biol Med Phys 15:111-159

3. Lund N (1979) Studies on skeletal muscle surface oxygen pressure fields. Med. Dissertation, Universität von Linköping, Schweden
4. Voges J, Lehmann A, Endrich B (1984) Einfluß lokaler Hyperthermie auf die Kapillarperfusion des amelanotischen Melanoms A-Mel-3. In: Langenbecks Arch Chir Suppl Chir Forum. Springer, Berlin Heidelberg New York, S 279-283
5. Zweifach BW (1974) Quantitative analysis of microcirculatory structure and function. I. Analysis of pressure distribution in the terminal vascular bed in cat mesentery. Circ Res 34: 843-857

Dr. med. habil B. Endrich, Kreiskrankenhaus Sinsheim, Akademisches Lehrkrankenhaus der Universität Heidelberg, D-6920 Sinsheim

23. Experimentelle toxikologische Untersuchungen zur locoregionalen Chemotherapie der Leber mit 5-Fluoro-2'-deoxyuridin und 5-Fluorouracil an Ratten

Experimental Toxicologic Investigations on Loco-Regional Liver Chemotherapy with 5-Fluoro-2'-Deoxyuridine and 5-Fluorouracil in a Rat Model

T. H. Henne[1], M. R. Berger[1], D. Schmähl[1], R. Bartkowski[2], G. H. Geelhaar[2] und P. Schlag[2]

[1]Institut für Toxikologie und Chemotherapie, DKFZ, Heidelberg
[2]Chirurgische Klinik/Sektion Chirurgische Onkologie, Universität Heidelberg

Bei der Behandlung von Metastasen hauptsächlich colorectaler Carcinome und von Primärtumoren der Leber werden zunehmend regionale Zugänge für die Applikation von Cytostatica benutzt, um durch eine höhere Konzentration der Substanzen im Zielorgan bei gleichzeitig reduzierten systemischen Konzentrationen höhere Wirksamkeit und geringere Toxizität zu erreichen. Auf Grund pharmacokinetischer Untersuchungen ist zur Zeit 5-Fluoro-2'-deoxyuridin (FUDR) die am häufigsten angewandte Substanz. Um zu untersuchen, ob die chemisch-analytischen Unterschiede (3) zwischen lokalen und systemischen Therapieformen einerseits und zwischen FUDR und 5-Fluorouracil (5-FU) andererseits auch zu biologisch meßbaren Änderungen bezüglich der Toxizität führen, haben wir Parameter zur Knochenmarks- und Lebertoxizität nach Dauerinfusion oder nach Bolusinjektion von FUDR oder 5-FU für verschiedene Applikationswege an einem Rattenmodell untersucht.

Methoden

Weiblichen SD-Ratten (180 - 220 g) wurden unter Äthernarkose Katheter entweder in die Arteria hepatica propria via Arteria gastroduodenalis, in die Vena portae via einer Mesenterialvene oder in die Vena cava via einer Vena iliolumbalis implantiert. Über einen dieser Zugänge wurden 60 mg/kg/Tag FUDR oder - entsprechend äquimolar dosiert - 31,7 mg/kg/Tag 5-FU über 5 Tage entweder als Dauerinfusion (über 24 h) oder als Bolus gegeben.

Jeweils 16 h nach Ende der Therapie wurden die Tiere getötet (Tierzahl pro Gruppe: n = 4), Knochenmarkszellen isoliert und Blut für die Bestimmung der Leberenzyme abgenommen.

Als Parameter für die Knochenmarkstoxizität wurde das Koloniewachstum von determinierten und pluripotenten Knochenmarksstamm-

Chirurgisches Forum '85
f. experim. u. klinische Forschung
Hrsg.: F. Stelzner

zellen auf Methylcellulose-Agarplatten (CFU-C) nach 6 Tagen bzw. in den Milzen mit 900 rad letal bestrahlter Mäuse (CFU-S) nach 9 Tagen jeweils als Prozentwert einer unbehandelten Kontrolle bestimmt.

Zur Erfassung der Schäden auf subcellulärer Ebene wurden DNA-Einzelstrangbrüche (DNA-SSB) in den Knochenmarkszellen mit der alkalischen Elution bestimmt. Diese Methoden sind im einzelnen bei BEDFORD et al. (1) beschrieben.

Zur Bestimmung der Lebertoxizität wurden die Enzyme GOT und GPT und das Gesamtbilirubin (TB) im Plasma gemessen.

Ergebnisse und Diskussion

Tabelle 1 zeigt die Hemmung der Koloniebildung von Knochenmarksstammzellen (CFU-C und CFU-S) und die DNA-Schäden (DNA-SSB) nach Behandlung mit beiden Substanzen. Beim Vergleich der verschiedenen Applikationswege trat die stärkste systemische Toxizität nach Therapie via Vena cava, die geringste nach Therapie via Arteria hepatica propria auf. Die Dauerinfusionen erwiesen sich dabei als günstiger als die entsprechenden Bolusinjektionen. Im Vergleich von FUDR mit 5-FU waren nach Infusion keine signifikanten Unterschiede feststellbar; während sich nach den Bolusinjektionen trendmäßig ein Vorteil bei Anwendung von FUDR zeigte.

DNA-Schäden in Form von Einzelstrangbrüchen in Knochenmarkszellen nach Behandlung mit Pyrimidin-Antagonisten sind eine relativ neue Beobachtung, denn der Einbau von FUDR in DNA wurde erst 1981 beschrieben (2). Die Ergebnisse reflektieren unterschiedliche Einbauraten und/oder verschiedene Stoffwechselwege von FUDR und 5-FU zumindest in Rattenknochenmarkszellen. Die jeweils niedrigsten Werte waren nach der Dauerinfusion via Arteria hepatica propria festzustellen. Das stimmt mit den hohen Raten überlebender Knochenmarksstammzellen (CFU-C, CFU-S) bei dieser Therapieform gut überein. Die endgültige Bedeutung der DMA-SSB für den zum Zelltod führenden Mechanismus ist allerdings noch nicht definitiv geklärt.

Die Reaktionen der Leberenzyme und des Gesamtbilirubins sind in Tabelle 2 abgebildet. Insgesamt waren nur relativ geringe Veränderungen der Leberenzyme und des Gesamtbilirubins zu beobachten. Die Infusionen beider Substanzen, insbesondere von 5-FU, schienen einen größeren Anstieg von GOT und GPT als die entsprechenden Bolusinjektionen zu bewirken. Im Gegensatz dazu zeigten sich beim Gesamtbilirubin keine einheitlichen Tendenzen.

Durch lokale Therapieformen, insbesondere die Dauerinfusion via Arteria hepatica propria, ließ sich also an diesem Modell zum Zeitpunkt der Messungen für FUDR und 5-FU entsprechend den theoretischen Vorteilen einer locoregionalen Therapie eine Reduktion der Knochenmarkstoxizität bei geringer Zunahme von GOT und GPT erreichen, wobei sich FUDR im Vergleich zu 5-FU trendmäßig als günstiger erwies. Grundsätzlich können also mit dem vorgestellten Modell neue Substanzen bezüglich ihrer Eignung für eine locoregionale Therapie getestet werden.

Tabelle 1. Systemtoxizität von 5-Fluoro-2'-deoxyuridin (FUDR) und 5-Fluorouracil (5-FU) nach systemischer oder locoregionaler Infusion oder Bolusinjektion über 5 Tage in äquimolarer Dosierung bei Sprague-Dawley Ratten (Gesamtdosis jeweils 1220 μMol/kg; Tierzahl pro Gruppe: n = 4)

Applikations-weg	Applikations-zeit	FUDR			5-FU		
		CFU-C±SE[a]	CFU-S±SE[b]	DNA-SSB±SD[c]	CFU-C±SE[a]	CFU-S±SE[b]	DNA-SSB±SD[c]
Vena cava	Infusion	43±8,5	25±6,6	159±182	43±40	25±24	71±19
	Bolus	29±24	13,7	116±15	14±5	1,3±0,9	68±1
Vena portae	Infusion	75±55	30±8,5	101±21	58±26	39±6	100±80
	Bolus	27±15,6	13,4	96±52	44±11	3,1±0,6	137±103
Arteria hepatica propria	Infusion	115±6,5	35±9,5	48±67	72±5,3	66±13	23±25
	Bolus	33±7,9	26±14,6	208±160	35±15	10±6,8	177±9,2

[a]CFU-C ± SE = mittlere von behandelten Knochenmarkszellen gebildete Koloniezahl auf Kulturplatten prozentual zur Kontrolle ± Standard Irrtum

[b]CFU-S ± SE = mittlere von behandelten Knochenmarkszellen gebildete Koloniezahl in Mausmilzen prozentual zur Kontrolle ± Standard Irrtum

[c]DNA-SSB±SD = Einzelstrangbrüche in der DNA behandelter Knochenmarkszellen (Bestrahlungsäquivalente) ± Standard Abweichung

Tabelle 2. Lokale Toxizität von 5-Fluoro-2'-deoxyuridin (FUDR) und 5-Fluorouracil (5-FU) nach systemischer oder locoregionaler Infusion oder Bolusinjektion über 5 Tage in äquimolarer Dosierung bei Sprague-Dawley Ratten (Gesamtdosis jeweils 1220 µMol/kg; Tierzahl pro Gruppe: n = 4)

Applikations-		FUDR			5-FU		
weg	zeit	GOT±SD[a]	GPT±SD[b]	TB±SD[c]	GOT±SD[a]	GPT±SD[b]	TB±SD[c]
Vena cava	Infusion	74±11,9	21±6,4	0,31±0,3	108±24	40±9,3	0,69±0,08
	Bolus	48± 2,5	20±7	0,67±0,1	35±9,9	12±4,2	0,86±0,69
Vena portae	Infusion	113±100	34±20	0,37±0,21	69±26	32±6,8	0,36±0,08
	Bolus	54±22	29±14	0,50±0,1	40±17	14±7	0,14±0,24
Arteria hepatica propria	Infusion	81±44	25±9,8	0,27±0,22	78±22	46±8,2	0,97
	Bolus	43±11,2	17±8,3	0,15±0,11	71±60	19±9,6	0,7 ±0,7

[a] GOT ± SD = GOT U/l ± Standard Abweichung;
[b] GPT ± SD = GPT U/l ± Standard Abweichung;
[c] TB ± SD = Gesamtbilirubin mg/dl ± Standard Abweichung

Zusammenfassung

Zur Untersuchung der Nebenwirkungen locoregionaler Chemotherapie der Leber wurden SD-Ratten über verschiedene Applikationswege und -zeiten mit 5-Fluoro-2'-deoxyuridin (FUDR) und 5-Fluorouracil (5-FU) behandelt. Die Koloniebildungsfähigkeit der Knochenmarksstammzellen und die Menge der DNA-Einzelstrangbrüche in Knochenmarkszellen zeigen - als Parameter für die systemische Toxizität -, daß jeweils die Dauerinfusion via Arteria hepatica propria das Knochenmark am wenigsten schädigte, wobei 5-FU im Vergleich zu FUDR eine nicht signifikant höhere Toxizität aufwies. Dagegen nahm die Lebertoxizität gemessen an GOT, GPT und Gesamtbilirubin durch eine lokale Applikation beider Substanzen nicht wesentlich zu. Die Bestätigung theoretischer Vorteile einer locoregionalen Chemotherapie läßt das beschriebene Modell als grundsätzlich geeignet erscheinen, um neue Substanzen für locoregionale Therapieformen zu testen.

Summary

To investigate the toxic effects of loco-regional liver chemotherapy SD rats were treated with 5-fluoro-2'-deoxyuridine (FUDR) and 5-fluorouracil (5-FU) given by different administration routes and at different times. At 16 h after treatment the systemic toxicity, measured by the colony formation capacity of bone marrow stem cells and the rate of DNA single-strand breaks in bone marrow cells, was lowest after continuous infusion via the proper hepatic artery for both compounds. In comparison with 5-FU, FUDR seemed to be less toxic to the bone marrow. The local liver toxicity in terms of GOT, GPT, and total bilirubin was only slightly elevated following local administration. Since these studies confirmed the theoretical advantages of loco-regional chemotherapy, our model can be considered suitable for drug screening in loco-regional therapy.

Literatur

1. Bedford P, Berger MR, Eisenbrand G, Schmähl D (1984) The level of DNA interstrand crosslinking in bone marrow parallels the extent of myelosuppression in mice treated with four chloroethylnitrosoureas. J Cancer Res Clin Oncol 108:141-147
2. Danenberg PV, Heidelberger C, Mulkins MA, Peterson AR (1981) The incorporation of 5-fluoro-2'-deoxyuridine into DNA of mamalian tumor cells. Biochem Biophys Commun Res 102:654-658
3. Ensminger WD, Roskowsky A, Raso V, Levin DC, Glode M et al (1978) A clinical-pharmacological evaluation of hepatic arterial infusions of 5'-fluoro-2'-deoxyuridine and 5-fluorouracil. Cancer Res 38:3784-3792

Dr. T.H. Henne, Institut für Toxikologie und Chemotherapie, Deutsches Krebsforschungszentrum, Im Neuenheimer Feld 280, D-6900 Heidelberg

24. Einfluß von Operation und Narkose auf Wachstum und Metastasierung solider Tumoren bei Ratten

The Influence of Operation and Anesthesia on Growth and Metastasis of Solid Tumors in Rats

G. H. Geelhaar[1], M. Betzler[1], M. Zöller[2], H. Stimmel[1], G. F. Zimmermann[1] und H. K. Schackert[1]

[1] Chirurgische Universitätsklinik Heidelberg, Abteilung 2.1.1. (Direktor: Prof. Dr. Ch. Herfarth)
[2] Institut für Nuklearmedizin am Deutschen Krebsforschungszentrum, Heidelberg

Einleitung

In verschiedenen klinischen urd experimentellen Studien (1, 2, 3, 4) wurde beobachtet, daß Operationsstreß zu einem verstärkten Tumorwachstum mit ansteigender Metastasierung führen kann. Als Ursache dieser Tumorprogression wurden verschiedene immunologische Phänomene diskutiert (5).

Ziel dieser Studie war die Untersuchung des Einflusses von Operation und Narkose auf Wachstum und Metastasierung solider Tumoren in geeigneten Tiermodellen.

Material und Methoden

Versuchstiere

Etwa 250 gr schwere durch Inzucht induzierte syngene Sprague Dawley (SD) Ratten (Zentralinstitut für Versuchstierzucht, Hannover), sowie gleichfalls durch Inzucht induzierte ca. 200 gr schwere BDX Ratten (Fa. Thomae, Biberach) wurden verwendet. Die Ratten waren frei von speziellen Pathogenen, insbesondere frei von Mycoplasma pulmonis Infektionen.

Tumorlinien

1. *Das Novikoff-Hepatom* (6): Ein schnell wachsender, solider, transplantabler, primär durch 4-Dimethyl-amino-azobenzene induzierter Lebertumor. Es wurden über Ascites passagierte Tumorzell-Linien verwendet.

2. *BSp-73-Tumor* (7): Ein bei BDX-Ratten spontan intraperitoneal auftretendes Adeno-Carcinom des Pankreas. Es wurde die durch

Chirurgisches Forum '85
f. experim. u. klinische Forschung
Hrsg.: F. Stelzner

Passagierung entstandene Variante BSp-73 ASML verwendet. Sowohl das Novikoff-Hepatom als auch der BSp-73 Tumor zeigen ein typisches, standardisiertes Wachstumsverhalten (6, 7).

Tumordosis und Applikation

5 x 10^6 Zellen des frisch entnommenen Novikoff-Ascites wurden in einem Volumen von 0,05 ml physiologischer NaCl-Lösung subcutan in die rechte hintere Pfote der Versuchstiere appliziert. 5 x 10^5 BSp-73 ASML-Zellen wurden in die Schwanzvene bzw. subcutan in die rechte Hinterpfote injiziert.

Narkose

Als Narkoseverfahren wurden eine Halothan-Lachgas-Inhalationsnarkose im halboffenen System bzw. eine intraperitoneale Narkose mit einer Dosis von 1 ml/100 gr Körpergewicht einer 4 %-Lösung von Chloralhydrat verwendet.

Operation und Amputation

Als Operationsverfahren zur Streß-Induktion wurde die mediane Laparotomie mit Durchtrennung der Bauchdecke vom Processus xyphoideus bis unmittelbar suprapubisch gewählt. Nachfolgend wurde das Intestinum für die Dauer von 15 min eventriert. Ein schichtweiser Wundverschluß mit fortlaufender Naht schloß die Operation ab.

Die Amputationen wurden 1 cm proximal des Kniegelenkes unter Mitnahme des poplitealen Lymphknotens nach Ligatur der Femoralarterie vorgenommen.

Verlaufsbeobachtung

Wöchentliche Messung der Tumordurchmesser bei der Versuchsreihe mit dem Novikoff-Hepatom. Palpatorische Kontrolle der Metastasierung bei Tieren mit BSp-73 Tumoren. Feststellung des Todesdatums. Nachfolgende Sektion mit Erhebung der Todesursache und histologischer Sicherung der Befunde. Die bei Versuchsende noch lebenden Tiere wurden getötet und entsprechend untersucht.

Statistik

Die Vergleiche zwischen den Versuchsgruppen wurden mit dem Wilcoxon-Rangsummen-Test durchgeführt.

Tiermodelle

Modell 1: Applikation von Tumorzellen des Novikoff-Hepatoms und synchrone Operation.
Modell 2: Laparotomie mit Applikation des BSp-73 ASML-Tumors synchron bzw. metachron (3 Tage nach Tumorimplantation). Amputation jeweils 7 Tage nach der Tumorapplikation.

Modell 3: Laparotomie mit synchroner Applikation der BSp-73 ASML-Tumorzellen intravenös.

Als Kontrolle dienten in allen Modellen eine gleichartig anästhesierte, nicht laparotomierte Tiergruppe.

Ergebnisse

Modell 1: Es läßt sich bei Tieren, bei denen die Tumorimplantation und die Operation synchron vorgenommen wurde, 2 Wochen postoperativ ein signifikant ($p < 0,01$) größerer Tumor nachweisen (Tabelle 1).

Tabelle 1. Vergleich des Tumorvolumens (mm^3) von Einzeltieren in einer laparotomierten und einer nur anästhesierten Kontrollgruppe 14 Tage nach subcutaner Applikation einer Suspension von 5×10^6 Novikoff-Hepatom Zellen in die rechte Hinterpfote

Nr.	Kontrolle	Op-Gruppe
1	250	2450
2	350	11000
3	250	1700
4	0	1100
5	0	2450
6	650	650
7	150	0

Modell 2: Bei allen Gruppen mit synchroner Tumorimplantation findet sich eine deutlich höhere Metastasierungstendenz und eine Verkürzung der mittleren Überlebenszeit gegenüber der Kontrollgruppe und den Gruppen mit einer metachronen Laparotomie (Tabelle 2).

Tabelle 2. Überlebenszeiten (Mittelwerte der Gruppen und 95 %-Vertrauensgrenzen) von laparotomierten und nicht-laparotomierten Tiergruppen nach subcutaner Applikation von 5×10^5 Tumorzellen (BSp-73 ASML) in die rechte Hinterpfote (n = 7 je Gruppe)

Gruppe	Überlebenszeit (Tage)	95%-Konf.
Kontrolle	64	(30-100)
Laparotomie synchron		
Amputation (+)	80	(40-120)
Amputation (-)	47	(47-47)
Laparotomie metachron		
Amputation (+)	91	(49-133)
Amputation (-)	57	(30-93)

Eine Amputation sieben Tage nach der Tumorimplantation ist nur bei einer nicht operierten Gruppe kurativ. Bei den operierten Gruppen mit nachfolgender Amputation kommt es unabhängig davon, ob die Tumorimplantation 3 Tage präoperativ oder synchron unmittelbar postoperativ erfolgt war, bei der Hälfte der Tiere zum nachfolgenden Tod durch Metastasierung (Tabelle 3).

Modell 3: Eine synchrone Operation und i.v. Applikation von Tumorzellen führt zu einer deutlich schnelleren Metastasierung in die Lunge mit signifikanter ($p < 0{,}002$) Verkürzung der Überlebenszeit gegenüber einer Kontrollgruppe,bei der nur eine i.v.-Applikation der Tumorzellen durchgeführt wurde (Tabelle 3).

Tabelle 3. Überlebenszeiten (Mittelwerte der Gruppen und 95 %-Konfidenzintervall) einer laparotomierten und einer nur anästhesierten Kontrollgruppe nach intravenöser Applikation von 5×10^5 Tumorzellen (BSp-73 ASML) (n = 7 je Gruppe)

Gruppe	Überlebenszeit (Tage)	95%-Konf.
Kontrolle	93	(46-140)
Laparotomie	38	(24-52)

Diskussion

Der Streß einer Laparotomie führt bei lokal wachsenden, nicht metastasierenden Tumoren zu einem deutlich schnelleren Größenwachstum. Sowohl nach lokaler, als auch nach systemischer Applikation kommt es zu einer deutlichen Verkürzung der mittleren Überlebenszeit von Ratten. Bei der lokalen Implantation scheint der Zeitpunkt der Tumorapplikation in Bezug auf die Operation von Bedeutung zu sein. Der "Operationseffekt" ist offenbar kleiner, wenn zum Zeitpunkt der Operation bereits ein sessiler Tumor vorhanden ist, als wenn der Tumor noch in freier Suspension vorliegt. Diese beobachteten Effekte dürften Resultate einer Allgemeinreaktion des Organismus sein. Erste Untersuchungen weisen darauf hin, daß ein Teil dieser Allgemeinreaktion durch eine Depression des Immunsystems bedingt sein könnte.

Zusammenfassung

Das Modell eines soliden Tumors mit lokal wachsender und metastasierender Variante erweist sich als geeignet zur Untersuchung des Zusammenhangs zwischen einer Operation und dem Wachstums- und Metastasierungsverhalten eines Tumors. Es konnte gezeigt werden, daß sich der Operationsstreß tumorwachstumsfördernd im weitesten Sinne auswirkt. Darüberhinaus weisen erste Versuche auf einen Zusammenhang zwischen Operation und Depression der unspezifischen Immunabwehr hin, die sich möglicherweise durch eine Präaktivierung der Immunabwehr weitgehend verhindern läßt. Eine tumorwachstumsfördernde Tendenz durch Laparotomie läßt sich auch an einem weiteren Tumormodell, dem Novikoff-Hepatom, eindeutig nachweisen. Weitere Versuche mit autochthonen Tumoren müssen Aufschluß über die Verallgemeinerungsfähigkeit dieser Resultate geben.

Summary

The model of a solid tumor with variants growing locally and metastasizing variants was used to investigate the correlation between operation and the patterns of growth and metastasis of tumors. Operative stress seems to be a tumor stimulator. Preliminary experience has shown a possible correlation between operation and depression of nonspecific immunity. This depression might be preventable by preactivation of nonspecific immunity. In a different tumor model (Novikoff hepatoma), operative stress also seemed to promote tumor growth. In further studies the general validity of these results in autochthonous tumors will be investigated with immunological tests on nonspecific immune defense related to tumor growth.

Literatur

1. Fisher G, Fisher ER (1959) Experimental studies of factors influencing hepatic metastases. II. Effect of partial hepatectomy. Cancer 12:929-932
2. Hattori T, Hamai Y, Takiyama W, Hirai T, Ikeda T (1980) Enhancing effect of thoracotomy on tumor growth in rats with special reference to the duration and timing of the operation. Gann 71:280-284
3. Lewis MR, Cole WH (1958) Experimental increase of lung metastases after operative trauma (amputation of limb with tumor). Arch Surg 77:621-626
4. Tanemura H, Sakata K, Kunieda T, Saji S, Yamamoto S, Takeoshi T (1982) Influences of operative stress on cell-mediated immunity and on tumor metastases and their prevention by nonspecific immunotherapy: Experimental studies in rats. J Surg Oncol 21: 189-195
5. Hattori T, Hamai Y, Ikeda T, Takiyama W, Hirai T, Miyoshi Y (1982) Inhibitory effects of immunopotentiators on the enhancement of lung metastasis induced by operative stress in rats. Gann 73:132-135
6. Novikoff AB (1957) A transplantable rat liver tumor induced by 4-dimethylamino-azobenzene. Cancer Res 17:1010-1027
7. Matzku S, Komitowski D, Mildenberger M, Zöller M (1983) Characterization of BSp-73, a spontaneous rat tumor and its in vivo selected variants showing different metastasizing capacities. Invasion Metastasis 3:109-123

Dr. G.H. Geelhaar, Chirurgische Universitätsklinik, Abt. 2.1.1., Im Neuenheimer Feld 110, D-6900 Heidelberg

25. Untersuchungen zur Wirksamkeit einer cytostatischen Behandlung auf xenotransplantierte menschliche Schilddrüsencarcinomgewebe

Influence of Cytostatic Drug Therapy on Growth Behavior of Human Thyroid Carcinomas Xenotransplanted into Athymic Nude Mice

H. J. C. Wenisch[1], R.-H. Wagner[2], P.-M. Schumm[3] und A. Encke[1]

[1] Zentrum der Chirurgie, Abt. für Allg.- und Abdominalchirurgie im Klinikum der J.W. Goethe-Universität Frankfurt/M. (Leiter: Prof. Dr. A. Encke)

[2] Zentrum der Chirurgie, Abt. für Thorax-, Herz- und Gefäßchirurgie im Klinikum der J.W. Goethe-Universität Frankfurt/M. (Leiter: Prof. Dr. P. Satter)

[3] Zentrum der Inneren Medizin, Abt. für Endokrinologie im Klinikum der J.W. Goethe Universität Frankfurt/M. (Leiter: Prof. Dr. K. Schöffling)

Einleitung

Bei Patienten mit anaplastischen Schilddrüsencarcinomen scheint eine cytostatische Behandlung erfolgversprechend zu sein (1). Nachdem ein Modell zur Xenotransplantation und Passage menschlicher Schilddrüsencarcinome auf thymusaplastische Nacktmäuse zur Verfügung steht (3), wurde der Einfluß einer cytostatischen Behandlung auf xenotransplantiertes menschliches Schilddrüsencarcinomgewebe untersucht.

Material und Methode

Nach Xenotransplantation und Passage über 12 bzw. 14 Nacktmausgenerationen (nu/nu; NMRI) wurden zwei verschiedene anaplastische Schilddrüsencarcinome untersucht. Eine Bestimmung der Transplantatflächen erfolgte nach der Einteilung in Versuchs- und Kontrollgruppen in wöchentlichem Abstand. Nach tumorbedingtem Absterben einzelner Versuchstiere wurden bei den überlebenden Tieren die Transplantatgewichte gemessen. Die statistische Auswertung erfolgte nach dem Student-t-Test.

a) Die erste Versuchsreihe umfaßte 25 Versuchs- (Gruppe A) und 18 Kontrolltiere (Gruppe K) mit der jeweils doppelten Anzahl von Transplantaten. Nach Vorliegen der zweiten Ausgangsmes-

*Mit Unterstützung durch die Deutsche Forschungsgemeinschaft (We 1076/1-1)

Chirurgisches Forum '85
f. experim. u. klinische Forschung
Hrsg.: F. Stelzner

sung erhielten die Versuchstiere in wöchentlichem Abstand jeweils 25 % der LD_{50} des Cytostaticums Doxorubicin i.v. Nach 7 Therapiecyclen wurden jeweils 13 überlebende Tiere beider Gruppen getötet und die Transplantatgewichte bestimmt.

b) In einer zweiten Versuchsreihe wurden anaplastische Schilddrüsencarcinomtransplantate eines anderen Spenders verwendet. Es wurden 3 Versuchsgruppen gebildet. Nach Vorliegen der ersten beiden Meßwerte erhielten 12 Tiere einmal wöchentlich 25 % der LD_{50} des Cytostaticums Doxorubicin i.v. (Gruppe A), weitere 12 Tiere erhielten zusätzlich 25 % der LD_{50} des Cytostaticums Cyclophosphamid wöchentlich i.p. (Gruppe A+E), und 8 Tiere dienten als Kontrolle (Gruppe K). Nach 3 Therapiecyclen wurden die überlebenden 10 Tiere der Gruppe A, 7 Tiere der Gruppe A+E und 6 Tiere der Kontrollgruppe K getötet, und die Transplantatgewichte wurden bestimmt.

Ergebnisse

a) Die Ergebnisse der 1. Versuchsgruppe werden in Abb. 1 zusammengefaßt. 2 Wochen nach Therapiebeginn trat erstmals ein statistisch signifikanter Unterschied zwischen beiden Gruppen auf ($p < 0{,}01$). Die Endgewichte der Tumoren zeigten 9 Wochen nach der Transplantation ebenfalls einen statistisch signifikanten Unterschied ($p < 0{,}001$).

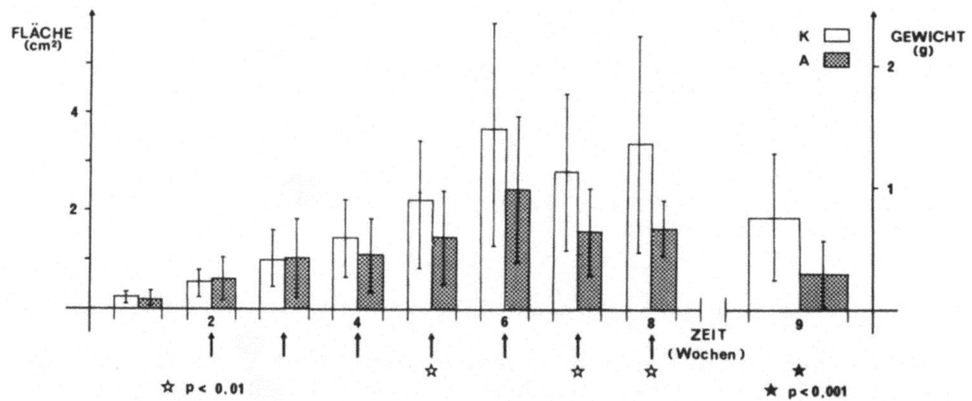

Abb. 1. Aufstellung der Transplantatgrößen und der Transplantatendgewichte während des 9 Wochen dauernden Experimentes; gerastert sind die Mittelwerte der Doxorubicin-Gruppe (A) im Vergleich zur Kontrollgruppe (K). ↑ entspricht der i.v. Applikation von 25 % der LD_{50} Doxorubicin

b) Die Ergebnisse der 2. Versuchsserie faßt Abb. 2 zusammen. Bei der letzten Messung 2 Wochen nach Therapiebeginn waren die Transplantate in beiden Versuchsgruppen signifikant kleiner als bei der Kontrollgruppe ($p < 0{,}01$). Nach Tötung der überlebenden Tiere zeigten die Tumorendgewichte ebenfalls signifikante Unterschiede ($p < 0{,}001$). Die Unterschiede zwischen beiden Versuchsgruppen waren statistisch nicht signifikant.

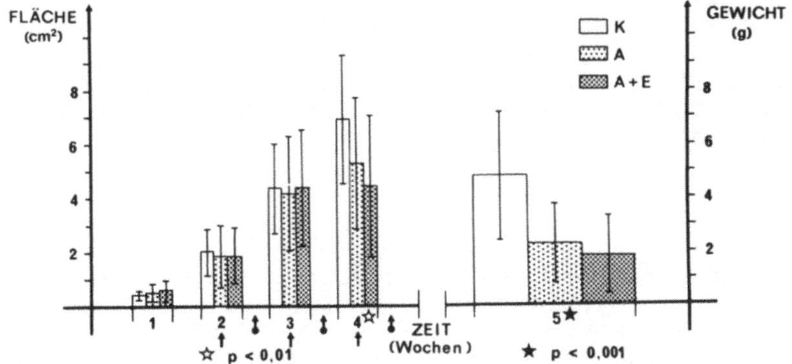

Abb. 2. Aufstellung der Transplantatgrößen und der Transplantatendgewichte während des 5 Wochen dauernden Experimentes; K entspricht der Kontrollgruppe, A der Doxorubicin-behandelten Gruppe, A+E der Gruppe mit Doxorubicin- und Cyclophosphamid-Therapie. ↑ entspricht der i.v. Applikation von 25 % der LD_{50} Doxorubicin, ↕ der intraperitonealen Gabe von 25 % der LD_{50} Cyclophosphamid

Diskussion

Nach Xenotransplantation menschlicher Mammacarcinome auf thymusaplastische Nacktmäuse wurde eine gute Korrelation zwischen experimentellen Ergebnissen und klinischen Resultaten beschrieben (2). Ein guter therapeutischer Effekt wurde bei klinischen Untersuchungen kleiner Patientenkollektive mit lokal nicht kurablen oder metastasierten anaplastischen Schilddrüsencarcinomen nach Einsatz des Cytostaticums Doxorubicin beschrieben (1). Die Ergebnisse beider Versuchsserien mit zwei verschiedenen anaplastischen Schilddrüsencarcinomtransplantaten zeigen, daß Doxorubicin das Wachstum der Transplantate statistisch signifikant hemmt (Abb. 1 und 2). Eine zusätzliche Behandlung mit Cyclophosphamid führte bei einer Versuchsserie zwar zu einer weiteren Verminderung des Transplantatwachstums, der Unterschied zu der Gruppe mit Doxorubicin-Monotherapie war jedoch statistisch nicht signifikant. Weitere Untersuchungen müssen zeigen, ob in der Literatur angegebene Kombinationsschemata (1) auch am in vivo-Modell wirksam sind. Ein direkter Vergleich der experimentellen Ergebnisse mit klinischen Resultaten steht bisher noch aus.

Zusammenfassung

Der Einfluß einer cytostatischen Behandlung auf das Wachstumsverhalten anaplastischer Schilddrüsencarcinome wurde nach Xenotransplantation auf thymusaplastische Nacktmäuse geprüft. 2 verschiedene Tumoren wurden in getrennten Versuchsserien getestet. Die Applikation des Cytostaticums Doxorubicin einmal wöchentlich führte zu einer statistisch signifikanten Wachstumshemmung in beiden Versuchsserien, die sowohl anhand der Wachstumskurven als auch der Tumorendgewichte im Vergleich zu den Kontrollgruppen nachgewiesen werden konnte. Eine zusätzliche Behandlung mit Cyclophosphamid führte zu einer weiteren Reduktion der mittleren Transplantatgrößen und -gewichte, der Unterschied zu der nur mit Doxorubicin behandelten Gruppe war jedoch statistisch nicht signifikant.

Summary

The influence of cytostatic drug therapy on growth behavior of anaplastic thyroid carcinomas was tested after xenotransplantation into athymic nude mice. The different donor tissues were tested in two different investigations. In both experiments, a statistically significant reduction of tumor size and weight was found in the therapy groups compared with the controls after IV administration of doxorubicin once a week. An additional therapy with cyclophosphamide induced further reduction in tumor weight, but there was no statistically significant difference compared with the group receiving doxorubicin monotherapy.

Literatur

1. Benker G, Dabag S, Reinwein D, Seeber S (1984) Chemotherapie der Schilddrüsencarcinome. In: Becker HD, Heinze HG (Hrsg) Maligne Schilddrüsentumoren. Springer, Berlin Heidelberg New York Tokyo, S 187
2. Michel R-Th, Bastert G, Fortmeyer HP, Eichholz H, Schmidt-Matthiesen H (1981) Hormonal and combined hormonal-cytostatic drug therapy of human mammary carcinomas after xenotransplantation. In: Bastert G, Fortmeyer HP, Schmidt-Matthiesen H (Hrsg) Thymusaplastic nude mice and rats in clinical oncology. Fischer, Stuttgart New York, p 183
3. Wenisch HJC, Encke A, Schumm P-M, Usadel K-H, Fortmeyer HP (1983) Establishment and passage of human malignant thyroid tumor xenografts in athymic nude mice. Naturwissenschaften 70:96

Dr. med. Hubertus J.C. Wenisch, Zentrum der Chirurgie, Abt. für Allg.- und Abdominalchirurgie, Klinikum der J.W. Goethe-Universität, Theodor-Stern-Kai 7, D-6000 Frankfurt am Main

26. Differenzierung von Tumormarkern verschiedener histopathologischer Bronchialcarcinome anhand von Zellkulturen und ihre mögliche Bedeutung für die chirurgische Therapie

Differentiation of Tumor Markers of Different Histopathological Types of Lung Cancer in Cell Cultures and Its Possible Relevance for Surgery

D. Branscheid[1], W. Luster[2], C. Gropp[2], P.E. Goretzki[1] und H.-D. Röher[1]

[1]Zentrum für Operative Medizin I der Philipps-Universität Marburg, Chirurgische Klinik (Leiter: Prof. Dr. med. H.-D. Röher)
[2]Zentrum für Innere Medizin, Abteilung für Onkologie und Hämatologie (Leiter: Prof. Dr. med. K. Havemann), Marburg

Einleitung

Eine beobachtete Häufung paraneoplastischer endokriner Syndrome im eigenen Krankengut bei operierten Patienten mit nicht-kleinzelligen Bronchialcarcinomen gab Anlaß zur Untersuchung der Peptidhormonbildung und deren Einfluß auf das Wachstumsverhalten dieser Tumoren.

Methodik

Von Tumorgewebe (100 Patienten), operativ oder durch Punktion gewonnen, konnten 25 Tumore in permanenten Zell-Linien etabliert werden. (6 kleinzellige-, 5 großzellige-, 9 Plattenepithel-, 5 Adeno-Carcinome der Lunge (WHO-Klassifikation)). Die Etablierung der Zell-Linien erfolgte durch direktes "Cloning" des entsprechend aufgearbeiteten Tumor-Gewebes im MEM Dulbecco's- oder RPMI 1640-Medium mit 16,6 % fetalem Kalbsserum.

Xenotransplantation

Von permanenten Zell-Linien wurden Zellsuspensionen in athymische Nacktmäuse (NMRI) s.c. injiziert unter "lamminar-flow" (BH.-26 TG, Flow GmbH Meckenheim). Die Mäuse wurden unter standardisierten Bedingungen gehalten: steril, 37°C, 70 % Luftfeuchtigkeit. Bei einer Tumorgröße von mehr als 4 cm^3 wurde eine erneute Transplantation vorgenommen oder der Tumor in Zellkultur gebracht und zur histologischen Untersuchung vorbereitet.

Chirurgisches Forum '85
f. experim. u. klinische Forschung
Hrsg.: F. Stelzner

Durchgeführte Untersuchungen

1. Peptidhormonbestimmungen: Folgende Peptide wurden radioimmunologisch bestimmt (kommerzielle Assays): ACTH, Bombesin, Neurotensin, Calcitonin, Substanz P.

2. Morphologische Untersuchungen: Cytodiagnostik: Die Zellen wurden nach Zentrifugation nach Pappenheim (Heining 1966) gefärbt und lichtmikroskopisch (Takakasi 1981) analysiert. Histologie und Elektronenmikroskopie: Schnitte vom Originaltumor, Xenotransplantat und von den Zell-Linien wurden in Epon fixiert und licht- und elektronenmikroskopisch (Zeiss EM 95) untersucht.

3. Messung der Zellproliferation: Die Inkorporation von 1 μCi Thymidin (methyl-^{3}H) pro Kultur in die DNA wurde mittels automatischer Zellzählung und "soft-agar-assay" gemessen: Je 1 x 10^5 Tumorzellen/ml Medium wurden in Kultur gebracht und bei Proliferation bis zu 6 - 8 x 10^5 Zellen/ml Medium für 16 h unter Zugabe einer der folgenden "Stimulationsmedien" inkubiert: 0,01 %, 0,02 % oder 0,1 % EDTA; 6,2 mM, 12,5 mM oder 25 mM $CaCl_2$; Insulin, Transferrin und Selenium in Portionen von 5 μg/ml, 5 μg/ml und 5 ng/ml, 50 μg/ml und 50 ng/ml oder 200 μg/ml, 200 μg/ml und 200 ng/ml; 50 μg/ml oder 200 μg/ml Insulin; 0,05 ng/ml, 0,125 ng/ml oder 1 ng/ml Bombesin; 0,01 ng/ml oder 0,5 ng/ml oder 1 ng/ml oder 2 ng/ml ACTH; 0,1 ng/ml, 0,5 ng/ml oder 1 ng/ml Calcitonin; 2,5 IU/ml, 5 IU/ml, 25 IU/ml oder 50 IU/ml TSH; 1 μg/ml, 2 μg/ml, 5 μg/ml oder 10 μg/ml Acetylcholin.

Ergebnisse

Peptidhormonsekretion: ACTH, Bombesin, Calcitonin, Neurotensin wurden von allen vier histologischen Tumortypen in vergleichbarer Häufigkeit ins Kulturmedium sezerniert. Den prozentualen Anteil entsprechend positiver Ergebnisse an allen, kurzfristig und permanent, in der Zellkultur etablierten Tumoren zeigt Tabelle 1.

Tabelle 1. Häufigkeit positiver Hormonimmunoreaktivität in Zellkulturen von Bronchialcarcinomen (n = 90)

	Tumortyp			
Peptid/RIA	kleinzellig	großzellig	Plattenepithel	Adeno
ACTH	31 %	30 %	24 %	20 %
Calcitonin	43 %	50 %	20 %	39 %
Neurotensin	25 %	40 %	20 %	20 %
Bombesin	50 %	60 %	63 %	46 %

Morphologische Charakteristik: Ein komplexes histologisches Bild mit Vorhandensein von Komponenten der jeweils anderen histologischen Typen wurde zwischen 5 % und 35 % der vier histologischen Tumorklassen gesehen. Die wesentlichen morphologischen Charakteristika der einzelnen Tumoren blieben jedoch am Xenotransplantat stets identisch mit dem Originaltumor und in den permanenten Zell-Linien.

Tumorproliferation: Im Gegensatz zum biologischen Verhalten am Menschen und zur Proliferationsgeschwindigkeit der Xenotransplantate zeigten nicht-kleinzellige Tumoren wesentlich kürzere Tumorverdoppelungszeiten als kleinzellige Bronchialcarcinome. Diese negative Beziehung zwischen Tumorverdoppelungszeit in der Kultur und auf der Nacktmaus mit multipler Peptidhormonbildung ist in Tabelle 2 dargestellt.

Tabelle 2. Zusammenhang von Tumorverdoppelung in der Kultur und im Xenotransplantat von Bronchialcarcinomen mit multipler Peptidhormonbildung

Bronchial-Ca. Zell-Linie		TU.-Wachstum Maus $1x10^7$ Zellen s.c.	TU.-Verdopplung (Tage) Kultur	TU.-Verdopplung (Tage) Maus
kleinzellig	MR-22	14	4	2 - 7
	MR-55	-	5	-
	MR-86	7	4	1 - 2
	MR-103	14 - 28	3 - 5	3 - 5
Plattenepithel	MR-9	-	1,5	-
	MR-25	80	1	20
	MR-32	70	1,5	6 - 12
	MR-65	56	1	4 - 7
	MR-90	100	1	7 - 10
Adeno	MR-5	140	1 - 3	20
	MR-13	-	-	6
großzellig	MR-8	35 - 42	3	6 - 10
	MR-97	56 - 70	1	7 - 18

Die Peptidhormone ihrerseits können Zellproliferation in der Kultur beeinflussen. Der stimulierende Effekt von Bombesin kommt dabei der Stimulation durch ITS nahe (Abb. 1).

Folgerung

1. Nicht-kleinzellige Bronchialcarcinome sind wie kleinzellige fähig zur Bildung und Sekretion einer Vielzahl von hormonimmuno-reaktiven Peptiden.
2. Bronchialcarcinome behalten in der Regel ihre histologische Identität in der Zellkultur und nach Xenotransplantation auf die Nacktmaus. Das Vorkommen von Mischtypen und die oben genannte prinzipiell gleichartige Fähigkeit zur Peptidhormonbildung legen die Annahme eines gemeinsamen Ursprungs der verschiedenen morphologischen Ausprägungen nahe.
3. Der Einfluß der Peptidhormone ihrerseits auf die Proliferation in der Zellkultur läßt an eine gewisse Autoregulation des Wachstums dieser Tumoren auf auto- oder parakrinem Wege denken.

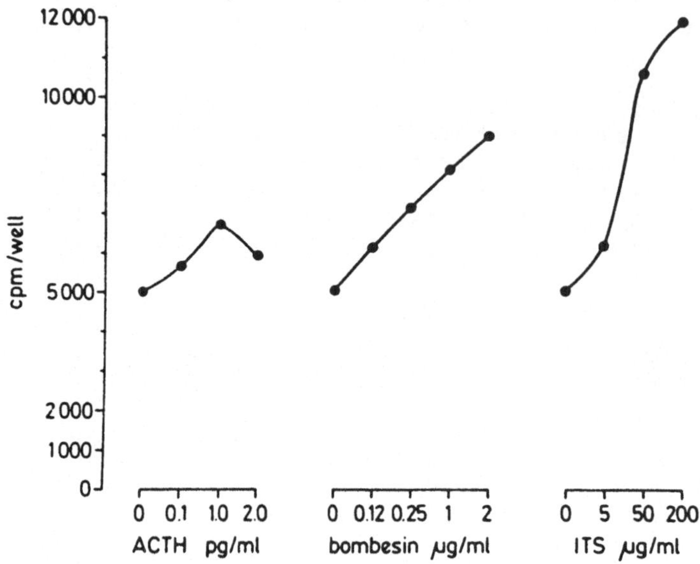

Abb. 1. Einfluß von ACTH, Bombesin im Vergleich zu ITS auf die Proliferation der Zellkulturen am Beispiel eines Plattenepithel-Carcinoms der Lunge

Zusammenfassung

Langzeit-Zellkulturen von 6 kleinzelligen, 5 großzelligen, 9 Plattenepithel- und 5 Adenocarcinomen der Lunge zeigten *in vitro* eine Sekretion von ACTH, Bombesin, Calcitonin, Neurotensin und Substanz P. Licht- und elektronenmikroskopische Untersuchungen des Primärtumors, der Zellkultur und des Xenotransplantats zeigten Identität des histologischen Typs und der Tumorzell-Linie. Bei kleinzelligen und nicht-kleinzelligen Zellkulturen von Lungentumoren konnte bei Inkubation mit Peptidhormon-Medium Zellproliferation beobachtet werden.

Summary

Long-term cell cultures from six small cell, five large cell, nine squamous and five adenocarcinomas of the lung showed in vitro secretion of ACTH, bombesin, calcitonin, neurotensin, and substance P. Light- and electron-microscopic examinations of the primary tumor, the culture cells, and the xenografts confirmed the identity of the histological type of the tumor cell lines. In small cell and non-small cell lung tumor cultures incubated in the presence of peptide hormone-containing medium, cell proliferation was seen.

Literatur

1. Sorensen GD, Pettengill OS, Bruick-Johnson T, Gate CC, Maurer LH (1981) Hormon production by cultures of small cell carcinoma of the lung. Cancer 47:1289

2. Luster W, Gropp C, Havemann K (1983) Peptide hormone synthesizing lung tumor cell lines: Establishment and first characterization of biosynthetic products. Acta Endocr Supp 253: 24
3. Skrabanek P, Powell D (1978) Unifying concept of non-pituitary ACTH secreting tumors. Evidence of common origin of neutral chest tumors: carcinoids and oat-cell carcinomas. Cancer 42: 1262
4. Shimosato Y, Kayema T, Tuagi K et al. (1976) Transplantation of human tumors into nude mice. J Nath Cancer Inst 56:1251

Dr. med. D. Branscheid, Zentrum für Operative Medizin I, Chirurgische Klinik der Philipps-Universität Marburg, Robert-Koch-Straße 8, D-3550 Marburg

27. Untersuchungen zur Cytostaticasensibilität des exokrinen menschlichen Pankreascarcinom

Investigation of Drug Sensitivity Tests in Human Exocrine Pancreatic Carcinoma

M. von Bülow[1], Ch. Gaedertz[1], G. Klöppel[2], R. Klapdor[3], H. H. Baisch[4] und H. Kern[5]

[1]Chirurgische Universitätsklinik Mainz,
[2]Pathologisches Institut, Universität Hamburg,
[3]Medizinische Klinik, Universität Hamburg,
[4]Institut für Biophysik, Universität Hamburg,
[5]Institut für Zellbiologie, Universität Marburg

1 - 4 % aller Patienten mit einem ductalen Pankreascarcinom überleben 5 Jahre. Für die bis zu 90 % inoperablen Fälle gibt es bis heute keine wirklich lebensverlängernde Therapie. Daher ist die schnelle und konsequente Erforschung von potenten Chemotherapeutica und Chemotherapieregimen für das Pankreascarcinom dringend erforderlich. In der vorliegenden Arbeit soll daher die Durchführbarkeit von Cytostaticasensibilitätstests für das ductale menschliche Pankreascarcinom im Nacktmaussystem, im Hemmtest mit radioaktiv markierten DNA/RNA-Vorläufern sowie im Stammzellassay untersucht werden.

Material und Methode

1. Nacktmaussystem: Für die Versuche wurden 6 - 8 Wochen alte, männliche NMRI-nu/nu-Mäuse benutzt. Von 9 unterschiedlichen Pankreastumorlinien auf der Nacktmaus wurden 2 für Cytostaseversuche ausgewählt. An Cytostatica kamen Mitomycin C, 9 mg/kg KG, Adriamycin 12 mg/kg KG, Cisplatin 10 mg/kg KG, 5-FU 200 mh/kg KG und Streptozotocin 20 mg/kg KG zur Anwendung. Die Medikamente wurden als einmalige Dosis i.p. gegeben. Therapiert wurde ab einer Tumorgröße von 15 mm mit 15 - 20 Tieren pro Gruppe. Die Cytostaticawirksamkeit wurde geprüft durch Bestimmung der Wachstumsverzögerung, Auszählung der Mitoserate am explantierten Tumor 14 Tage nach Therapie sowie durch flußcytometrische Zellcyclusanalysen.

*Mit Unterstützung der Deutschen Krebshilfe e.V. und teilweiser Unterstützung der DFG SFB 215/C1

Chirurgisches Forum '85
f. experim. u. klinische Forschung
Hrsg.: F. Stelzner

2. Kurzzeithemmtest mit radioaktiv markierten DNA/RNA-Vorläufern: Die Versuche erfolgten an 5 verschiedenen Pankreascarcinomzelllinien. In spätlogarithmischer Wachstumsphase wurde ein Teil der Tumorzellen als Kontrolle mit radioaktiv markierten DNA/RNA-Vorläufern inkubiert (3H-Thymidin, 3H-Uridin und 3H-Desoxiuridin, jeweils 2,5 µCi/ml Zellsuspension). Der andere Teil wurde nach zweistündiger Vorinkubation mit Adriamycin, 5-FU, Mitomycin C in Verdünnungsreihen von 1:1 bis 1:1000 weiterbehandelt. Nach 2, 4, 20, 40, 60, 100 und 120 min Inkubation erfolgte die Bestimmung der jeweiligen Einbauraten. Als Cytostaticawirkung galt die Hemmung der Einbaurate der behandelten Tumorzellen gegenüber der unbehandelten Kontrolle.

3. Stammzellassay in Soft Agar: Frische Einzelzellsuspension von humanen Pankreascarcinomen (n = 21), von Nacktmaustumoren (n = 6) und von etablierten Pankreascarcinomzellkulturen (n = 5) wurden in 0,3 %igem Soft Agar mit MEM-Medium und 15 %igem FCS in Petrischalen eingebracht. Neben Bestimmung des Klonierungsindexes erfolgte bei den 5 etablierten Zellkulturlinien eine einstündige Vorinkubation mit 5-FU und Mitomycin C in drei Konzentrationen.

Ergebnisse

Humane exokrine Pankreascarcinome ließen sich erfolgreich auf Nacktmäuse für Cytostaticatests etablieren. In 9 Versuchen konnten 8 Tumorlinien angelegt werden. Die Pankreascarcinome wachsen entsprechend ihrem Differenzierungsgrad unterschiedlich schnell mit Verdoppelungszeiten zwischen 8 und 21 Tagen (1). Mitomycin C, 5-FU und Cisplatin hatten eine nachweisbare Wirkung, gemessen an der Wachstumsverzögerung und eine Reduktion der Mitoserate gegenüber der Kontrolle (Tabelle 1 und 2). Histologisch fanden sich erkennbare Tumordestruktionen mit Nekrosen, die den Ergebnissen der Wachstumsverzögerung entsprachen. Zellcyclusanalysen vom 1. bis 7. Tag nach Behandlung ergaben eine deutliche Veränderung der Zellkinetik gegenüber den Kontrollen. Die Störung wurde als sog. Differenzkinetik definiert, d.h. Unterschied der G_1, S, G_2M-Phase. Der Effekt von cytostatischen Substanzen auf die Einbaurate von radioaktiv markierten DNA/RNA-Vorläufern wurde an 5 Pankreascarcinomlinien im Kurzzeithemmtest getestet. Die Untersuchungen zeigten, daß der absolute Hemmwert einer jeden Substanz für die einzelnen Tumorlinien sehr unterschiedlich war. Adriamycin wirkte auf Panc 1 am stärksten, auf PaCa 2 und Tumor 3 am schwächsten. 5-FU wies eine initiale Hemmrate von 72 - 87 % auf, mit zunehmender Verdünnung verringerte sich auch schnell die prozentuale Hemmung für Panc 1, PaCa 2 und Tumor 3. Mitomycin zeigte bei Serumkonzentration für alle 5 Tumorlinien eine unterschiedliche Wirksamkeit. Der Tumorstammzellassay konnte für 32 unterschiedliche Pankreascarcinome durchgeführt werden. Bei den humanen Primärtumoren (n = 21) gelang es nur in 4 Fällen eine ausreichende Anzahl lebender Zellen für die Weiterverarbeitung zu gewinnen. Klone bildeten sich bei Versuchen mit menschlichen Pankreascarcinomen in einem Fall, bei den Nacktmaustumoren in 5 Fällen, bei den Zellkulturen in 4 Fällen. Der Klonierungsindex lag bei 0,001 - 0,03 %. Cytostaticaversuche mit Mitomycin und 5-FU bei der Tumorlinie 2 zeigten in allen 3 Konzentrationen keine signifikante Verminderung des Klonierungsindexes.

Tabelle 1. Ergebnisbericht. Histologische Befunde, Versuch D, Tumor I, 5. Passage.

a = Mitoseindex, durchschnittliche Anzahl der Mitosen pro Gesichtsfeld bei 40 x-Vergrößerung, ermittelt aus der Mitosenzahl in 5 ausgezählten Gesichtsfeldern aus dem peripheren Tumorgewebe

Gruppe	Histologische Befunde 7. Tag nach Therapie			Histologische Befunde 28. Tag nach Therapie			
	Einzelzell-nekrosen	Gewebs-nekrosen	Mitoseindex[a]	Einzelzell-nekrosen	Gewebs-nekrosen	Mitose-index[a]	Medikament (mg/kg KG)
D 1	+	Ø	2 - 3	+	Ø	3	5-FU 200 mg/kg
D 2	+	Ø	2 - 3	+	Ø	3	Mitomycin C 9 mg/kg
D 3	+	Ø	3	(+)	Ø	3	Streptozotocin 20 mg/kg
D 4	+	Ø	2 - 3	+	Ø	3	Cisplatin 10 mg/kg
D 5	Ø	Ø	3	Ø	Ø	3	Kontrolle

Tabelle 2. Ergebnisübersicht Versuch D, Tumor II, 5. Passage, Cytostaticawirkung. Zwischen den Tumorverdopplungszeiten der Kontrollgruppe D 6 und den Therapiegruppen D 7, 8 und 10 besteht vom 1. - 14. Tag nach Therapie ein signifikanter Unterschied ($p \leq 0{,}01$). Zwischen D 6 und D 9, 11 dagegen nicht

Gruppe	Medikament (mg/kg KG)	Therapiebeginn Anzahl d.Tiere	Therapiebeginn Ø-Gewicht d.Tiere/g		28. Tag nach Therapie Anzahl d.Tiere	28. Tag nach Therapie Ø-Gewicht d.Tiere/g		Wachstumsverzögerungen 1. - 14. Tag nach Therapie in Tagen	
			$\bar{x}$	s		$\bar{x}$	s	$\bar{x}$	T-Wert
D 6	Kontrolle	15	34,3	1,4	14	29,7	1,3	Ø	-
D 7	5-FU 200 mg/kg	16	34,9	1,3	14	24,7	1,5	2,5	5,7
D 8	Mitomycin 9 mg/kg	17	33,9	1,1	12	23,9	1,4	6,0	15,6
D 9	Streptozotocin 20 mg/kg	16	34,7	1,3	15	30,1	1,4	0,4	1,1
D 10	Cisplatin 10 mg/kg	18	32,7	1,3	15	25,3	1,3	4,5	13,4
D 11	Adriamycin 12 mg/kg	16	31,8	1,3	13	21,6	1,5	0,7	1,5

Zusammenfassung

Im Nacktmaussystem konnte die Wirksamkeit von Cytostatica durch Wachstumsverzögerung sowie Bestimmung der verminderten Mitoserate im explantierten Tumor nachgewiesen werden. Ergebnisse an zwei Tumorlinien zeigten eine unterschiedliche Cytostaticawirkung, abhängig vom Proliferationsverhalten der Tumorlinie. Mit der Zellcyclusanalyse war es möglich, den Zeitpunkt der maximalen Cytostaticawirkung und Cytostaticadauer zu beschreiben. Der Kurzzeitincubationshemmtest scheint für die individuelle Cytostaticasensibilität eine einfache durchführbare Methode zu sein, wenn die Präparation von lebenden Einzelzellen gelingt. Der Tumorstammzellassay muß nach den eigenen Versuchen für das Pankreascarcinom als wenig geeignet angesehen werden.

Summary

The possibility of drug sensitivity tests for human pancreatic carcinoma was investigated. Good results were obtained with the transplantation of human pancreatic carcinoma into nude mice. The effectiveness of the drugs tested was seen both in growth delay and in a diminished rate of mitotic figures. The results obtained in two tumor lines showed that drug sensitivity differed depending on tumor growth. Analysis of the cell cycle also showed a similar spectrum of sensitivity for the different tumor lines. This method made it possible to describe the moment and period of maximum drug effect. The short-term incubation test showed different drug sensitivities of the 5 pancreatic tumor lines. It was possible in only 2 of 21 cases of human pancreatic carcinoma to produce clones in soft agar for the colony stem cell assay.

Literatur

1. von Bülow M, Klöppel G, Kern HF, Baisch H, Schärfe Th (1983) Serial heterotransplantation of human pancreatic carcinoma on NMRI nu/nu mice. Morphology, growth kinetics and antigenic surface structure. J Cancer Res Clin Oncol 105:39

Priv.-Doz. Dr. M. von Bülow, Universitätskliniken Mainz, Langenbeckstr. 1, D-6500 Mainz

28. Klinisches Erscheinungsbild, Tumorlokalisation und Letalität bei 1335 Magencarcinomkranken: Vorläufige Zwischenergebnisse der multiklinischen, Chirurgisch-pathologischen Magencarcinom-TNM-Validierungsstudie

The German Cooperative Study on Gastric Cancer: Preliminary Results of the Cooperative Multicenter Surgical-Pathological Observational Study to Validate TNM Classification

H. Rohde, E. Rau und B. Gebbensleben

Krankenhaus der Augustinerinnen, Köln

Eine große Zahl der das Magencarcinom beschreibenden Faktoren sind hinsichtlich ihrer Prognoserelevanz noch nicht zuverlässig untersucht, dazu gehören die Tumorlokalisation, -größe, -form, der Tumortyp, die Tumorausdehnung, die Bedeutung der Topographie befallener Lymphknoten oder der histologischer Klassifikationskriterien, wie Typing und Grading (1, 2). Nationale Komitees haben Definitionen zu den TNM-Kategorien des Magencarcinoms entwickelt, so die Amerikaner (3) auf dem Boden einer retrolektiven Krankenblattanalyse (1), die Japaner bereits 1962 durch Gründung einer Gesellschaft zur Erforschung des Magencarcinoms (Japanese Research Society for Gastric Cancer) und der Deutsch-Schweizerisch-Österreichische TNM-Ausschuß (4).

Im Rahmen der vom Bundesministerium für Forschung und Technologie geförderten multizentrischen Studie bei histologisch gesichertem Magencarcinom standen bisher Probleme der zuverlässigen Befunderfassung und -dokumentation ganz im Vordergrund (5). Vorläufige, nicht gereinigte Daten einer Stichprobe von 1335 Magencarcinomkranken geben uns die Möglichkeit, über die typische Vorgeschichte, Symptomatik, Tumorlokalisation, Therapieform und Kliniksletalität einen ersten Überblick zu geben.

Patienten und Methodik

Vom 1.4.1982 bis 30.6.1984 verpflichteten sich elf Chirurgische Universitätskliniken, elf Chirurgische Lehrkrankenhäuser und 14 Pathologische Institute in der Bundesrepublik, jeden Patienten mit histologisch gesichertem Magencarcinom in die Studie aufzunehmen. Ein Studienprotokoll legt in allen Einzelheiten den Ablauf der Studie fest. Alle Patienten wurden auf speziell entworfenen EDV-Bögen prospektiv in den Kliniken und Pathologischen Instituten dokumentiert. Um die Datenqualität auf ein hohes Niveau zu bringen, wurden folgende Voraussetzungen geschaffen: Einrichtung eines Studiensekretariats mit Studientelefon, Ver-

Chirurgisches Forum '85
f. experim. u. klinische Forschung
Hrsg.: F. Stelzner

sorgung aller Studienpartner mit einem Manual der Instruktionen als Leitfaden und Orientierungshilfe für die Interpretation und Dokumentation der erhobenen Befunde, Besuche des Studienkoordinators bei den Studienpartnern, im dreimonatigen Abstand in Köln abgehaltene Seminare aller Studienteilnehmer (Chirurgen und Pathologen), wiederholte telefonische und schriftliche Kontaktaufnahme mit den Studienpartnern seitens der Studienleitung.

Ergebnisse

Vor Abschluß der Error-check-Prozeduren und Durchführung der Plausibilitätsprüfungen können vorläufige Ergebnisse von 1335 Patienten, 847 Männer (64 %) und 488 Frauen (36 %) vorgestellt werden. Zu 95 % handelt es sich um deutschsprachige Patienten, der Rest waren Ausländer. Ein Drittel kam aus Wohnorten mit einer Einwohnerzahl bis zu 5000, ein Viertel (26 %) aus Ortschaften mit über 100 000 Einwohnern, der Rest (42 %) aus Ortschaften mit Einwohnerzahlen zwischen 5000 und 100 000. Ohne Ausbildung waren 34 %, 4 % hatten die Ausbildung abgebrochen, etwa ein Drittel (38 %) hatte eine abgeschlossene Lehre, ein weiteres Drittel (34 %) hatte entweder eine Meisterprüfung, eine Fachhochschule oder ein Studium abgeschlossen. 17 % der Patienten gaben an, früher ein Magengeschwür, 5 % ein Zwölffingerdarmgeschwür gehabt zu haben. Bei 67 % der Patienten ist eine gastrointestinale Vorgeschichte nicht vorhanden. Unter den präklinischen Symptomen fand sich am häufigsten der Gewichtsverlust (46 %), ein Druckgefühl im Oberbauch (23 %), die Blutung (14 %), selten wurden Abgeschlagenheit (1 %), Appetitlosigkeit (1 %) und Schluckbeschwerden (2 %) angegeben. Tumorlokalisation: Kardia (11 %), oberes Magendrittel (26 %), mittleres Magendrittel (26 %), unteres Magendrittel (25 %), Pylorusregion (5 %), Gesamtmagen (6 %). Unter den fortgeschrittenen Carcinomen klassifiziert nach dem makroskopischen Tumortyp nach Borrmann durch den Chirurgen fand sich am häufigsten der Typ III (30 %), am zweithäufigsten der Typ IV (26 %), am dritthäufigsten der Typ II (24 %) und am vierthäufigsten der Typ I (7 %). Während die Beurteilung des Chirurgen und Pathologen hinsichtlich der Borrmann-Typen nicht wesentlich voneinander unterschieden waren, zeigt die Beurteilung der Primärtumorinfiltrationstiefe zwischen Chirurgen und Pathologen deutliche Differenzen. Während Chirurgen eine Infiltration der Serosa bei 30 % der Patienten feststellten, haben dies die Pathologen weit häufiger, nämlich bei 48 % der untersuchten Resektate festgestellt. Dagegen stimmte die Beurteilung der Infiltrationstiefe bis zur muscularis propria bei Chirurgen (23 %) und Pathologen (21 %) gut überein. 96 % der Patienten wurden operiert. Das häufigste Operationsverfahren war die Gastrektomie (38 % der Patienten), die anderen Verfahren gliedern sich wie folgt: Distale Resektion (29 %), explorative Laparotomie (15 %), Gastroenteroanastomose (7 %), proximale Resektion (5 %), Einlegen eines Tubus (4 %), andere Verfahren (2 %). Die Beurteilung der Operationsradikalität seitens des Chirurgen entsprechend der R-Klassifikation erbrachte folgende Ergebnisse: R 0 (kein Residualtumor): 62,2 %, R 1 (mikroskopisch Residualtumor): 1,5 %, R 2 (makroskopisch Residualtumor): 36,3 %. Am oralen Resektionsrand fanden die Pathologen in 12 % der Fälle eine Tumorinfiltration, am aboralen Resektionsrand in 10 % aller untersuchten Resektate. Die Krankenhausletalität betrug 11 %. Diese war hervorgerufen durch: Allgemeine Komplikationen z.B. kardiale (5 %), lokale und allgemeine Erkrankungen (2 %).

Diskussion

Die hier vorgestellten Ergebnisse haben vorläufigen Charakter, da die Datenreinigung (Error-check-Prozeduren, Plausibilitätsprüfungen) noch nicht abgeschlossen sind. Sie dienen lediglich dazu, einen ersten vorläufigen Überblick über eine große Stichprobe deutschsprachiger Magencarcinompatienten zu erhalten. Wenn man bedenkt, daß die amerikanische TNM-Klassifikation des Magencarcinoms (1) allein auf einer retrolektiven Datenanalyse beruht und eine multizentrische europäische Studie (2) unter Einschluß von 901 Magencarcinompatienten weder zur Prognoserelevanz der Tumorlokalisation, der Tumorform, des Tumortyps, der Tumorausdehnung, der Tumortiefeninfiltration noch zur Metastasentopographie oder zu den histologischen Carcinomkriterien eine Aussage erbringen konnte, darf den endgültigen Ergebnissen dieser Studie ein erhöhtes Interesse entgegengebracht werden. Ihr wesentlicher Vorteil ist die Festlegung einer größeren Gruppe von Chirurgen und Pathologen auf ein gemeinsames Studienprotokoll, eine standardisierte prospektive Befunderhebung und -dokumentation anhand einheitlicher Dokumentationsbögen und eine während der gesamten Ersterhebungsphase praktizierte regelmäßige Kommunikation durch Seminare aller Studienpartner in Köln. Natürlich konnten damit die Schwierigkeiten der Kliniker, die Befunderhebung zuverlässiger zu gestalten, nur teilweise verringert werden (5). Die aufbereiteten Daten werden nicht nur zur Prognoserelevanz einzelner, die Magencarcinomkrankheit determinierender Faktoren Aussagen bringen, sondern auf dem Boden einer zuverlässigen Datensammlung und -dokumentation zusätzliche Befunde über Vorgeschichte, Symptomatik, klinisches Erscheinungsbild, Tumorlokalisation, Therapie und deren Komplikationsformen, Vergleiche des klinisch-chirurgischen und pathologischen Befundes, sowie auch Klinikvergleiche ermöglichen.

Zusammenfassung

Die multiklinische, interdisziplinäre Magencarcinom-TNM-Validierungsstudie befindet sich in der Phase der Folge- und Abschlußerhebungen, nachdem die Erfassungsphase am 30.6.1984 endete. Da die Datenreinigung noch nicht abgeschlossen ist, können nur vorläufige Ergebnisse einer Stichprobe von 1335 Patienten vorgestellt werden, die sich auf das soziale Umfeld, die Anamnese, das klinische Erscheinungsbild, die während des stationären Aufenthaltes erhobenen Befunde und die Letalität beziehen. Zwei Drittel der zur Therapie kommenden Magencarcinomkranken dieser Stichprobe sind 60 Jahre oder älter. Fast 25 % haben eine Ulcusvorerkrankung, aber nur 8 % eine Voroperation am Magen. Der Primärtumor findet sich im oberen, mittleren und unteren Magendrittel annähernd gleich häufig. Das am meisten angewandte chirurgische Verfahren war die Gastrektomie. Die erweiterte Lymphadenektomie ist ein seltener Zusatzeingriff (23 % der Operierten).

Summary

The purpose of the German Cooperative Study on Gastric Cancer is to validate the TNM classification for gastric cancer. In all, 22 surgical departments and 14 departments of pathology are co-operating. Meetings are held every 3 months for all participants. Slide conferences are held for the pathologists. A histological archive for representative blocks from every patient has been installed at the data center. It is assumed that a high degree of consistency in describing the extent of neoplastic disease accodring to standardized forms used at all departments will allow reliable determination of prognostic factors of the disease. This would allow us to select treatment more appropriately, to evaluate results more reliably, and to compare statistics from various institutions more confidently.

Literatur

1. Kennedy BJ (1970) TNM classification of stomach cancer. Cancer 26:971-983
2. Lundh G, Burn JM, Kolig G, Richard CA, Thomson JWW, Van Elk PJ, Oszacki J (1974) A cooperative international study of gastric cancer. Ann Roy Coll Surg Engl 54:219-228
3. American Joint Commitee on Cancer (1983) Manual for Staging of Cancer, 2nd Edition. Lippincott, Philadelphia
4. Spiessl B, Scheibe O, Wagner G (1979) TNM-Klassifikation der malignen Tumoren, 3. Aufl. Springer, Berlin Heidelberg New York
5. Rohde H, Rau E, Gebbensleben B (1984) TNM-Validierung beim Magenkarzinom im Rahmen einer multizentrischen, interdisziplinären Studie: Über die Schwierigkeiten der Kliniker, die Befunderhebung zuverlässiger zu gestalten. Med Inform Stat 50: 176-180

Prof. Dr. med. H. Rohde, Krankenhaus der Augustinerinnen, Jakobstr. 27-31, D-5000 Köln 1

29. Die Rolle der Prostaglandine beim Dimethylhydrazin-induzierten Coloncarcinom der Ratte

The Role of Prostaglandins in Dimenthylhydrazine-Induced Rat Colon Cancer

U. Metzger, M. Berens, G. Uhlschmid und F. Largiader

Chirurgische Klinik A, Universitätsspital Zürich (Direktor: Prof. Dr. Å. Senning)

Einleitung

Die Prostaglandine sind langkettige Fettsäuren und Derivate der Arachidonsäure oder eng verwandter ungesättigter Fettsäuren. Die endogenen Prostaglandine stammen aus den Membran-Phospholipiden und gehören zusammen mit den Leukotrienen zu einer Gruppe biologisch aktiver Lipide. Deren Funktion als chemische Mittlersubstanzen ist heute am besten bekannt bei der Regulation der Thrombocyten-Aggregation, bei der Tonisierung der glatten Muskulatur und beim Entzündungsvorgang. Jüngere Arbeiten zeigen, daß die Prostaglandine auch beim Tumorgeschehen, in der Phase der Initiation, der Promotion und der Metastasierung, eine wichtige Rolle spielen (1). In der vorliegenden Arbeit sollen die biologische Aktivität und die Bedeutung einiger Prostaglandine an einem bekannten Coloncarcinom-Modell studiert werden.

Methodik

In einer ersten Versuchsreihe wurden 60 männliche Sprague-Dawley-Ratten (IVA: SIV, Kisslegg; 120 ± 20 g Körpergewicht) randomisiert in eine Gruppe mit Carcinogenexposition allein oder in eine Gruppe mit Carcinogenexposition plus Indometacin (Prostaglandinsynthesehemmer, 20 mg/l Trinkwasser). Alle Tiere erhielten ein Standardfutter (Nafag 890, Nafag S.A., Schweiz) und Trinkwasser ad libitum sowie wöchentliche subcutane Injektionen von symmetrical 1,2-dimethylhydrazine hydrochloride (DMH, SIGMA Chemical Co., St. Louis, MO, USA) in einer Dosierung von 20 mg/kg Körpergewicht während 20 Wochen. 32 Wochen nach Versuchsbeginn wurden alle Tiere getötet, sorgfältig seziert und bezüglich Anzahl, Größe, Lokalisation und Ausbreitung von Darmtumoren untersucht. Trinkwasserverbrauch, Futteraufnahme und Körpergewicht wurden wöchentlich gemessen.

In einer zweiten identischen Versuchsreihe mit je 20 Tieren wurde normale Colonmucosa, Gewebe von primären Coloncarcinomen und von Metastasen zur Bestimmung der Prostaglandin-Synthese

Chirurgisches Forum '85
f. experim. u. klinische Forschung
Hrsg.: F. Stelzner

entnommen. Die Excisate wurden mit phosphatgepufferter Kochsalzlösung gewaschen, vorsichtig abgetrocknet, gewogen und in Hank's Lösung homogenisiert. Die Homogenate wurden 30 min in einem 37° C warmen Wasserbad inkubiert und dann während weiteren 30 min zentrifugiert (30 000 x g). Aus dem Überstand wurden die Prostaglandine extrahiert (2) und mittels capillärer Gaschromatographie einzeln analysiert und gewogen in Nanogramm pro Gramm Trockengewebe (3).

Ergebnisse

88 % der Kontrolltiere entwickelten 32 Wochen nach Versuchsbeginn, bzw. 12 Wochen nach Beendigung der Carcinogenexposition ein Coloncarcinom, wogegen nur 56 % der mit dem Prostaglandinsynthesehemmer Indometacin behandelten Tiere ein solches aufwiesen ($p < 0,05$). Maligne, meist proximale Dünndarmtumoren fanden sich bei 46 %, respektive 31 % der Tiere ($p > 0,05$). Selten traten auch Tumore des äußeren Gehörganges und der Nieren auf. Die Mehrzahl der Coloncarcinome fand sich im rechten Hemicolon, teils als polypoide, teils als ulceröse Läsion. Die Lokalisation, die Größe und das pathomorphologische Bild der Colontumoren war in den beiden Gruppen (Kontrolle versus Indometacin) nicht wesentlich verschieden. Auch die Tumorausbreitung war fast identisch: Lymphknoten-Metastasen 58 % vs. 50 %, Peritonealcarcinose 32 % vs. 25 %, Lebermetastasen 8 % vs. 12 % der carcinomtragenden Tiere der Kontrollgruppe bzw. der Indometacingruppe.

Futterverzehr (20 ± 2 g/Tag), Trinkwasserverbrauch (10 ± 1,7 ml/Tag) und die Entwicklung des Körpergewichts wurden durch die Indometacin-Behandlung nicht beeinflußt.

Die Prostaglandin-Synthese der normalen Colon-Mucosa, des Primärtumor-Gewebes und des metastatischen Tumorgewebes ist in Tabelle 1 aufgeführt. Es ist dabei besonders zu berücksichtigen, daß die Messung in einer Zellsuspension in vitro erfolgt und damit nicht unbedingt den Verhältnissen in vivo gleichgesetzt werden darf.

Diskussion

In der durchgeführten Arbeit konnte die Wirksamkeit einer Chemoprävention mit Indometacin am experimentell induzierten Coloncarcinom gezeigt werden. Ähnliche Ergebnisse wurden auch mit antioxydativen Substanzen, z.B. mit Ascorbinsäure, erzielt. Entsprechende klinische Pilotstudien an menschlichen Risikogruppen (Colitis ulcerosa, Familiäre Polypose) sind im Gange. Für das Zustandekommen einer solchen Chemoprävention sind verschiedene Mechanismen denkbar: 1. eine direkte chemische Interaktion mit dem Carcinogen, 2. Indometacin ist ein ausgeprägter Inhibitor des Cyclo-Oxygenase-Systems, welches zur Aktivierung der Procarcinogene erforderlich ist, 3. den Prostaglandinen wird eine cytoprotektive Wirkung zugeschrieben, deren Wegfall die Tumorpromotion begünstigen könnte und 4. ist eine Wiederherstellung der durch Prostaglandine supprimierten cellulären Immunität denkbar.

Tabelle 1. Darstellung der Versuchsergebnisse. Prostaglandinsynthese in ng/ml Trockengewebe

	Prostaglandin E_2	Prostaglandin $F_{2\alpha}$	Prostaglandin I_2
Ohne Synthese-Hemmung in vivo (n = 20 Tiere)			
Normale Mucosa	<20	130	238
Primärtumor	154	67	174
Metastasen	44	59	62
Mit Synthese-Hemmung in vivo (n = 20 Tiere)			
Normale Mucosa	676	506	510
Primärtumor	1092	<20	<20
Metastasen	456	585	916

Eine direkte intracelluläre Messung der Prostaglandin-Synthese in vivo würde einen optimalen Einblick in die biologische Aktivität derselben gewähren. Da dies nicht möglich ist, haben wir versucht, mit einer für die Zellkultur entwickelten Meßmethode die verschiedenen Prostaglandine zu quantifizieren. Unsere Ergebnisse zeigen, daß die normale Colonmucosa, das primäre Coloncarcinom und dessen Metastasen unterschiedliche Prostaglandin-Profile aufweisen. Bemerkenswert ist besonders, daß Zellen des Primärtumors ähnlich denjenigen der normalen Colonschleimhaut vorwiegend Prostaglandin E_2 produzieren, wogegen die metastatischen Tumorzellen hauptsächlich Prostaglandin I_2 herstellen. Dieses regelt unter anderem die Permeabilität der Gefäßendothelien, ein Faktor, welcher wahrscheinlich auch bei der Metastasierung von Bedeutung ist. Wir schließen daraus, daß die Prostaglandine am unterschiedlichen tumorbiologischen Verhalten von Primärtumor und Metastasen zumindest indirekt beteiligt sind.

Zusammenfassung

Um den Einfluß der Prostaglandine beim Dimethylhydrazin-induzierten Coloncarcinom der Ratte zu studieren, wurden 60 Tiere randomisiert in Carcinogen (20 mg/kg KG x 20 w.) oder in Carcinogen mit Indometacin (20 mg/l Trinkwasser). Nach 32 Wochen wiesen die mit Indometacin behandelten Tiere signifikant weniger Coloncarcinome auf (56 % vs. 88 %, $p < 0,05$). Bei identischer Versuchsanordnung wurde in vitro die Prostaglandinsynthese der normalen Colonmucosa, des Primärtumors und der Metastasen gemessen. Dabei fanden sich erhebliche Unterschiede im Prostaglandin-Profil, welches möglicherweise das unterschiedliche tumorbiologische Verhalten widerspiegelt.

Summary

To evaluate the influence of prostaglandins on dimethylhydrazine-induced rat colon cancer, 60 male SD rats were randomly assigned to carcinogen exposure (20 mg/kg x 20 weeks) or to carcinogen + indomethacin (20 mg/l drinking water). By 32 weeks after the start of treatment, the incidence of colon cancer was significantly lower in animals receiving indomethacin (56 % vs 88 %; P < 0,05). In vitro measurements of prostaglandin synthesis in normal colonic mucosa and in primary and metastatic colon cancer tissue revealed significantly different prostaglandin profiles, which might reflect different tumor cell biology.

Literatur

1. Bockman RS (1983) Prostaglandins in cancer: A review. Cancer Investig 1(6):485-493
2. Powell WS (1980) Rapid extraction of oxygenated metabolites of arachidonic acid from biological samples using octadecylsilyl silica. Prostaglandins 20(5):947-957
3. Berens ME, Salmon SE, Davis TP (1984) Quantitative analysis of prostaglandins in cell culture media by high resolution gas chromatography with electron capture detection. J Chromatogr 307(2):251-260

Dr. U. Metzger, Chirurgische Klinik A, Universitätsspital, CH-8091 Zürich

30. Die Aktivität mikrosomaler und GSH-abhängiger Enzyme in der Schleimhaut des menschlichen Colons

The Activity of Cytochrome P-450- and GSH-Dependent Enzymes in Human Colonic Mucosa

E. Thies[1], M. Younes[2], H. Böse-Younes[2], G. Meyer[1] und C. P. Siegers[2]

[1]Klinik für Chirurgie der Medizinischen Hochschule Lübeck (Direktor: Prof. Dr. F.W. Schildberg)
[2]Institut für Toxikologie der Medizinischen Hochschule Lübeck (Direktor: Prof. Dr. Strubelt)

Der Gastrointestinaltrakt des Menschen ist einer Vielzahl potentiell toxischer und cancerogener Substanzen ausgesetzt. Diese können nach Bioaktivierung mit cellulären Makromolekülen kovalente Bindungen eingehen und so eine Zellschädigung hervorrufen. Glutathion und seine konjugierenden Enzyme binden elektrophile und radikalische Substanzen und schützen dadurch die Zelle (4). Demgegenüber stehen carcinogenaktivierende, z.B. die Cytochrom-P-450-abhängigen Enzyme, welche u.a. Hydroxylierungs-, Epoxidierungs- und Demethylierungsreaktionen katalysieren (5). Angesichts der viel diskutierten Induktion des Colon-Carcinoms durch exogene Stoffe haben wir beide o.g. Enzymsysteme sowohl in gesunder menschlicher Dickdarmschleimhaut als auch in Dickdarmcarcinomen bestimmt.

Material und Methode

Die Dickdarmproben entstammen chirurgischen Resektionspräparaten. Als Vergleichsbasis wurden Leber-PE's laparoskopisch gewonnen. Als Maß für die mikrosomale, mischfunktionelle Oxidaseaktivität wurden die Epoxidierung von Aldrin und die Demethylierung des colonspezifischen Cancerogens Dimethylhydrazin (DMH) gemessen. Bei der Epoxidierung des Aldrins entsteht Dieldrin, welches gaschromatographisch erfaßt wird. Bei der DMH-Demethylierung wird Formaldehyd freigesetzt, welches spektrometrisch erfaßt wird. Glutathion wurde nach der Methode von SEDLACK und LINDSAY bestimmt (3), die Glutathion-S-transferase mit den Arylsubstrat 1-Chloro-2-4-Dinitrobenzol (2).

Ergebnisse

Die Aldrinepoxidase und die DMH-Demethylase zeigten in allen Colonabschnitten ähnliche Konzentrationen. Die Aldrinepoxidase

Chirurgisches Forum '85
f. experim. u. klinische Forschung
Hrsg.: F. Stelzner

erreichte in der intestinalen Mucosa ebenso hohe Werte wie in der Leber. Beide Enzymaktivitäten korrelieren gut miteinander. Im intraindividuellen Vergleich ergaben sich sowohl bei der Aldrinepoxidase als auch bei der DMH-Demethylase im Tumor statistisch signifikant niedrigere Aktivitäten als in normaler Colonschleimhaut (Vorzeichentest $p < 0{,}05$, Tabelle 1). Die Bestimmung von Glutathion sowie der Glutathion-S-Transferase und der Glutathionperoxidase ergab in allen Darmabschnitten Werte gleicher Größenordnung mit Ausnahme des Ileums, wo die GSH-Transferase höhere Aktivitäten erreichte (Tabelle 2). Intraindividuelle Vergleiche zwischen Tumor- und Nichttumorgewebe ergaben lediglich im Sigma signifikant niedrigere Konzentrationen des GSH im Tumorgewebe. Ebenfalls im Sigma zeigte die GSHS-Aryltransferase höhere Aktivitäten im Carcinom als im Normalgewebe. In den übrigen Darmabschnitten ließen sich diese Unterschiede nicht aufzeigen.

Tabelle 1. Aktivitäten der Aldrinepoxidase und der DMH-Demethylase in unterschiedlichen Segmenten des menschlichen Darms. N = normale Darmschleimhaut; T = Tumorgewebe; [a]pmol Dieldrin/min/mg Protein; [b]pmol Formaldehyd/min/mg Protein

Lokalisation und Parameter		n	Meßbereich	Mittelwert ± SD
Colon und Sigma		9		
Aldrinepoxidase[a]	N		18 - 174	78 ± 17
	T		28 - 82	52 ± 5
DMH-Demethylase[b]	N		9 - 384	114 ± 42
	T		6 - 166	55 ± 16
Rectum		6		
Aldrinepoxidase[a]	N		31 - 112	76 ± 11
	T		18 - 174	55 ± 24
DMH-Demethylase[b]	N		22 - 144	93 ± 18
	T		7 - 497	112 ± 77

Diskussion

Die Mucosa des menschlichen Colons weist einen hohen Gehalt Cytochrom-P-450-abhängiger Enzyme auf, die in der Lage sind, Fremdstoffe zu metabolisieren; ihre Konzentration ist ähnlich der menschlichen Leber. Die Aktivierung des tierexperimentell eingesetzten colonspezifischen Cancerogens DMH wird durch dieses Enzymsystem bewerkstelligt. Die methodischen Schwierigkeiten, extrahepatische Cytochrom-P-450-abhängige Enzyme exakt zu erfassen, konnte durch die einfache Bestimmung der Aldrinepoxidase, die eine gute Korrelation zu anderen P-450-abhängigen Enzymen aufweist, ausgeschaltet werden. Auffallend ist die starke Streuung der Enzymaktivitäten. Diese Unterschiede spiegeln intraindividuelle Differenzen wider, da die experimentellen Bedin-

Tabelle 2. Die Glutathionkonzentration und die Aktivität der GSH-S-Aryltransferase und der GSH-peroxidase in verschiedenen Darmsegmenten. Angegeben sind Mittelwerte und deren Standardabweichungen (Meßbereich). N = normale Darmschleimhaut; T = Tumorgewebe

		Ileum (n = 7)	Colon (n = 10)	Sigma (n = 8)	Rectum (n = 13)
GSH[a]	N	70±15	45± 8	75±14	79±16
		(8-109)	(11-87)	(25-154)	(17-192)
	T	-	39±13	34±4	52±12
			(5-143)	(19-55)	(10-136)
GSH-S-Aryl-transferase[b]	N	408±104	116±14	71±14	113±14
		(42-734)	(42-105)	(25-160)	(53-210)
	T	-	110±20	162±17	135±22
			(38-259)	(74-234)	(9-320)
GSH-Peroxi-dase[c]	N	12,5±5,5	7,8±1,7	6,9±2,0	8,7±0,8
		(2,5-40,1)	(1,3-17,7)	(1,6-21,4)	(1,8-32,9)
	T	-	4,8±0,7	11,3±3,8	9,2±2,5
			(1,3-8,1)	(2,0-32,3)	(3,0-35,1)

[a]nmol/mg protein; [b]nmol/min/mg protein; [c]mU/mg protein

gungen konstant gehalten wurden. Die starke Streuung der Werte kann somit Folge eines unterschiedlich hohen Grades an Enzyminduktion durch unterschiedliche Carcinogenexposition darstellen. Die intraindividuellen Vergleiche zwischen Tumor- und Nichttumorgewebe zeigen einen Abfall der Aldrinepoxidase sowie der DMH-Demethylase im Tumorgewebe. Dies könnte eine Störung der Synthese Cytochrom-P-450-abhängiger Enzyme im Tumorgewebe anzeigen. Andererseits kann die höhere Aktivität im Nichttumorgewebe gegenüber Carcinomgewebe eine Induktion dieses Enzymsystems als Antwort auf eine ständige Exposition gegenüber Carcinogenen bedeuten. Der Nachweis hoher Konzentrationen von Glutathion und hohen Aktivitäten glutathionabhängiger Enzyme in der menschlichen intestinalen Mucosa weisen darauf hin, daß gerade hier Schutzmechanismen gegen elektrophile, potentiell cancerogene Substanzen und freie Radikale vorhanden sind. Die intraindividuellen Vergleiche zwischen Tumor- und Nichttumorgewebe ergaben lediglich im Sigma signifikante Unterschiede.

Zusammenfassend können folgende Aussagen getroffen werden:

1. Das gleichzeitige Vorkommen protektiver und cancerogenaktivierender Systeme in hohen Konzentrationen beweist die metabolische Potenz der Colonschleimhaut, die hohen Belastungen mit Fremdstoffen ausgesetzt ist.

2. Intraindividuelle Vergleiche zwischen Tumor- und Nichttumorgewebe lassen sowohl beim protektiven Glutathionsystem als auch beim Cancerogen-aktivierenden Cytochrom-P-450-abhängigen Enzymsystem nur vorsichtige Deutungen zu. Exakte tierexperimentelle Untersuchungen zur Evaluierung dieser Enzymsysteme sind notwendig.

Zusammenfassung

Glutathion sowie GSHS-Aryltransferase und die GSH-Peroxidase lassen sich in hohen Aktivitäten in der Schleimhaut des menschkichen Colons nachweisen. Der intraindividuelle Vergleich der Glutathionkonzentration sowie der Aktivitäten der GSH-Aryltransferase und der GSH-Peroxidase zwischen Adenocarcinomgewebe des Colons und normaler Colonmucosa andererseits ergab mit Ausnahme des Sigmas keine Unterschiede. Die hohe Aktivität der GSH-abhängigen Enzyme im menschlichen Colon weist auf die Schutzfunktion dieses Systems gegenüber toxischen und carcinogenen Fremdstoffen hin.

Die Aldrinepoxidase und die DMH-Demethylase zeigen im menschlichen Colon ebenfalls hohe Aktivitäten. Intraindividuelle Vergleiche ergaben, daß die Aldrinepoxidase und die DMH-Demethylase im Tumorgewebe eine niedrigere Aktivität aufweisen als in normaler Colonschleimhaut. Die hohe Aktivität dieser mikrosomalen Enzyme in der Colonschleimhaut unterstreicht ihre mögliche Rolle in der Aktivierung von Cancerogenen beim Menschen.

Summary

A high content of total glutathione and high activities of both GSHS aryltransferase (CDNB) and GSH peroxidase were found in different segments of the human colonic mucosa. Intraindividual comparisons of tumorous and nontumorous tissue specimens in patients with adenocarcinomas of the colon and rectum revealed no marked differences in their glutathione content and enzyme activities except in the sigmoid colon. The presence and high activity of the GSH-dependent enzyme system in different segments of the human intestinal mucosa may reflect its role in the defense against toxic and putative carcinogenic xenobiotics entering the body via the gastrointestinal tract. High activities of aldrin epoxidase and dimethylhydrazine demethylase have been found in the mucosa of the human colon and rectum. The presence of epoxidizing enzymes and demethylation of the organ-specific colonic carcinogen dimethylhydrazine (DMH) in the intestinal mucosa of tumor-bearing patients suggests chemical carcinogenesis by DMH in humans also.

Literatur

1. Günzler EA, Kremers H, Flohe L (1974) An improved test procedure for glutathione peroxidase (EC 1.11.1.9.) in blood. Z Klin Chem Klin Biochem 17:444-448

2. Habiog WH, Pabst MJ, Jacoby WB (1974) Glutathione-S-transferase. J Biol Chem 249:7130-7139
3. Sedlack J, Lindsay RH (1968) Estimation of total, protein-bound, and nonprotein sulfhydryl groups in tissue with Ellman's reagent. Anal Biochem 25:192-205
4. Siegers C-P, Younes M (1983) Clinical significance of the glutathione-conjugating system. Pharmacol Res Commun 15:1-13
5. Strobelt HW, Newaz SN, Fang WF, Lau PP, Oshinsky RJ, Stralka DJ, Salley FF (1983) Evidence for the presence and reactivity of multiple forms of cytochrome P-450 in colonic microsomes from rats and humans. In: Rydström J, Montelius J, Bengtsson M (eds) Extrahepatic drug metabolism and chemical carcinogenesis. Elsevier, Amsterdam, pp 57-66

Dr. med. E. Thies, Klinik für Chirurgie der Medizinischen Hochschule Lübeck, Ratzeburger Allee 160, D-2400 Lübeck

31. Endorectale Sonographie des Mastdarmkrebses

Endorectal Sonography of Rectal Carcinoma

S. Truong und R. Hartung

Abteilung Chirurgie (Vorstand: o. Prof. Dr. med. M. Reifferscheid) der Medizinischen Fakultät an der RWTH Aachen

Einleitung

Wichtigster Parameter für die präoperative Stadieneinteilung beim Rectumcarcinom ist die Wanddurchdringung. Bislang mußte sich die Erkennung der Eindringungstiefe auf die subjektive rectal-digitale Palpation stützen. Kontrollen haben aber immer wieder ergeben, daß selbst der erfahrene Untersucher die CS I- bis CS III-Stadien nur in 70 % palpatorisch sicher differenzieren kann. Auch die Computertomographie (CT) kann nur den kompletten Wanddurchbruch nachweisen und die Kontrastdarstellung gibt zwar über die Längenausdehnung und die Wachstumsform Auskunft, nicht aber über die Tiefeninfiltration. Wir haben nun die endorectale Sonographie mit den 2 folgenden Fragestellungen überprüft:

1. Ihre Aussagefähigkeit über die Tumordurchdringung;
2. ihre Eignung für die Beurteilung der Tumoransprechbarkeit auf die Kryobehandlung und zwar sowohl der Kryovorbehandlung als auch der Dauertherapie.

In den vorliegenden Erfahrungen schlägt sich nun der Ergebnisvergleich der

1. rectal-digitalen Untersuchung;
2. der endorectalen Sonographie, und
3. des am Op-Präparat objektivierten Durchdringungsgrades nieder.

Methodik

Nach rectal-digitaler Untersuchung, Rectoskopie, Colon-Kontrasteinlauf und Becken-CT wurde bei Rectumcarcinom-Patienten eine endorectale Sonographie vorgenommen. Verwandt wurde der Ultrasound-Scanner Typ 1846 von Bruel und Kjaer mit auswechselbarem transrectalem Schallkopf. Erst nach der Sonographie erfolgte die Tumorbiopsie. Nach mehrfacher Kryovorbehandlung wurde der Sonographiebefund unmittelbar vor der Operation noch einmal kontrolliert, mit dem Ziel, die Ansprechbarkeit des Tumors auf die Kältetherapie zu beurteilen. Bei alleiniger Kryotherapie, d.h. bei von allgemeiner Seite begründeter Operationstoleranz wurden die Kryoreaktionen in 2-monatigen Abständen kontrolliert.

Chirurgisches Forum '85
f. experim. u. klinische Forschung
Hrsg.: F. Stelzner

Krankengut

Zwischen Januar und Dezember 1984 wurden 28 Patienten mit tiefsitzendem Rectumcarcinom in unsere Vergleichsstudie aufgenommen. 20 dieser Patienten wurden nach kryotherapeutischer Vorbehandlung operiert, bei 3 Operationsverweigerern und 5 von allgemeiner Seite inoperablen Kranken wurde die Kryotherapie fortgesetzt.

Ergebnisse

Die rectal-digitale Untersuchung ergab: 8 x Stadium CS II, 10 x Stadium CS III, 10 x Stadium CS IV. Sonographisch wurden dagegen lediglich 2-mal das Stadium II, hingegen 12-mal das Stadium III und 14-mal das Stadium IV diagnostiziert. Die anatomisch-pathologische Untersuchung bestätigte im Stadium II und IV den Sonographiebefund.

Lediglich 2 von 12 Patienten, die sonographisch als Stadium III erschienen, wurden am Op-Präparat als anatomisch-pathologisch Stadium IV klassifiziert. Insgesamt stimmten der rectal-digitale Untersuchungsbefund nur in 64,3 % mit dem pathologisch-anatomischen Befund überein, wohingegen die Tiefenbeurteilung der endorectalen Sonographie durch das anatomisch-pathologische Präparat in 90 % bestätigt wurde. Die unmittelbar präoperative sonographische Kontrolle zeigte als Zeichen der Ansprechbarkeit des Carcinoms auf die Kryotherapie eine Abnahme der Tumordicke, wohingegen die Tiefeninfiltration unverändert blieb. Bei den 8 allein kryotherapierten Kranken, die naturgemäß nur sonographisch beobachtet und nicht operativ objektiviert werden konnten, sahen wir in 5 Fällen eine Abnahme der Tumordicke bei gleichbleibender Infiltrationstiefe. In 1 Fall wurde der Tumor durch die Kryotherapie völlig zerstört und konnte in den nachfolgenden Verlaufskontrollen über bislang 6 Monate weder palpatorisch, rectoskopisch, noch sonographisch und auch nicht mehr bioptisch nachgewiesen werden. Bei 2 Patienten war die Ansprechbarkeit auf die Kryotherapie gleich Null. Das Carcinom bestand in gleicher Tumordicke und mit Infiltration des perirectalen Fettgewebes unverändert fort.

Zusammenfassung

Mit der endorectalen Sonographie wurde eine korrekte präoperative Tiefenbestimmung in 90 % der operativ objektivierten Fälle erzielt. d.h. wesentlich mehr als es früher mit der digitalen Untersuchung und der CT-Diagnostik möglich war. In dieser Steigerungsfähigkeit sehen wir einen wesentlichen Vorteil. So scheint die endorectale Sonographie ein verläßliches, einfaches, kostensparendes und für den Patienten wenig belastendes Staging-Verfahren zu sein. Ob die Sonographie in Verbindung mit der Ansprechbarkeit auf die Kryotherapie eine Dignitäts-Aussage über das Rectumcarcinom erlaubt, kann noch nicht beantwortet werden. Zumindest läßt sich mit der Sonographie beurteilen, ob der Tumor sich unter der Kryotherapie weiter in die Nachbarschaft ausbreitet, zum Stillstand kommt oder kleiner wird.

Summary

Twenty-eight patients with rectal carcinoma were examined by endorectal sonography. The preoperative staging by sonography was compared with that recorded by digital palpation, colonic enema, and computed tomography of the pelvis. In 90 % of cases, the sonographic determination of the grade of invasion was identical with that arrived at by the histo-pathological examination.

Dr. R. Hartung, Abteilung Chirurgie der Medizinischen Fakultät an der RWTH Aachen, Pauwelstraße, D-5100 Aachen

32. Celluläre Abstoßungsmechanismen nach allogener Nerventransplantation unter Cyclosporin A

Cellular Rejection Mechanisms in Nerve Allografts with Ciclosporin A Therapy

R. Hettlage, P. Grochowicz, C. Hammer, W. Olchewski und W. Brendel

Institut für Chirurgische Forschung der Universität München, Institut für Chirurgische Forschung der Akademie der Wissenschaften Warschau, Polen

Periphere Nerventransplantate werden nach Übertragung in einen histoinkompatiblen Empfänger abgestoßen (1). Zwei biologische Vorgänge führen zur Zerstörung des allogenen Nerven: a) die Wallersche Degeneration mit Auflösung der Axone und des Myelins und b) die Invasion immunkompetenter Zellen (2).

Um den Effekt einer immunsuppressiven Therapie auf diese cellulären Reaktionen zu erfassen, wurden verschiedene Methoden angewendet.

Material und Methoden

3 cm lange Nervenstücke vom N. ischiadicus von Ratten wurden durch eine 2 cm lange Siliconhülse geführt. Die Transplantate wurden jeweils über den M. biceps femoris transponiert und subcutan gelagert. Es wurden 4 Gruppen gebildet:

1. Allogene Transplantate ohne spezifische Therapie (n = 10); Empfänger waren jeweils Wistarratten (AgB_2) (3), Spender Augustratten (AgB_5).
2. Isogene Transplantate als Kontrolle (n = 7).
3. Allogene Transplantate bei Cyclosporin A Therapie der Empfänger (n = 11) (17 mg/kg Körpergewicht vom Tag -1 bis Tag 28 intravenös in Intralipid gelöst).
4. Leerkontrolle: Siliconhülsen subcutan ohne Transplantate (n = 4).

In 3tägigen Abständen wurden bis zum 90. postoperativen Tag mit einer Kinderspinalnadel aus der Hülse perinervales zellreiches Exsudat aspiriert, parallel dazu peripheres Blut. Das Material wurde cytozentrifugiert. Nach Färbung (Pappenheim) wurden die darin befindlichen weißen Zellen auf Grund ihrer Morphologie differenziert. Die wichtigsten an der Reaktion beteiligten Mononucleären Zellen waren Lymphocyten und ihre aktivierten Formen und Blasten sowie Monocyten und Histiocyten.

Chirurgisches Forum '85
f. experim. u. klinische Forschung
Hrsg.: F. Stelzner

An identisch transplantierten Ratten ohne Siliconhülse wurde am postoperativen Tag 7, 14, 30, 60 und 90 die operierte Extremität mit 30 %igem Bariumsulfat (Mikropaque) in physiologischer Kochsalzlösung über die Arteria iliaca perfundiert. Mittels Mikroangiographie (n = 4), Stereomikroangiographie (n = 4) (4), Mikrodensitometrie und Intravital-Fluorescenzmikroskopie ($\bar{n}$ = 4) wurden Veränderungen im Transplantatgefäßsystem beobachtet.

Ergebnisse

Die Differenzierung der Zellen im perinervalen Exsudat und im peripheren Blut ergab deutliche Unterschiede bei den aktivierten Lymphocyten und Blasten. Im perinervalen Aspirat wurden diese Maximalwerte gefunden (Abb. 1):

1. Allogene Transplantate unbehandelt 12 % am 9. Tag und 12. Tag.
2. Isogene Transplantate 4,5 % am 6. Tag.
3. Allogene Transplantate mit Cyclosporin A Therapie 9 % am 15. und 18. Tag.
4. Leerkontrolle 5 % am 3. Tag.

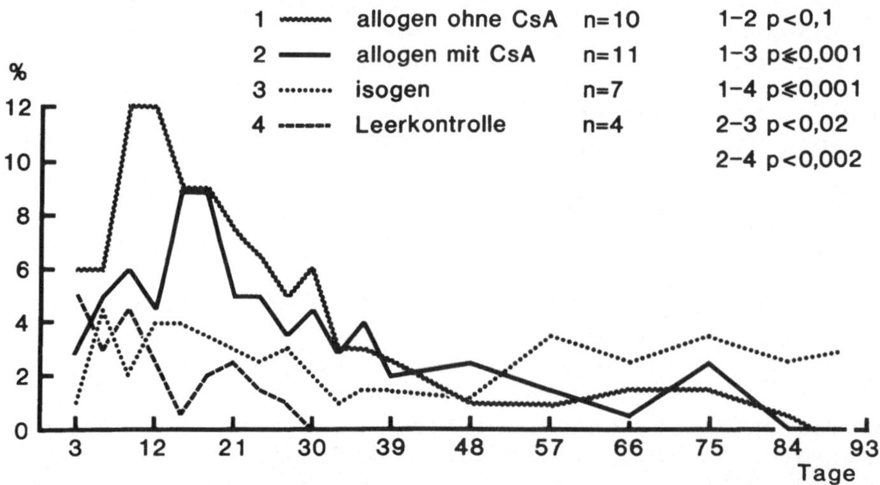

Abb. 1. Fluktuation aktivierter Lymphocyten und Blasten nach allogener Transplantation ohne Cs-A-Behandlung und mit Cs-A-Behandlung, sowie nach isogener Transplantation und nach Siliconhülsenimplantation (Kontrolle) im Aspirat

Im peripheren Blut wurden diese Maximalwerte gefunden (Abb. 2):

1. Allogene Transplantate unbehandelt 13 % am 9. Tag.
2. Isogene Transplantate 4 % am 24. Tag.
3. Allogene Transplantate mit Cyclosporin A Therapie 7 % am 24. Tag.

Die mikroangiographischen Untersuchungen ergaben am 7. Tag volle Revascularisation durch neue Blutgefäße außer bei einem allogenen Transplantat, das bereits abgestoßen war.

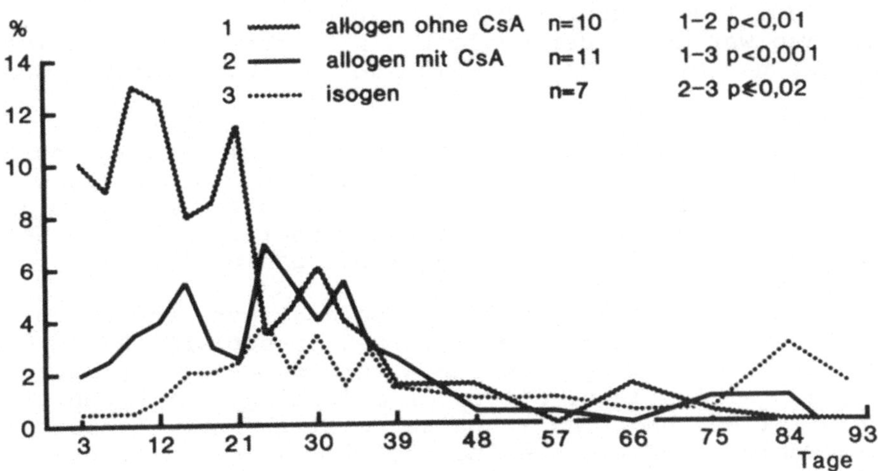

Abb. 2. Fluktuation aktivierter Lymphocyten und Blasten nach allogener Transplantation ohne Cs-A-Behandlung und mit Cs-A-Behandlung, sowie nach isogener Transplantation und nach Siliconhülsenimplantation (Kontrolle) im peripheren Blut

Am 14. Tag waren die intrinsischen und extrinsischen Nervengefäße im isogenen und im allogenen System unter Cyclosporin A erhalten. Im unbehandelten allogenen Präparat waren diese Strukturen zerstört (Abb. 3).

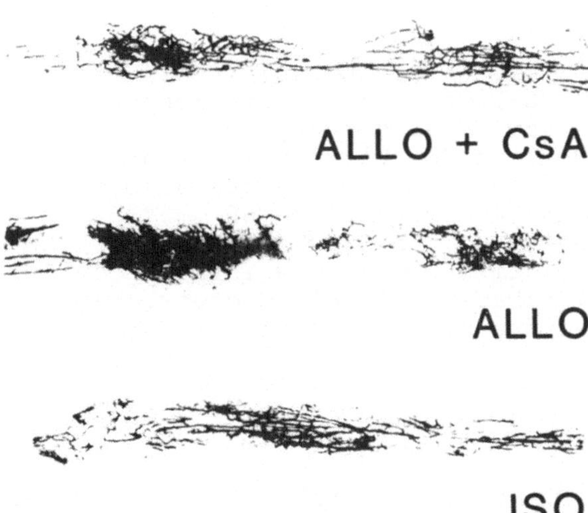

Abb. 3. Mikroangiographiebefund bei allogen transplantierten Nerven mit und ohne Cs-A-Therapie sowie isogen transplantierten Nerven am Tag 14

Bis zum 30. Tag blieb das Bild unverändert.
Am 60. Tag war es in der Cyclosporin A Gruppe zu Unregelmäßigkeiten in den Nervengefäßen gekommen, das Capillarnetz war reduziert.

Am 90. Tag war im isogenen System die Vascularisation normalisiert. Im allogenen System mit Cyclosporin A behandelt, war, wie zuvor, eine Verringerung des Gefäßnetzes zu erkennen. Im allogenen unbehandelten System erschienen wieder sehr kleine Gefäße im Rahmen der unspezifischen Bindegewebsorganisation.

Histologische Schnitte vom 90. postoperativen Tag zeigen die erfolgreiche Reinnervation der isogenen Transplantate und der distalen Stümpfe. Mit Cyclosporin A behandelte Transplantate sind ebenfalls reinnerviert. Sie haben allerdings durchschnittlich dünnere Kaliber und sind schwächer myelinisiert. Teilbereiche sind bindegewebig ersetzt. Unbehandelte allogene Transplantate sind abgestoßen.

Zusammenfassung

Cyclosporin A kann die akute Abstoßungsreaktion allogener Nerventransplantate verhindern. Es unterdrückt dabei signifikant die Invasion immunkompetenter mononucleärer Zellen. Das Nervengefäßsystem bleibt unter Cyclosporin A weitgehend erhalten.

Summary

The results obtained indicate that ciclosporin A (Cs-A) mitigates the acute rejection of allogeneic nerve grafts. Cs-A significantly suppresses the invasion of immunocompetent cells. The vasculature of the nerve graft remains largely intact with Cs-A medication.

Literatur

1. Mackinnon S, Hudson A, Falk R, Bilbao J, Kline D, Hunter D (1982) Nerve allograft response: A quantitative immunological study. Neurosurgery 10:1
2. Pollard JD, Fitzpatrick Lyn (1973) An ultrastructural comparison of peripheral nerve allografts and autografts. Acta Neuropath (Berl) 23:152-165
3. Baker HJ, Lindsey JR, Weisbroth SH (1979) The laboratory rat. Academic Press, New York London Toronto Sydney San Francisco
4. Hiramatsu Y (1981) Stereoscopic observation of the microvasculature of peripheral nerves. Acta Med Okayama 36 (4):263-275

Dr. R. Hettlage, Institut für Chirurgische Forschung, Klinikum Großhadern, Marchioninistr. 15 a, D-8000 München 70

33. Untersuchungen über die Funktionsfähigkeit kultivierter fetaler Pankreas-Inselzellen nach der Transplantation auf diabetes-induzierte Mäuse

Investigations of the Function of Cultured Fetal Pancreatic Islet Cells After Transplantation into Mice with Induced Diabetes

G. Kirste[1], H. Wilms[1]; K. Burkhardt[1] und H. Koch[2]

[1]Chirurgische Universitätsklinik Freiburg i.Br., Abteilung für Allgemeine Chirurgie und Poliklinik (Direktor: Prof. Dr. E.H. Farthmann)

[2]Pathologisches Institut der Universität Freiburg i.Br., Hepa-Gastro-Enterologie (Direktor: Prof. Dr. H. Oehlert)

Bei der Transplantation von Pankreas-Inselzellen auf Patienten mit Typ I-Diabetes ist die Abstoßung das größte Problem. Weiterhin bereitet es Schwieeigkeiten, ausreichend funktionsfähige Inselzellen zu transplantieren. Fetales Pankreasgewebe scheint aufgrund seiner Fähigkeit zur Proliferation in der Kultur in besonderer Weise die Voraussetzungen dafür zu erfüllen, genügend funktionsfähiges Gewebe zu ergeben. Durch geeignete Zellkulturverfahren läßt sich die celluläre Zusammensetzung der Inseln so modifizieren, daß die immunkompetenten Zellen in dem vorgesehenen Transplantat selektiv vermindert werden (2, 4).

Material und Methodik

Wir haben Pankreas von Mäusefeten des 13. und 17. Gestationstages in Zellkultur gezüchtet. Dabei wurden die einzelnen Pankreasstücke in der von T.E. MANDEL angegebenen Weise (1) in einer Kultur mit Dulbecco's Modified Eagles Medium (DME), dem 15 % hitzeinaktiviertes fetales Kälberserum (FCS) zugesetzt wurde, gezüchtet. Das Gewebe lag auf einem Millipore-Filter über einem Stück Gelfoam in dem Kulturmedium und wurde über 40 Tage in einer Atmosphäre von 10 % CO_2 bei einer Temperatur von 37° C gehalten. Die Kulturen wurden sowohl mit Pankreasstücken von CBA als auch von BALB/c-Mäusen angelegt. In den ersten Experimenten wurde ein Diabetes mellitus bei CBA- und bei BALB/c-Mäusen mit Streptozotocin induziert. Das gezüchtete fetale Inselzellgewebe führte nach Transplantation unter die Nierenkapsel zu einer Normalisierung der Blutzuckerwerte bei den diabetischen Mäusen, sowohl innerhalb der einzelnen Stämme als auch bei der Transplantation von CBA-Inselzellkulturen auf diabetes-induzierte BALB/c-Mäuse sowie vice versa (3). Beobachtungen, daß der induzierte Diabetes bei Verwendung von Zellkulturen des 13. Schwangerschaftstages weniger schnell oder überhaupt nicht reversibel war, führten da-

Chirurgisches Forum '85
f. experim. u. klinische Forschung
Hrsg.: F. Stelzner

zu, den Insulingehalt in den Zellkulturen über einen längeren Zeitraum zu bestimmen. Dazu wurden Proben aus den Gewebekulturmedien bei jedem Wechsel asserviert und bei minus 60° C eingefroren. Die Aufarbeitung zur Bestimmung des Insulingehaltes erfolgte mittels des Radioimmunoassays der Firma Sereno. Dabei zeigte sich, daß die Insulinsekretion pro Pankreasstückchen bei der Verwendung 17 Tage alter Feten nach 10 Tagen ein Maximum von 52,4 ± 2,3 ng/ml innerhalb von 24 h erreichte und dann auf Werte um 10 ng/ml/24 h fiel, während die Insulinsekretion von 13 Tage alten Pankreasstückchen erst sechs Wochen nach Beginn der Kulturen von Werten um 2 ng/ml/24 h auf 40 ng/ml/24 h anstieg (Abb. 1).

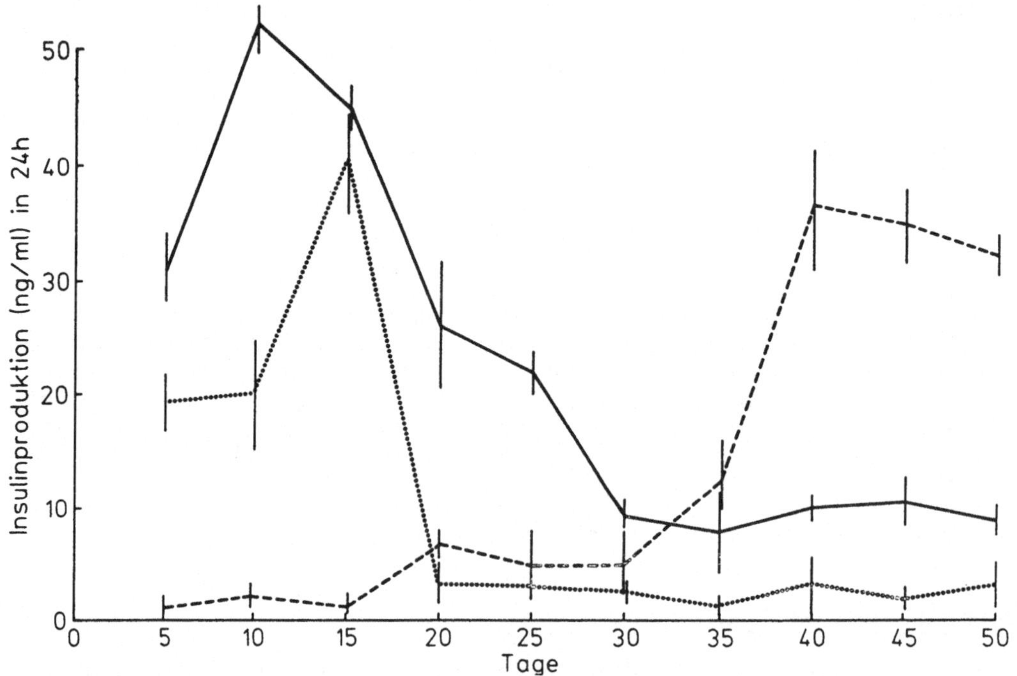

Abb. 1. Insulinproduktion von Pankreas-Inselzellen in der Zellkultur.
——— *fetale Mausinselzellen 17. Gestationstag;*
------- *fetale Mausinselzellen 13. Gestationstag;*
.... *menschliche Inselzellen 12. Schwangerschaftswoche*

Weiterhin wurden Untersuchungen an menschlichem fetalen Gewebe der 12. Schwangerschaftswoche durchgeführt, das mit DME und FCS über sechs Wochen in der oben angegebenen Weise gezüchtet wurde. Bestimmungen des Insulingehaltes der Kulturmedien im Radioimmunoassay zeigten, daß die Insulinproduktion von 19,9 ± 1,4 ng/ml zunächst auf 40 ng/ml nach 15 Tagen anstieg und dann auf 2,6 ± 0,2 ng/ml abfiel. Wir haben bei 30 Nacktmäusen die linke Niere im Flankenschnitt dargestellt und die drei Wochen kultivierten Zellen subcapsulär unter die Nierenkapsel bei Nacktmäusen implantiert. Nach jeweils einer Woche wurden je zwei Mäuse getötet und die transplantierten Zellen histologisch untersucht. Es fand sich bei 20 Tieren vitales Transplantatgewebe ohne Zeichen einer Abstoßung, bei 10 Tieren Zellnekrosen und celluläre Infiltrate wie bei abgelaufener Abstoßung.

Diskussion

Durch Untersuchungen an Mäusen der Stämme CBA und BALB/c- konnte gezeigt werden, daß mit geeigneten Zellkulturverfahren die Immunogenität des Pankreasinselzellgewebes herabgesetzt werden kann. Dadurch wird eine Transplantation über Unterschiede im Major-Histocompatibility-Complex hinaus möglich. Die Funktionsfähigkeit der gezüchteten transplantierten Zellen wird nicht beeinträchtigt. Das Reifungsstadium der zur Zellkultur verwendeten Inselzellen scheint einen entscheidenden Einfluß zu haben. Pankreasgewebe jüngeren Gestationsalters führt nur in einem geringeren Prozentsatz der Fälle nach der Transplantation zu einer Remission des induzierten Diabetes.

In Untersuchungen an menschlichem fetalen Gewebe konnte funktionsfähiges Gewebe gezüchtet werden, das über einige Wochen zur Sekretion von Insulin in das Zellkulturmedium in der Lage ist. Es bleibt abzuwarten, ob menschliches fetales Pankreasgewebe des ersten Trimenons ausreichend Insulin zur Behandlung eines Diabetes beim Erwachsenen produzieren kann.

Zusammenfassung

Untersuchungen an Mäusen haben gezeigt, daß sich fetale Inselzellen, die in einer Kultur mit Dulbecco's Modified Eagles Medium (DME) und Foetal Calf Serum (FCS) gezüchtet sind, auch gegen eine Inkompatibilität im Major-Histocompatibility-Complex (MHC) transplantieren lassen und zu einer völligen Remission eines streptozotocininduzierten Diabetes führen. Dabei ist entscheidend, ob die Zellkulturen von Feten eines früheren oder späteren Gestationsalters gewonnen worden sind. Untersuchungen des Insulingehaltes der Zellkulturmedien zeigen, daß die Insulinsekretion pro Pankreasstück von Feten des 13. Gestationstages erst sehr viel später einsetzt als bei Feten des 17. Gestationstages. Die Insulinproduktion von menschlichen fetalen Inselzellen der 12. Schwangerschaftswoche erreichte nach 15 Tagen ein Maximum mit 19,9 ng/ml/24 h und fiel dann schnell ab. Es scheint unwahrscheinlich, daß transplantiertes fetales Gewebe des ersten Trimenons beim Menschen ausreichend zur Behandlung eines Diabetes beim Erwachsenen ist.

Summary

Studies conducted in mice showed that when fetal islet cells were bred in culture with Dulbecco's modification of Eagle's medium (DME) and fetal calf serum (FCS) it was also possible to transplant them to counteract incompatibility in the major histocompatibility complex (MHC) and they then led to complete remission of streptozotocin-induced diabetes. It was of decisive importance whether the cell cultures had been obtained from fetuses early or late in gestation. Investigations of the insulin content of the cell culture media showed that the insulin secretion per pancreatic fragment taken from fetuses on day 13 of gestation did not begin until much later than when cells were taken from 17-day fetuses. Insulin production by human fetal islet cells taken during the 12th week of pregnancy reached a maximum after 15 days with 19.9 ng/ml per 24 h and then fell rapidly. It does not seem likely in the human that transplanted tissue from 1st-trimester fetuses would prove an adequate treatment for diabetes in an adult.

Literatur

1. Mandel TE, Collier S, Hoffmann A, Pyke K, Carter WM, Koulmanda M (1982) Isotransplantation of fetal mouse pancreas in experimental diabetes. Lab Invest 47:477
2. Scharp DW (1984) Isolation and transplantation of islet-tissue. World J Surg 8:143-151
3. Serie JR, Hickey GE, Schmitt RV, Hegre OD (1983) Prolongation of cultured-isolated neonatal islet xenografts without immunosuppression. Transplantation 36:6-11
4. Simeonowic CJ, Bowen KM, Kottarski J, Lafferty KJ (1980) Modulation of tissue immunogenicity by organ culture. Transplantation 30:174-179

Dr. med. G. Kirste, Chirurgische Universitäts-Klinik, Abt. für Allgemeine Chirurgie und Poliklinik, Hugstetter Str. 55, D-7800 Freiburg i.Br.

34. Transplantation von kryokonservierten Pankreasinselzellen an der Ratte

Transplantation of Crypopreserved Pancreatic Islet Cells in the Rat

P. Thul, N. Kipping und R. Grundmann

Chirurgische Universitätsklinik Köln-Lindenthal (Direktor: Prof. Dr. H. Pichlmaier)

Die intraportale Injektion von Pankreasinseln gilt als optimaler Transplantationsort (2, 3), es wurden jedoch auch Pfortaderthrombosen nach intraportaler Injektion beschrieben (1). So stellt sich die Frage, ob mit einem anderen Transplantationsort gleiche Ergebnisse bei geringerem Risiko erzielt werden können. Dies sollte in der vorliegenden Arbeit geklärt werden, ebenso die Frage, ob sich hierfür kryokonservierte Inseln eignen.

Material und Methodik

Als Versuchstiere dienten männliche Lewis-Ratten mit einem Körpergewicht von 150 - 200 g. Der Diabetes wurde durch intraperitoneale Gabe von 7,5 mg Streptozotocin pro 100 g Körpergewicht induziert. Die Inselisolierung erfolgte entweder in einer Siebkammer mit Kollagenaselösung oder durch Schütteln in Kollagenase-Dispase-Lösung. Zur Kryokonservierung diente flüßiger Stickstoff. DMSO wurde als Kryoprotektivum verwandt. Die Einfrierrate betrug bei Inseln 0,5 Grad/min, bei Inselzellen 1 Grad/min. Nach einer Lagerung von 1 Woche wurde das Gewebe im Wasserbad bei 37° C aufgetaut. Die Inseltransplantation erfolgte in die Pfortader, Inselzellen wurden intraperitoneal appliziert. Der Blutzuckerspiegel der Empfänger mußte zum Zeitpunkt der Transplantation wiederholt über 400 mg/dl bei freiem Zugang zu Futter gelegen haben. Die Transplantation wurde als erfolgreich bezeichnet, wenn der Blutzuckerspiegel unter 130 mg/dl lag. Die Beobachtungsdauer betrug mindestens 4 Monate.

Gruppeneinteilung

Gruppe 1 (n = 50): Intraportale Transplantation von Pankreasinseln *eines* Spendertieres.

Mit Unterstützung des Verbandes der Lebensversicherer e.V., Bonn

Chirurgisches Forum '85
f. experim. u. klinische Forschung
Hrsg.: F. Stelzner

Gruppe 2 (n = 20): Intraperitoneale Transplantation von Pankreasinselzellen *eines* Spendertieres.
Gruppe 3 (n = 23): Intraperitoneale Transplantation von Inselzellen *zweier* Spendertiere.
Kontrollgruppe (n = 10): Diabetische Ratten.

Ergebnisse

Kontrollgruppe

Nach Streptozotocininjektionen trat bei allen Tieren ein Diabetes auf. Kein Tier überlebte bis zum 4. Monat p.op.

Die Ergebnisse nach Transplantation der Inselzellen sind aus Tabelle 1 und Abb. 1 zu ersehen.

Tabelle 1. Ergebnisse

	Gruppe 1	Gruppe 2	Gruppe 3
Letalität 1. Woche p.op.	25/50 50 %	0/20 0 %	3/23 13 %
normalisierte Blutzuckerwerte 90 Tage p.op.	14/25 56 %	7/20 35 %	12/20 60 %
verbesserte Blutzuckerwerte	1	1	3
keine Besserung	10/25 40 %	12/20 60 %	5/20 25 %

Diskussion

Wie die vorliegenden Ergebnisse zeigen, lassen sich Pankreasinselzellen erfolgreich kryokonservieren und transplantieren. Die Ergebnisse waren allerdings ganz entscheidend davon abhängig, welcher Transplantationsort gewählt wurde: wurden die Pankreasinseln intraportal injiziert, so verstarben 50 % der Tiere unmittelbar postoperativ (Abb. 1), während keines der Tiere verstarb, dem Inselzellen einer Spendertieres intraperitoneal appliziert wurden. Dieses Ergebnis überrascht, da die intraportale Applikation bisher als sehr günstig angesehen wurde, jedoch sei darauf hingewiesen, daß MEHIGAN (1) bereits wegen der Gefahr einer Pfortaderthrombose, allerdings beim Hund und Menschen, vor der intraportalen Transplantation von Inseln warnte. Auch in unseren Versuchen war die unmittelbar postoperative Letalität der Gruppe 1 im wesentlichen auf Pfortaderthrombosen zurückzuführen.

Der intraperitoneale Transplantationsort hat uns auch deshalb überzeugt, weil die Spätletalität der Gruppen 2 und 3 nicht höher als in Gruppe 1 war. Ebenso war die Normalisierung der Blutzuk-

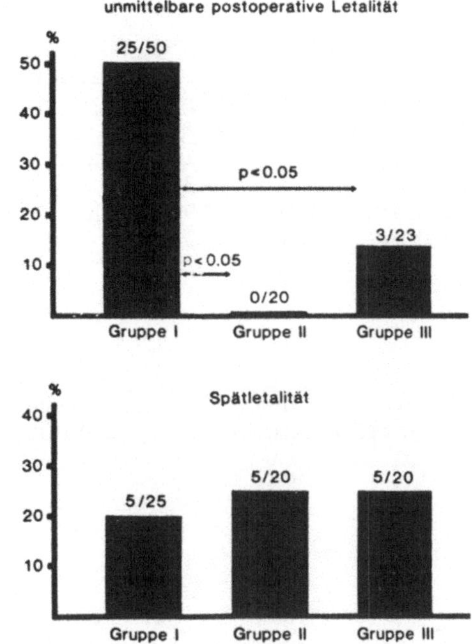

Abb. 1. Letalität nach Inselzelltransplantation

kerwerte zufriedenstellend, wenn auch zugegeben werden muß, daß sich optimale Ergebnisse erst durch Transplantation der Inselzellen von 2 Spenderpankreata erzielen ließen. In Gruppe 3 wurde eine signifikant häufigere Blutzuckernormalisierung als in Gruppe 2 beobachtet.

Zusammenfassung

Kryokonserviertes, endokrines Pankreasgewebe kann sowohl intraportal als auch intraperitoneal erfolgreich transplantiert werden. Die intraperitoneale Transplantation ist mit einer geringeren Operationsletalität verbunden, die Spätletalität entspricht der nach intraportaler Transplantation. Eine Normoglykämie wurde bei 35 % der Empfänger nach intraperitonealer Transplantation des Gewebes *eines* Spendertieres erreicht; wurden *zwei* Spender verwendet, wurden 60 % der Empfänger normoglykämisch.

Summary

Cryopreserved pancreatic islet cells can be successfully transplanted both intraperitoneally and intraportally. However, peritoneal transplantation is preferable, since the operative risk with this procedure is minimal and the late mortality is no higher than that after intraportal transplantation. The blood glucose level normalized in 35% of the rats receiving *one* donor pancreas intraperitoneally, as against 60% of the recipients of *two* donor organs.

Literatur

1. Mehigan DG, Bell WR, Zuidema GD, Effleston JC, Cameron JL (1980) Disseminated intravascular coagulation and portal hypertension following pancreatic islet autotransplantation. Ann Surg 191:287-293
2. Scharp DW (1984) Isolation and transplantation of islet tissue. World J Surg 8:143
3. Sutherland DER (1981) Pancreas and islet transplantation. Diabetologia 20:435-450

Dr. P. Thul, Chirurgische Universitätsklinik Köln-Lindenthal, Joseph-Stelzmann-Str. 9, D-5000 Köln 41

35. Verhinderung der Abstoßung von allogen transplantierten Langerhans'schen Inseln durch eine Kurzzeitprophylaxe mit Cyclosporin

Prolongation of Graft Survival of Allogeneic Transplanted Pancreatic Islets by a Short Course of Cyclosporin

P. Walter[1], B. U. v. Specht[2], N. Wolf[1], H. Königsberger[2], A. Dibelius[2] und K.-H. Merkel[3]

[1]Abt. f. Allgemeine Chirurgie und Abdominalchirurgie der Universität des Saarlandes, Homburg/Saar (Direktor: Prof. Dr. G. Feifel)
[2]Institut für Chirurgische Forschung der LMU-Universität München, Klinikum Großhadern (Direktor: Prof. Dr. W. Brendel)
[3]Institut für Pathologie der Universität des Saarlandes, Homburg/Saar (Direktor: Prof. Dr. G. Dhom)

Einleitung

Zwei Hauptprobleme haben bisher die erfolgreiche Transplantation von allogenen Langerhansschen Inseln beim Menschen zur Behandlung des Diabetes mellitus verhindert:

1. die Unfähigkeit, genügend gereinigte Inseln aus einem Pankreas herzustellen und
2. die mangelnde Beherrschung der Abstoßungsprobleme.

Auch im Tiermodell konnte bisher keine befriedigende Lösung der Abstoßungsprobleme gefunden werden, d.h., selbst die bei anderen Organtransplantationen wirksamen Immunsuppressiva wie Cortison, Azathioprin und Cyclosporin, waren unwirksam (1, 2). Obwohl es tierexperimentelle Ansätze gibt, die eine Verlängerung der Transplantatüberlebenszeit bei der allogenen Inseltransplantation erreichen (z.B. in vitro-Kultur, Herstellung von sog. Mega-islets, Vorbehandlung mit I A-Antikörpern), erscheint uns die Verwendung eines Immunsuppressivums in intermittierender Anwendung aus folgenden Gründen erfolgversprechender:

1. sind die bisher experimentell durchgeführten Methoden der Immunoalteration, die sich keiner kontinuierlichen immunosuppressiven Therapie bedienen, auf den Menschen z.Z. nicht übertragbar,
2. haben Untersuchungen an spontandiabetischen BB-Ratten (3) ergeben, daß erfolgreich transplantierte Inseln durch zirkulierende Inselzelloberflächenantikörper wieder zerstört werden können.

Dieser auch beim Menschen befürchteten Problematik könnte durch eine intermittierende immunsuppressive Therapie mit geringen

Chirurgisches Forum '85
f. experim. u. klinische Forschung
Hrsg.: F. Stelzner

Nebenwirkungen begegnet werden, wobei gleichzeitig die allogene Abstoßung der Inseln verhindert wird und die Entwicklung von Inselzellantikörpern, die zur Zerstörung des Transplantats führen können.

Methoden und Material

Es wurden in einem starken Abstoßungsmodell (RT1 a ⟶ RT1 1) isolierte Langerhanssche Inseln aus DA-Ratten (Dark-Agonti) auf diabetische Lewis-Empfänger durch intraportale Embolisierung (n = 20) übertragen. Die Inseln wurden mittels einer nach LACY (4) modifizierten Kollagenase-Methode gewonnen, wobei vor der Digestion das Pankreas mit Neutralrot perfundiert wurde. Nach der Digestion wurden die Inseln unter dem Mikroskop mit einer Glascapillare gepickt. Dadurch konnte die Ausbeute im Gewichtsbereich von 265 bis 290 g/Ratte auf durchschnittlich 1300 Inseln/2 Ratten gesteigert werden. So konnten jedem Lewis-Empfänger mindestens 1000 intakte DA-Inseln aus 2 Spendern intraportal implantiert werden. Die Lewis-Empfänger waren vorher mit 65 mg Streptozotocin/kg stabil diabetisch gemacht worden mit Blutzuckerwerten von über 300 mg/dl und den übrigen in diesem Modell zu erwartenden diabetischen Frühkomplikationen wie Polyurie, Megacolon, Diarrhoe und Gewichtsabnahme. Die immunologische Aktivität der Transplantatempfänger wurde mittels gemischter Lymphocytenkultur und ^{3}H-Thymidineinbau in die Empfängerlymphocyten gemessen. Der Stimulationsindex (SI) wurde als Quotient aus der Aktivität von mit bestrahlten Spender-Lymphocyten stimulierten und der Aktivität nicht stimulierter Lewis-Lymphocyten berechnet.

Ergebnisse

Abb. 1 zeigt den Vergleich der intravenösen Glucosetoleranz von Normaltieren mit allogen inseltransplantierten diabetischen Tieren, die zur Verhinderung der Abstoßung eine Kurzzeitprophylaxe mit Cyclosporin erhalten hatte (30 mg/kg CyA in Olivenöl am Tag 0, +1, +2). Die K-Werte bei den diabetischen transplantierten Tieren (n = 10) lagen in allen Fällen über 1,8, d.h., im Normbereich.

Die allogene Inseltransplantation im Modell DA ⟶ Lew, also über eine MHC-Barriere, wobei der Lewis-Empfänger noch ein "high responder" ist, führt zur Abstoßung nach durchschnittlich 5,5 ± 2 Tagen (Tabelle 1). Die mit der Kurzzeitprophylaxe mit CyA behandelte Gruppe der allogen transplantierten Tiere führt zu einer Verlängerung der mittleren Überlebenszeit von 70 Tagen (Tabelle 1), wobei 4 Tiere länger als 117 Tage normoglykämisch waren.

Histologische Befunde

Von jedem transplantierten Tier wurden Leberschnitte angefertigt: Sowohl in der HE-Färbung, als auch immuncytochemisch (Insulinfärbung) konnte der Nachweis geführt werden, daß bei den normoglykämischen transplantierten Tieren in jedem Falle intakte Inseln mit gespeichertem Insulin in der Leber nachweisbar waren,

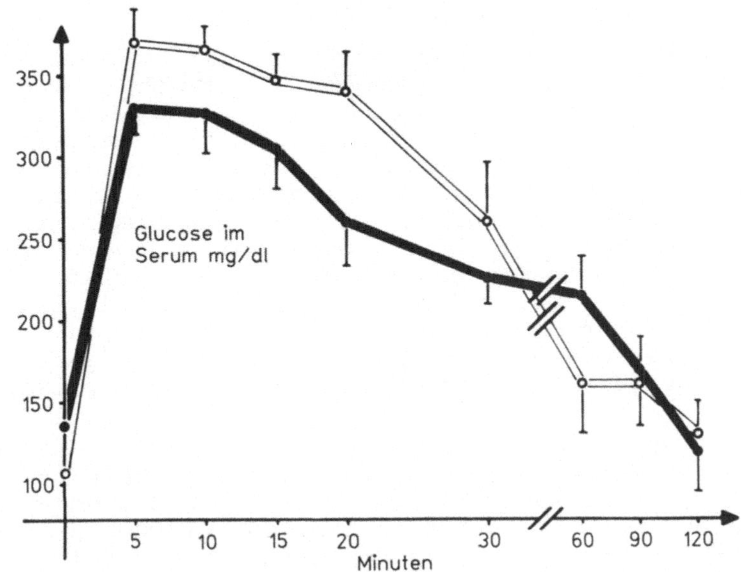

Abb. 1. Glucose-Toleranz mit mittlerer Standardabweichung bei 10 Normaltieren ——•—— und 10 allogen transplantierten diabetischen Lewis-Tieren ══o══ 4 Wochen postoperativ nach Gabe von 1 g Glucose/kg i.v.

Tabelle 1. Überlebenszeit allogen transplantierter DA-Inseln (DA→Lew, diabetisch) unter Verwendung einer dreimaligen Cyclosporindosis im Vergleich zu unbehandelten transplantierten diabetischen Tieren. Signifikanz des Unterschieds: $p < 0,0001$

	n	Tage bis zur Abstoßung (Wiederanstieg der Blutglucose)
Kontrolle	10	9, 4, 5, 5, 3, 5, 5, 8, 7, 3
30 mg/kg CyA Tag 0, + 1, + 2	10	120, 120, 125, 117, 60, 21, 52, 29, 28, 28

während bei den Tieren, die abgestoßen hatten, entweder keine Inseln in der Leber nachgewiesen werden konnten oder nur lymphocytäre Infiltrate als Zeichen der Abstoßung.

Immunologische Lymphocytenaktivität

In der gemischten Lymphocytenkultur (MLC) wurden Lew-Lymphocyten mit bestrahlten DA-Lymphocyten stimuliert. Dabei zeigten Lew-Lymphocyten von Tieren, die allogen transplantiert worden waren und nach CyA-Prophylaxe nicht abgestoßen hatten, einen mittleren Stimulationsindex (SI) von 2,2 (^{3}H-Thymidineinbau), während Lymphocyten von Tieren, die abgestoßen hatten, einen SI von 7,8 aufwiesen.

Zusammenfassung und Diskussion

Obwohl die bisherigen Ergebnisse der allogenen Inseltransplantationen über eine MCH-Barriere mit CyA und anderen Immunsuppressiva (1, 2) unbefriedigend waren, d.h., keine wesentliche Verlängerung der Transplantatüberlebenszeit erzielt werden konnte, gelang es in der diabetischen Ratte mit Hilfe einer Kurzzeitprophylaxe von 30 mg/kg CyA eine mittlere Überlebenszeit von 70 Tagen zu erzielen, wobei 4 Tiere normoglykämisch blieben. Eine mögliche Erklärung dafür konnte z.B. sein, daß durch die Anfärbung der Inseln mit Neutralrot kleine Lymphknoten sicher eliminiert werden. Durch die Verminderung des mittransplantierten lymphatischen Gewebes verringert sich auch die Zahl der sog. Passenger-Leukocyten und deren Möglichkeit, Class-I und Class-II-Antigene dem Immunsystem des Empfängers zu präsentieren (5).

Selbst unter CyA findet in der unmittelbar postoperativen Phase eine begrenzte Abstoßungsreaktion (Blutzuckererhöhung) statt, die jedoch überwunden wird. Nach 4 bis 6 Wochen ist die Glucosetoleranz nach Implantation von 1000 allogenen Inseln in diabetische Tiere kaum noch von der normalen Kontrollgruppe zu unterscheiden. Würde man die CyA-Therapie intermittierend fortsetzen, könnte man aufgrund der Ergebnisse annehmen, daß eine Transplantatüberlebenszeit auf Dauer zu erzielen ist. Übertragen auf den Menschen würde das eine zumutbare nur intermittierende Therapie mit CyA für den Diabetiker bedeuten, wobei gleichzeitig die Möglichkeit der Transplantatzerstärung durch erneute Bildung von Inselzellantikörpern durch den diabetischen Empfänger vermindert wird.

Summary and Discussion

In contrast to other work (1, 2), perioperative administration of ciclosporin A alone was successful in prolonging survival following allogeneic islet transplantation across an MHC barrier in the rat using a high-responder (RT^1 a ⟶ RT^1 l) model. A possible explanation is the use of modified collagenase digestion of the pancreas perfused with neutral red as a stain for the islets, thus preventing transplantation of small lymph nodes. This means that the number of passenger cells confronting the recipients' immune system with class I and class II antigens (5) is reduced.

During the immediate postoperative period a limited rejection crisis was seen even with ciclosporin, but was ultimately overcome. The mean survival in 10 transplant recipients was 70 days. Glucose tolerance in allogeneically transplanted diabetic recipients (1000 islets intraportally) with three-shot ciclosporin prophylaxis was normal 4 weeks after transplantation. The results suggest the possibility of indefinite survival of transplanted allogeneic islets if intermittent ciclosporin therapy is given. Applied to the treatment of human diabetics this would imply moderate intermittent immunosuppressive medication, which could simultaneously prevent the possibility of destruction of the graft by newly formed islet cell antibodies, but the problems of isolating a sufficient amount of pure islets from human pancreas have not yet been solved.

Literatur

1. Gray DWR, Morris PJ (1984) Cyclosporine and pancreas transplantation. World J Surg 8:230
2. Du Toit, Reece Smith OF, McShane P, Denton T, Morris PJ (1982) Effect of cyclosporine A on allotransplanted pancreatic fragments to the spleen of totally pancreatectomized dogs. Transplantation 33:302
3. Naji A, Silvers WK, Bartlett ST, Francfort J, Barker CF (1984) Immunologic factors in pathogenesis and treatment of human and animal diabetes. World J Surg 8:214
4. Lacy PE, Konstianovsky M (1967) Method for the isolation of intact pancreatic islets of Langerhans from the rat pancreas. Diabetes 16:35
5. Lafferty KJ, Prowse SJ (1984) Theory and practice of immunoregulation by tissue treatment prior to transplantation. World J Surg 8:187

Dr. med. P. Walter, Abteilung Allgemeine Chirurgie und Abdominalchirurgie, Chirurgische Universitätsklinik, D-6650 Homburg/Saar

36. Heterotope Herz-Lungen-Transplantation im Tiermodell

Hetero-Orthotopic Heart-Lung Transplantation in Dogs

W. Ertel[1], H. Reichenspurner[1], B. M. Kemkes[2], B. Reichart[2], C. Hammer[1] und W. Brendel[1]

[1]Institut für Chirurgische Forschung, Klinikum Großhadern, München
[2]Herzchirurgische Klinik, Klinikum Großhadern, München

Eine organspezifische Unterscheidung zwischen klinisch relevanten Abstoßungsreaktionen nach Herz-Lungen-Transplantation ist derzeit nicht möglich. Als einziger Parameter hierfür wird in der Klinik die Endomyokarbiopsie durchgeführt. Dabei hat sich gezeigt, daß ein unterschiedliches Verhalten von beiden Organen bezüglich Transplantatreaktion auftreten kann (1).

Ziel dieser Studie war die Entwicklung einer einfach durchzuführenden Herz-Lungen-Transplantation ohne die Verwendung der extracorporalen Zirkulation. Außerdem sollte ein leicht zu behandelndes Versuchstier gewählt werden, wie es der Hund darstellt. Da sich bei diesem Versuchstier nach Durchtrennung der pulmonalen Innervation eine respiratorische Insuffizienz entwickelt (2, 3, 4), erwies sich eine orthotope Herz-Lungen-Transplantation als undurchführbar. Somit bot sich die Möglichkeit einer heterotopen intrathorakalen Transplantation von Herz und Lunge an.

Methodik

Als Spender dienten Mischlingshunde mit einem Gewicht von 15 - 20 kg und um etwa 5 kg schwerere Tiere als Empfänger. Spender wie Empfänger wurden mit Ketanest (10 mg/kg) und Thiazin-Hydrochlorid (2 mg/kg) intramusculär prämediziert, intubiert und die Narkose mit einem Halothan-Lachgas-Sauerstoffgemisch fortgeführt. Die perioperative Überwachung setzte sich aus der Messung von arteriellem und zentral venösem Druck, sowie dem EKG zusammen.

Operative Technik

Das Empfängertier wird linksseitig im 5. Intercostalraum thoracotomiert. Nach getrennter Präparation und Ligatur der linken Pulmonalvene und Pulmonalarterien sowie Abklemmen des linken Hauptbronchus erfolgte die linksseitige Pneumonektomie.

Chirurgisches Forum '85
f. experim. u. klinische Forschung
Hrsg.: F. Stelzner

Das Spendertier wird median sternotomiert. Nach Präparation der unteren und oberen Hohlvene, des rechten und linken Truncus bracheocephalicus erfolgt die Durchtrennung der Vena azygos. Nach Präparation und Ligatur der rechten Pulmonalvenen und Pulmonalarterien bzw. Abklemmen des rechten Hauptbronchus wird die rechte Lunge des Spendertieres excidiert.

Nach Ligatur der beiden Hohlvenen und der Trunci bracheocephalici wird die Aorta descendens nach Abgang des zweiten Truncus abgeklemmt. Die Konservierung des Herzens erfolgt durch die kardioplegische Lösung nach BRETSCHNEIDER via Aorta ascendens und der Lunge durch Euro-Collins-Lösung via Arteria pulmonalis. Gleichzeitig wird eine Oberflächenkühlung mit 4° C kalter Ringerlösung durchgeführt. Nach Beendigung der Perfusion und Irrigation der Spenderorgane wird die geblähte linke Lunge am Hauptbronchus abgesetzt. Herz und linke Lunge werden dann "en bloc" entnommen und in 4° C kalter Ringerlösung gelagert.

Implantation

Es erfolgt zunächst die End-zu-End Anastomose der beiden linken Hauptbronchi. Nach Entfernung der Bronchusklemme wird die transplantierte Lunge gebläht und leicht beatmet. Anschließend wird die Aorta descendens partiell ausgeklemmt und incidiert. Die Aorta des Spendertieres wird End-zu-Seit an die Aorta descendens des Empfängertieres anastomosiert.

Zuletzt wird zur Füllung des rechten Vorhofes des Spenderherzens eine End-zu-End Anastomose des rechten Vorhofohres des Spenderherzens mit dem linken Vorhofohr des Empfängerherzens durchgeführt.

Nach Beendigung der Anastomosen wird die partielle Klemme der Aorta descendens entfernt und das Spenderherz nach Entlüftung an der Herzspitze reperfundiert. Nach spontaner bzw. elektrischer Defibrillation wird nach Funktionsaufnahme des Spenderherzens die Klemme am Vorhofohr zur Füllung desselben entfernt.

Nach Einlegen einer weichen Thoraxdrainage wird der Brustkorb schichtweise verschlossen.

Ergebnisse

Es wurden 4 Akutversuche und 10 langzeitorientierte Versuche durchgeführt, wobei die Akutversuche zur Entwicklung der operativen Technik dienten.

Alle Tiere begannen unmittelbar nach Thoraxverschluß und nach kurzer Nachbeatmung mit Raumluft spontan zu atmen. Die Thoraxdrainagen konnten in der Regel 2 h nach Operationsende entfernt werden. Drei bis vier Stunden später wurden die Tiere extubiert bzw. die arteriellen und venösen Katheter gezogen.

Als Immunsuppression wurde Cyclosporin A (12 - 20 mg/kg), Azathioprin (1,5 mg/kg) in den ersten 14 Tagen postoperativ und Prednison (0,2 mg/kg) an Stelle von Azathioprin ab dem 15. postoperativen Tag verabreicht.

Die durchschnittliche Überlebenszeit der 6 chronischen Versuchstiere betrug 33,5 $\pm$ 12,3 Tage. Zwei Versuchstiere verstarben an Infektionen (Bakterien, Pilze), ein Versuchstier an einer Wunddehiscenz mit damit verbundenem Thoraxempyem. Nach irreversibler Abstoßung von Herz und/oder Lunge wurde das jeweilige Versuchstier umgehend eingeschläfert und die Organe einer makroskopischen wie mikroskopischen Untersuchung unterzogen. Zwei Hunde wiesen eine solitäre irreversible Abstoßung des transplantierten Herzens auf, die transplantierte Lunge war histologisch unauffällig. Ein Tier zeigte eine kombinierte Herz- und Lungenabstoßung.

Diskussion

Das Ziel dieser Arbeit, die Entwicklung einer einfachen operativen Technik zur Herz-Lungen-Transplantation im Hundemodell, konnte verwirklicht werden. Die hier beschriebene Methode der hetero-orthotopen Herz-Lungen-Transplantation erübrigt den Einsatz der Herzlungenmaschine und erlaubt die Durchführung langzeitorientierter Versuche, mit deren Hilfe es möglich erscheint, das unterschiedliche postoperative Verhalten von transplantierten Organen (Herz, Lunge) bezüglich Abstoßungsreaktionen über einen längeren Zeitraum zu verfolgen.

Außerdem ermöglicht die Technik der hetero-orthotopen Herz-Lungen-Transplantation einen Vergleich von transplantierter und eigener Lunge des Empfängertieres insbesondere in der frühen postoperativen Phase. Es besteht somit die Möglichkeit, die Auswirkungen von Operationstrauma und Ischämiezeit auf die transplantierte Lunge zu überprüfen.

Linksherzbiopsien des Empfängertieres durch intravasale Biopsiezangen sowie die Durchführung von offenen Lungenbiopsien sind möglich und bilden die Voraussetzung zur Diagnose von Abstoßungsreaktionen, die anhand von immunologischen und klinischen Parametern angezeigt werden.

Somit stellt der Vergleich von Untersuchungen klinischer, immunologischer und histologischer Art an der transplantierten und der eigenen Lunge bzw. am transplantierten Herzen zur Diagnose von Transplantatreaktionen einen entscheidenden Vorteil dieser komplikationsarmen operativen Technik dar.

Zusammenfassung

Die hetero-orthotope Herz-Lungen-Transplantation stellt eine einfache operative Technik dar, die den Einsatz einer Herzlungenmaschine erübrigt und gleichzeitig erlaubt, auch am Hundemodell langzeitorientierte Transplantationen von Herz und Lunge durchzuführen.

Summary

Hetero-orthotopic heart-lung transplantation is a simple operative technique for canine heart-lung transplantation without extracorporeal circulation. Furthermore, a long-term study of the transplanted heart and lung is possible.

Literatur

1. Scott WC, Haverich A, Billingham et al (1984) Heart Transpl Vol 3 (Suppl 2):197
2. Nakae S, Webb WR, Theodorides Th et al (1967) Surg Gynecol Obstet 125:1285
3. Grinnan GB, Graham EH, Childs JW et al (1970) J Thorac Cardiovasc Surg 60:609
4. Longmore DB, Cooper DKC, Hall RW et al (1969) Thorax 24:391

W. Ertel, Institut für Chirurgische Forschung, Klinikum Großhadern, Marchioninistr. 15, D-8000 München 70

37. Differentialdiagnose (DD) zwischen Abstoßungsreaktion (AR) und Infektion aus dem peripheren Blut (PB) von herztransplantierten Patienten (HTP)

Differential Diagnosis Between Rejection and Infection Arising in the Peripheral Blood in Heart Transplant Recipients

C. Lersch, C. Hammer, M. Plahl, M. Lehmann, H. Reichenspurner und B. Reichart

Institut für Chirurgische Forschung und Herzschirurgische Klinik der Universität München

Mittels eines cytoimmunologischen Monitoring (ZIM) kann eine Aktivierung des Immunsystems im PB von 30 HTP frühzeitig diagnostiziert werden (1, 2). Die Ursache derselben, d.h. eine AR oder ein viraler bzw. bakterieller Infekt, war in den meisten Fällen erst sehr spät durch herkömmliche Methoden (Virusserologie, Blutkulturen) erkennbar. Deshalb wurden im folgenden monoklonale Antikörper (MAP) gegen Lymphocytensubpopulationen für eine Differentialdiagnose eines Aktivierungszustandes verwendet. Gleichzeitig konnte mit einer Schnellmethode, für die nur 75 µl PB des HTP benötigt werden, ein Aktivierungszustand innerhalb von 15 min festgestellt werden.

Patienten

Vierzehn männliche HTP, die 1983 - 84 auf Grund von irreversiblen Kardiomyopathien in der Herzchirurgischen Klinik der Universität München ein neues Herz erhielten, wurden postoperativ über 4 Wochen täglich mittels des ZIM überwacht. Alle Patienten wurden mit Cyclosporin A und Prednison nach dem Schema von P.E. OYER (3) immunsupprimiert. 6 Patienten verstarben. Todesursachen waren dabei Kreislaufversagen (3 HTP), Aspergillose und Legionellose (2 HTP) oder AR (1 HTP).

Methode

Die Methode des ZIM wurde während des letzten Chirurgischen Forums ausführlich dargestellt (1). Für die 14 HTP von 1983 - 84 wurde eine Schnellmethode entwickelt. 75 µl PB des HTP wurden in Hämatokritröhrchen aufgenommen und in Eppendorfröhrchen auf 1 ml Ficoll geschichtet; das Blut wurde zehnfach mit NaCl-Lösung verdünnt. In einer Eppendorfzentrifuge 3200 wurde das mononucleäre Konzentrat in 1,5 min separiert und mittels einer Cytozentrifuge (Cytospin, Shandon Southern) auf Objektträger aufgebracht. Diese

Chirurgisches Forum '85
f. experim. u. klinische Forschung
Hrsg.: F. Stelzner

wurden innerhalb von 3 min gefärbt (Hemafix, Biomed, München). Wurden Lymphoblasten oder aktivierte Lymphocyten im Konzentrat gefunden, so wurden aus 10 ml PB des HTP die mononucleären Zellen isoliert und mit MAK markiert: OKT3 (Gesamt-T-Zellen), OKT4 (T-Helper/Inducer-Zellen), OKT8 (Suppressor-/Cytotoxische T-Zellen), anti-Ly2 (B-Zellen), OKT10 (Vorläufer- und aktivierte Zellen).

Ergebnisse

Dreizehn AR, 7 bakterielle bzw. Pilz- und 4 Virusinfektionen wurden mit Hilfe des ZIM und der MAK diagnostiziert und durch die Histologie, Virusserologie bzw. Blutkulturen bestätigt. In allen Fällen wurden zur Zeit der Aktivierung mehr als 250 aktivierte Lymphocyten oder mehr als 50 Lymphoblasten/mm^3 PB gefunden. Bei Virusinfektionen waren regelmäßig mehr als 100 LGl/mm^3 PB im Konzentrat. Vermehrtes Auftreten von juvenilen Zellen im PB war in den meisten Fällen ein guter Hinweis auf bakterielle oder Pilzinfekte. Während Virusinfektionen (Cytomegalie - oder Ebstein-Barr-Viren) war der Quotient aus OKT4/Okt8 < 1. Ein sicheres Kriterium für eine bakterielle (Legionellose) oder Pilzinfektion (Aspergillose) war ein Anstieg der anti-Ly 2-positiven Zellen über 20 % (Tabelle 1). Zwei bis drei Tage vor AR fiel der Prozentsatz der letztgenannten Zellen immer deutlich ab, und stieg nach erfolgreicher Therapie der AR wieder an. Der Prozentsatz OKT10-positiver Zellen (Vorläufer, aktivierte Zellen) erreichte 2 - 3 Tage vor einer AR ein Maximum. Bei Infekten dagegen wurde dieses erst an dem Tag gefunden, an dem auch aktivierte Lymphocyten und Lymphoblasten im Konzentrat auftraten.

Tabelle 1

	AR	Virus	Bakt. /Pilz
LB	> 50/mm^3 PB	> 50/mm^3 PB	> 50/mm^3 PB
LGl	< 100/mm^3 PB	> 100/mm^3 PB	< 100/mm^3 PB
Juv	(+)	(+)	++
OKT 4/8	> 1	< 1	> 1
Ly2	< 20 %	< 20 %	> 20 %

Schlußfolgerung

Mit Hilfe einer Schnellmethode ist es möglich, in 75 µl PB von HTP Lymphoblasten und aktivierte Lymphocyten als Zeichen eines aktivierten Immunsystems innerhalb von 15 min zu diagnostizieren. Das Auftreten von LGl oder juvenilen Zellen im mononucleären Konzentrat geben Hinweise auf die Ursache der Aktivierung (Virus- oder Bakterien-/Pilzinfektionen). MAK gegen Ia-Antigene (anti-Ly2), gegen T4- (Helper-/Inducer-) und T8-Antigene (Cytotoxische-/Suppressor-) erlauben eine DD zwischen bestimmten Virus- bzw. Pilz- oder Bakterieninfektionen. Durch den MAK OKT10 kann eine AR 2 - 3 Tage vor dem Auftreten aktivierter Zellen im ZIM erkannt werden. In einer prospektiven Studie soll bei den kommenden HTP im Klinikum Großhadern die Spezifität und Sensitivität dieser Methode für die DD evaluiert werden.

Zusammenfassung

Bei 14 HTP der Herzchirurgischen Klinik der Universität München konnten 13 AR, 7 bakterielle bzw. Pilzinfektionen und 4 Viruserkrankungen frühzeitig mit Hilfe des ZIM und der MAK (anti-Ly2, OKT4, OKT8, OKT10) diagnostiziert werden. Histologie, Virusserologie, Blutkulturen bestätigten in allen Fällen die vermutete Diagnose. Kriterien für Viruserkrankungen waren dabei mehr als 100 LGl/mm^3 PB und ein Quotient von OKT4/OKT8 < 1.

Bei Pilz- bzw. Bakterieninfektionen wurden mehr als 20 % anti-Ly2 positive Zellen und vermehrt Juvenile gefunden. AR ging ein deutlicher Anstieg des Prozentsatzes der OKT10-positiven Zellen voraus.

Summary

Thirteen cases of acute rejection crisis, seven infections induced by bacteria or fungi and four infections caused by viruses were diagnosed in heart transplant recipients early in their course by cytoimmunological monitoring and checks on monoclonal antibodies: anti-Ly2, OKT4, OKT8, and OKT10.

The diagnoses were confirmed by histological, serological, or bacteriological methods. During virosis an increase of LGl to $> 100/mm^3$ peripheral blood and a ratio of OKT4 to OKT 8 of < 1 were found. The criteria for bacterial or fungal infections were: Ly2-positive cells > 20 % and an evident increase of juvenile cells. Percentages of OKT10-positive cells reached a maximum 2 - 3 days before an acute rejection crisis.

Literatur

1. Reichenspurner H, Hammer C, Lersch C et al (1984) Cytologische und immunologische Überwachung (ZIM) von Cyclosporin-A-behandelten herztransplantierten Patienten. In: Chirurg. Forum 1984. Springer, Berlin Heidelberg New York Tokyo, S 85-87
2. Hammer C, Reichenspurner H, Ertel W et al (1984) Cytological and immunologic monitoring of Cyclosporine-treated human heart recipients. Heart Transplant III, 3:228-232
3. Oyer PE et al (1982) One year experience with Cyclosporine A in clinical heart transplantation. Heart Transplant 1:285-288

Dr. C. Lersch, Institut für Chirurgische Forschung der Universität München, Klinikum Großhadern, Marchioninistr. 15, D-8000 München 70

38. Ergebnisse der orthotopen Ratten-Dünndarmtransplantation

Results of Orthotopic Small-Bowel Transplantation in the Rat

Ch. Preissner, E. Deltz, P. Liedgens und A. Thiede

Abt. Allgemeine Chirurgie (Direktor: Prof. Dr. H. Hamelmann), Chirurgische Universitätsklinik Kiel

Die allogene Dünndarmtransplantation löst komplexe immunologische Reaktionen aus, die sich im Modell der heterotopen aczessorischen Dünndarmtransplantation adäquat studieren lassen (1). Zur Beurteilung der bei der klinischen Anwendung auftretenden Probleme sind jedoch Untersuchungen der Immunreaktionen im Modell der allogenen orthotopen Transplantation erforderlich. Daraus ergeben sich folgende Fragen: 1. Welche technischen Schritte ermöglichen einen orthotopen Dünndarmersatz im Rattenmodell? 2. Welche Abstoßungsvorgänge laufen im orthotopen allogenen Dünndarmtransplantat ab? 3. Durch welches Immunsuppressionsschema ist das langfristige Überleben des Transplantates möglich?

Material und Methoden

Der orthotope Dünndarmersatz geschieht in zwei Schritten. Zunächst wird eine aczessorische Dünndarmtransplantation mit Anschluß des die A. mes. sup. tragenden Aortensegmentes des Transplantates an die Bauchaorta und einer Anastomose der V. portae mit der V. cava inf. des Empfängers durchgeführt (1). Nach drei Wochen sind die Lymphgefäßverbindungen zwischen Transplantat und Empfänger rekonstituiert. Jetzt wird der empfängereigene Dünndarm entfernt und das Transplantat in die Darmkontinuität des Empfängers eingeschaltet. Damit resultiert ein orthotoper Dünndarmersatz mit systemischer Drainage des Pfortaderblutes. Neben einer syngenen Kontrollgruppe (Gruppe 1, LEW → LEW, n = 25) wurden Transplantate des Spenderstammes AS auf LEW Ratten übertragen (Tabelle 1).

In dieser Spender-Empfänger Kombination sind MHC (Major Histocompatibility Complex) codierte Transplantationsantigene identisch, die non-MHC abhängigen jedoch different. Die Empfängertiere der Gruppe 2 (AS → LEW, n = 20) erhielten keine Behandlung. Die Tiere der Gruppe 3 erhielten für 10 Tage p.op. 15 mg/kg KG und für weitere 10 Tage 10 mg/kg KG Cyclosporin A (CsA) oral.

*Mit Unterstützung durch die DFG, SFB 111

Chirurgisches Forum '85
f. experim. u. klinische Forschung
Hrsg.: F. Stelzner

Tabelle 1. Orthotope Dünndarmtransplantation in 2-Schritt-Technik

Gruppe	Stamm-kombination	n	Empfänger-Behandlung	
1	LEW → LEW	25	keine	
2	AS → LEW	20	keine	
3 (Entfernung der Mesenterial-lymphknoten)	AS → LEW	41	1.-10.Tg.p.op.	15mg/kg KG CsA oral
			11.-20." " "	10mg/kg KG CsA oral
			21.-30." " "	10mg/kg KG CsA i.p.
			31.-40." (jeden 2. Tag)	7,5mg/kg KG CsA i.p.
			41.-50." (jeden 2. Tag)	5,0mg/kg KG CsA i.p.

Nach der zweiten Operation wurde die CsA-Gabe intraperitoneal fortgesetzt mit 10 mg/kg KG beginnend in absteigender Dosierung (Tabelle 1). Die Mesenteriallymphknoten der Transplantate der Gruppe 3 wurden mikrochirurgisch entfernt. Spender- und Empfängerdarm sowie Milz und Halslymphknoten wurden histologisch untersucht.

Ergebnisse

21 von 25 Tieren (84 %) der Gruppe 1 überlebten mehr als 120 Tage (Tabelle 2). Alle Tiere der Gruppe 2 zeigten eine zunehmende Destruktion des Transplantates, die beginnend mit einer Rundzellinfiltration in der Lamina propria zur Mucosaabschilferung und schließlich zur Peritonitis nach Transplantatperforation führte, der alle Tiere innerhalb von 9 Tagen p.op. erlagen. 26 von 41 Tieren (64 %) der Gruppe 3 überlebten drei Wochen nach der ersten Operation. 17 Tiere verstarben innerhalb der ersten Woche nach der zweiten Operation an Operationsfolgen oder Transplantatabstoßung. Bei drei weiteren Tieren wurde das Transplantat bis zu drei Wochen nach der Einschaltung in orthotope Position abgestos-

Tabelle 2. Überlebensquoten nach orthotoper Dünndarmtransplantation

Gruppe	n	%	Überlebenszeit (Tage p.op.)	Todesursache
1	21/25	84	120 Tg.p. 2. Op.	Op.-Folge
2	0/20	0	9 Tg.p. 1. Op.	Abstoßung
3	26/41	64	21 Tg.p. 1. Op.	Abstoßung
	17/26		7 Tg.p. 2. Op.	Op.-Folge, Abstoßung
	3/26		21 Tg.p. 2. Op.	Abstoßung
	6/26		30,35,40,42,42, 50 Tg.p. 2. Op.	Abstoßung 3, Pneumonie 3

sen. Sechs Tiere überlebten 30 bis 50 Tage nach orthotopem Dünndarmersatz. In drei Fällen war die Transplantatabstoßung, in drei Fällen eine Pneumonie bei funktionierendem Transplantat die Todesursache (Tabelle 2).

Diskussion

Die 2-Schritt-Operationstechnik ermöglicht im syngenen System einen Dünndarmersatz in orthotoper Position mit relativ geringer Letalität (16 %). Im allogenen System dagegen kommt es unbehandelt zu einer raschen Transplantatdestruktion innerhalb von neun Tagen. Das Abstoßungsmuster entspricht dem, das in anderen voll- (LEW → ACI) und semiallogenen (LEW x BN → LEW) Systemen gefunden wurde (2, 3). Die Abstoßungszeit beträgt im System LEW → ACI 10 ± 2 Tage (2) und im System LEW x BN → LEW 12 ± 4 Tage (3). Sie liegt also bei alleiniger non-MHC-Inkompatibilität (AS → LEW) in demselben Bereich, der sich nach Transplantation bei MHC- und non-MHC-Inkompatibilität ergibt. Die nicht MHC kontrollierten Transplantationsantigene spielen somit auch für die Dünndarmtransplantation wie für die Transplantation von Haut, Herz (4) und Pankreas (5) eine bedeutende Rolle. Die Reduktion der Antigenmasse und der "Passenger-Leukocyten" im Transplantat durch die Entfernung der Mesenteriallymphknoten des Transplantates in Verbindung mit einer kombinierten oralen und parenteralen CsA-Applikation erweist sich wie bei der akcessorischen (2) Transplantation im System LEW → ACI auch bei orthotoper Transplantation als eine effektive Modalität zur Unterrückung der Abstoßungsreaktion. Das beschriebene Modell ermöglicht die Analyse immunologischer und funktioneller Parameter und ihrer wechselseitigen Beeinflussung in einer präklinischen Situation.

Zusammenfassung

Nach orthotoper Dünndarmtransplantation kommt es bei non-MHC-Inkompatibilität ohne Immunsuppression zu einer für den Empfänger tödlichen Abstoßungsreaktion. Durch die kombinierte orale und parenterale Immunsuppression mit CsA in Verbindung mit der mikrochirurgischen Entfernung der Mesenteriallymphknoten des Transplantates kann die Abstoßungsreaktion unterdrückt werden.

Summary

Non-MHC incompatibility between donor and recipient causes a fatal rejection reaction after orthotopic small-bowel transplantation, which can be avoided by a combination of oral and parenteral administration of CsA together with microsurgical removal of the mesenteric lymph nodes of the graft.

Literatur

1. Deltz E (1984) Die allogene Dünndarmtransplantation. Funktionelle und morphologische Untersuchungen der Abstoßungs- und der Transplantat- gegen Wirt Reaktion (GVHR) im Rattenmodell. Zuckschwerdt, München Bern Wien

2. Liedgens P, Hardy MA (1984) pers. Mitteilung
3. Schraut WH, Abraham SV, Rosemurgy AS (1984) Intestinal allotransplantation: Histologic sequence of acute and chronic rejection in correlation to functional performance. Eur Surg Res 16:83-84
4. Katz SM, Liebert M, Gill III TJ, Kunz HW, Cramer DV, Guttmann RD (1983) The relative roles of MHC and non MHC gines in heart and skin allograft survival. Transplantation 36:96-101
5. Klempenauer J, Steiniger B, Wonigeit K, Günther E (1985, im Druck) Immunological characteristics of vascularized pancreas transplantation. In: Thiede A, Deltz E, Engemann R, Hamelmann H (eds) Microsurgical models in rats for transplantation research. Springer, Berlin Heidelberg New York Tokyo

Dr. med., Dr. rer. nat. Chr. Preissner, Abteilung Allgemeine Chirurgie, Chirurgische Universitätsklinik, Hospitalstr. 40, D-2300 Kiel 1

39. Thymusalteration durch einen die Immunreaktion regulierenden Leberfaktor

Alteration of the Thymus by a Hepatic Immune Regulatory Factor

T. S. Lie, Y. Nakajima, Ch. Höhnke und K. J. Niehaus

Abteilung für Transplantation (Leiter: Prof. Dr. T.S. Lie), Chirurgische Universitätsklinik Bonn (Direktor: Prof. Dr. Dr. h.c. F. Stelzner)

Wie bereits berichtet (4), werden immunregulatorische Leberfaktoren von akut geschädigten Hepatocyten in die Blutbahn abgegeben, welche die immunologische Sonderstellung der Lebertransplantate mitbegründen. Diese Leberfaktoren bewirken neben einer Immunsuppression auch eine Hemmung der Fibroblastenproliferation.

Im Folgenden untersuchten wir den Einfluß der Leberfaktoren auf das Immunsystem, insbesondere auf den Thymus als zentrales Lymphorgan und Reifungsort der immunkompetenten T-Lymphocyten. Zum Vergleich wird die Wirkung von Immunsuppressiva (Cyclosporin A und Prednisolon) angeführt.

Material und Methode

Als Versuchstiere dienten männliche LEW (RT1) und BDE (RT1)-Ratten der Zentralversuchstieranstalt Hannover mit einem Körpergewicht von 200-250 g. Die Testtiere wurden in die folgenden 4 Gruppen unterteilt:

Gruppe 1: Die zuführenden Lebergefäße (V. portae und A. hepatica) wurden an 5 Tagen tägl. für 40 min durch Abklemmung des Lig. hepatoduodenale verschlossen, um einen ischämischen Leberschaden zu induzieren.

Gruppe 2: 8 Ratten wurden mit Cyclosporin A behandelt (CsA: OL 27-400: Fa. Sandoz, Basel/Schweiz): 4 Ratten erhielten für die Dauer von 5 Tagen 15 mg/kg/die, die anderen 4 Ratten 40 mg/kg/die.

Gruppe 3: Bei 4 Ratten wurde über 5 Tage 5 mg Prednisolon appliziert (Prednisolon-21-hemisuccinat-Natrium).

Gruppe 4: 3 BDE-Lebern wurden orthotop und 4 BDE-Herzen heterotop LEW-Ratten transplantiert.

Die Tiere der Gruppen 1, 2 und 3 wurden 24 h nach der letzten Behandlung, die Tiere der Gruppe 4 dagegen am 5. postoperativen Tag getötet. Thymusgewicht und -zellzahl wurden untersucht. Darüberhinaus bestimmten wir mittels monoklonaler Mäuseantikörper

Chirurgisches Forum '85
f. experim. u. klinische Forschung
Hrsg.: F. Stelzner

gegen Ratten (Crawley Down, Sussex RH 10 4FF, GB), den Anteil von B- und T-Zellen sowie der T-Zellpopulationen; W3/13 (alles T-Zellen), OX-12 (B-Zellen), W3/25 (T-Helferzellen) und OX-8 (Suppressor/cytotoxische T-Zellen).

Resultate

1. Die Tabelle 1 faßt Thymusgewicht und -zellzahlen zusammen

Tabelle 1

Behandlung	Gewicht	Zellzahlen	P
unbehandelt	274±23 mg (n=7)	$(3,5\pm0,3)\times10^8$ (n=7)	} < 0,01
Lebergefäß-occlusion	50±5 mg (n=4)	$(0,7\pm0,3)\times10^7$ (n=4)	
15 mg/kg/die CsA	90±16 mg (n=4)	$(8,3\pm1,6)\times10^7$ (n=4)	
40 mg/kg/die CsA	60± 9 mg (n=4)	$(1,5\pm0,5)\times10^7$ (n=4)	
5 mg/die Prednisolon	121± 8 mg (n=4)	$(1,5\pm0,3)\times10^8$ (n=4)	
Leberempfänger	58± 6 mg (n=3)	$(2,7\pm0,2)\times10^7$ (n=3)	} < 0,01
Herzempfänger	105±28 mg (n=4)	$(1,3\pm0,6)\times10^8$ (n=4)	

2. Thymuszellsubpopulationen

Mehr als 90 % der Thymocyten waren T-Zellen. B.Zellen wurden nicht nachgewiesen. 89 ± 1 % der normalen Thymocyten reagierten sowohl mit W3/25 als auch mit OX-8, d.h. keine Differenzierung.

Durch Lebergefäßocclusion hingegen wurde eine komplette Differenzierung der Thymocyten erreicht; 34 ± 8 % der Zellen reagierten mit W3/25 und 39 ± 5 % mit OX-8. Der Anteil der Helferzellgruppe war signifikant kleiner als der der Suppressor/cytotoxischen Zellgruppe ($p < 0,02$).

Im Vergleich mit unbehandelten Tieren war weder bei Applikation von 15 mg CsA noch von 5 mg Prednisolon eine signifikante Änderung der Verteilung der Thymuszellsubpopulationen zu beobachten ($p > 0,05$). Dagegen ergaben die Untersuchungen der Thymocytendifferenzierung nach Gabe von 40 mg CsA ähnliche Verhältnisse wie nach dem Verschluß der zuführenden Lebergefäße (W3/25: 41 ± 4 %, OX-8: 52 ± 4 %).

Nach Herztransplantationen konnte im Vergleich mit unbehandelten Ratten keine Veränderung der Verteilung der Thymocytensubpopulationen gefunden werden ($p > 0,05$). Bei Leberempfängern war jedoch eine Differenzierung der Thymuszellen zu verifizieren (W3/25: 56 ± 6 %, OX-8: 61 ± 11 %).

Diskussion

Die von der akut geschädigten Leber freigesetzten Faktoren haben eine immunsuppressive Wirkung, die in vitro mitogene und alloantigene Stimulation inhibiert und in vivo die Überlebenszeit der Organtransplantate verlängert (4). Diese Beobachtungen sind ein Hinweis dafür, daß von ischämisch geschädigten Lebertransplantaten Substanzen freigesetzt werden, die bei Ratten (5) und Schweinen (3) ohne unspezifische Immunsuppression Abstoßungsreaktionen verhindern können.

Die Verabreichung hoher Dosen CsA hat eine hochgradige Atrophie und komplette T-Zelldifferenzierung des Thymus zur Folge, obwohl normale Thymocyten überlappende Reaktionen zu den monoklonalen Antikörper W3/25 und OX-8 (2) zeigen. Da OX-8 sowohl ein Marker für Suppressor- als auch für cytotoxische Zellen ist und der medulläre Anteil des Thymus, in dem sich Helfer- und cytotoxische Zellen entwickeln, durch CsA-Behandlung verkleinert wird (1), scheinen in unseren Experimenten die Zellen, die nach CsA-Applikation mit OX-8 reagieren, hauptsächlich Suppressorzellen zu sein. Wir nehmen an, daß diese Suppressorzellen vom Thymus in die periphere Blutbahn ausgeschwemmt werden und in Organtransplantaten akkumulieren, wo sie eine Abstoßungsreaktion verhindern (6). Diese Zellwanderung könnte teilweise mit der Thymusatrophie assoziiert sein.

Wir stellten nach Verschluß der Lebergefäße und nach Lebertransplantation ähnliche quantitative und qualitative Veränderungen der Thymuszellen fest, wie sie nach CsA-Behandlung beobachtet wurden. Bei Herztransplantationen dagegen konnten wir, gegenüber unbehandelten Tieren keine signifikante Veränderung der Thymocytensubpopulationen nachweisen. Möglicherweise unterliegen die dynamischen Thymusveränderungen bei der Leberschädigung unter CsA-Behandlung dem gleichen Mechanismus. Es ist jedoch zu berücksichtigen, daß sowohl bei der Lebergefäßocclusion als auch bei der Lebertransplantation, die streßbedingte Steroidausschüttung nicht eliminiert werden kann. Die Thymocytendifferenzierung bzw. Thymusatrophie war aber trotz hoher Dosen Prednisolon gering. Vermutlich bewirken die von der geschädigten Leber freigesetzten Faktoren eine Modulation des Immunstatus mittels Stimulation der Suppressorzellfunktion, die mit der Wirkung von CsA vergleichbar ist.

Die Serum GOT-Werte nach Rattenlebertransplantationen und temporärer Lebergefäßocclusion waren annähernd gleich und indizieren somit, daß beide Verfahren den gleichen Grad ischämischer Leberschädigung verursachen. Bei den von uns durchgeführten Humanlebertransplantationen wurden 24 h nach der Operation SGOT-Werte von 500-3000 U/l gemessen. Diese Werte zeigen eine hochgradige ischämische Schädigung der transplantierten Spenderlebern an. Unserer Meinung nach sollte in der initialen postoperativen Phase die erforderliche immunsuppressuve Dosis reduziert werden, wenn die Ischämiezeit der Transplantate verlängert ist.

Nach unseren Beobachtungen verfügt die Leber neben einer immunsuppressiven Wirkung auch über einen Faktor, der die Fibroblastenproliferation inhibiert; beim chronischen Leberschaden fanden wir eine graduelle Abnahme beider Aktivitäten (1). Die Freisetzung der Leberfaktoren im Falle einer Leberzellschädigung unterdrückt einerseits die Sensibilisierung gegen intermediäre Hepatocytenmetabolite, andererseits wird eine Fibrosierung vermieden.

Beim chronischen Leberschaden kann jedoch ein gradueller Verlust eintreten und dadurch konsekutiv keine autoimmune und fibrotische Alteration mehr verhindert werden.

Zusammenfassung

Temporärer Verschluß der afferenten Lebergefäße oder Lebertransplantationen, jedoch nicht die Transplantation anderer Organe bewirken eine signifikante Abnahme von Thymuszellzahl und -gewicht und eine komplette Thymocytendifferenzierung. Diese quantitativen und qualitativen Veränderungen der Thymocyten entsprechen denen, die nach Verabreichung hoher CsA-Dosen beobachtet werden.

Daraus folgt, daß die Leber einen immunregulatorischen Faktor besitzt, der CsA gleichen könnte. Dieser Faktor wird von der geschädigten Leber freigesetzt und ist für die immunologische Sonderstellung der Lebertransplantate mitverantwortlich.

Summary

Thymus weight and cell count decreased significantly after temporary occlusion of the hepatic vessels or liver transplantation, but not after other organ transplantations. Complete differentiation of thymocytes was observed. These quantitative and qualitative changes in thymocytes corresponded to those of animals treated with high doses of ciclosporin A (CsA).

Therefore, we conclude that the liver contains an immune regulatory factor similar to that of CsA, which stimulates the formation of suppressor cells in the thymus. This factor might be released from the damaged liver and would be a factor in the immunological benefit derived from hepatic grafts.

Literatur

1. Baldwin III WM, Huchinson IF, Meijer CJLM, Tilnex NL (1981) Immune responses to organ allografts. III. Marked decrease in medullary thymocytes and splenic T lymphocytes after Cyclosporin A treatment. Transplantation 31:177
2. Brideau RJ, Carter PB, McMaster WR, Mason DW, Williams AF (1980) Two subsets of rat T lymphocytes defined with monoclonal antibodies. Eur J Immunol 10:609
3. Calne RY, White HJO, Yoffa DE (1967) Prolonged survival of liver transplants in the pig. Br Med J 4:645
4. Lie TS (1983) Zellproliferationshemmende und immunsuppressive Leberfaktoren. Therapiewoche 33:51
5. Lie TS (1983) Immunmechanismus nach Lebertransplantation. Experimentelle Studie bei Ratten. Langenbecks Arch Chir

6. Weglinski JWK, Lear PA, Heidecke CD, Tilney NL (1984) Modification of function and migration patterns of thymocyte populations by cyclosporine after organ transplantation in rats. Transplantation 37:631

Prof. Dr. T.S. Lie, Abteilung für Transplantation, Chirurgische Universitätsklinik Bonn, D-5300 Bonn 1

40. Suppressorzellmechanismen bei Cyclosporin A (CSA) induzierter Toleranz nach orthotoper Rattenlebertransplantation (ORTL). In vivo und in vitro Daten zur Toleranzkinetik

Suppressor Cell Mechanisms in Ciclosporin A (CSA)-Induced Transplant Tolerance Following Orthotopic Rat Liver Transplantation (ORTL). In Vivo and In Vitro Data on Tolerance Kinetics

R. Engemann[1], K. Ulrichs[2], A. Thiede[1] und H. Hamelmann[1]

[1]Chirurgische Universitätsklinik Kiel
[2]Abteilung Immunologie, Universität Kiel

Nach kurzfristiger Gabe von CSA werden in bestimmten Spender-Empfänger-Kombinationen Herztransplantate (5, 3), Nierentransplantate und Lebertransplantate (1) langfristig angenommen. Als Wirkungsmechanismus wird eine selektive Aussparung von T-Suppressorzellen (Ts) bei der Immunsuppression durch CSA diskutiert. In der vorliegenden Arbeit haben wir zu einem frühen Zeitpunkt (Tag 20 - 40) nach ORTL und Absetzen von CSA sowie zu einem späten Zeitpunkt (> Tag 100) durch in vivo und in vitro Untersuchungen den zu Grunde liegenden Toleranzmechanismus und seine Kinetik nach ORTL untersucht.

Material und Methoden

Die ORTL wurde mit mikrochirurgischen Methoden im physiologischen Transplantationsmodell mit Wiederanschluß der A. hepatica in der voll allogenen Spender-Empfängerkombination DA ($RT1^{av1}$)-LEW ($RT1^{l}$) durchgeführt. Den Leberempfängern wurde vom 1. - 14. Tag p.o. 10 mg CSA/kg KG oral appliziert. Zum in vitro Nachweis der zellvermittelten Cytotoxizität diente der 48 h Mikrocytotoxizitätstest (MCA). In der gemischten Lymphocytenreaktion (MLR) wurde die Reststimulierbarkeit von Empfängermilzzellen, im Suppressoransatz der MLR wurde die Fähigkeit von 1 x 10^5 Mitomycin C blockierten Empfängermilzzellen untersucht, die gleiche Zahl normaler LEW-Zellen in ihrem Proliferationsvermögen gegen Spender- und Drittstammantigen zu unterdrücken. In vivo erfolgte die Überprüfung der Suppressionsfähigkeit der Empfängermilzzellen im Popliteal Lymphnode Assay (PLNA). Als Suchtest für Antikörper wurde der indirekte Immunfluorescenztest benutzt, als Zielzellen dienten mit 1 µg/ml Concanavalin A stimulierte Thymocyten vom Spendertyp und verschiedenen Drittstämmen. Die Spezifität der Toleranz wurde in vivo durch das Verhalten von spenderspezifischen und Drittstammhauttransplantaten überprüft. Signifikanzberechnungen erfolgten mit dem Wilcoxon U-Test.

Chirurgisches Forum '85
f. experim. u. klinische Forschung
Hrsg.: F. Stelzner

Ergebnisse

75 % der Tiere lebten nach kurzfristiger Cyclosporin A Gabe länger als 100 Tage. Tabelle 1 zeigt, daß in der Frühphase nach Transplantation bei Leberempfängern sowohl spenderspezifische Hauttransplantate (DA) als auch Drittstammhaut (F344) im Gegensatz zu Tieren, die nur CSA für 14 Tage erhielten, hochsignifikant verzögert abgestoßen wurden. In der Spätphase wurden spenderspezifische Hauttransplantate langfristig akzeptiert (Beobachtungszeitraum 50 Tage), wohingegen Drittstammhaut wie in der Frühphase verzögert abgestoßen wurde (Tabelle 2). In der MLR mit Milzlymphocyten der lebertoleranten Tiere ergab sich in der Frühphase eine verminderte Restimulierbarkeit bei 4 von 7 Tieren (55 %), in der Spätphase war sie nur bei einem von 5 Tieren vermindert. Zellvermittelte Suppression konnte in der Frühphase bei 8 von 8 Tieren gefunden werden, dabei 2 x spezifisch gegen

Tabelle 1. Überlebenszeiten von spenderspezifischen (DA) und Drittstammhauttransplantaten (F344). Frühphase nach Absetzen des CSA (Tag 21)

Gruppe	Hauttransplantat	n	Tage ($x = S_x$)	P
ORLT + CSA[1]	DA	9	17 ± 1,4	0,001
Kontrolle + CSA[2]	DA	6	8,5 ± 0,5	
Kontrolle[3]	DA	6	7,0 ± 0	
ORLT	F344	11	19 ± 1,4	0,001
Kontrolle + CSA	F344	6	11 ± 0,8	
Kontrolle	F344	15	11 ± 0,6	

[1]ORLT + CSA: Lebertransplantation, CSA Tag 0 - 14, Tag 21 Hauttransplantat
[2]Kontrolle + CSA: nicht transplantierte LEW-Tiere, Tag 0 - 14 CSA, Tag 21 Hauttransplantat
[3]Kontrolle: Hauttransplantatabstoßungszeiten bei unbehandelten LEW Empfängern

Tabelle 2. Überlebenszeiten von spenderspezifischen (DA) und Drittstammhauttransplantaten (F344). Spätphase nach Transplantation (Tag 130)

Gruppe	Hauttransplantat	n	Tage	P
ORLT + CSA[a]	DA	8	>50 ± 0	0,001
Kontrolle[a]	DA	6	7 ± 0	
ORLT + CSA	F344	8	20 ± 2,3	0,001
Kontrolle	F344	15	11 ± 0,6	

[a]s. Tabelle 1

das Spenderantigen DA. In der Spätphase ließ sich nur bei einem von 5 Tieren eine unspezifische Suppression beobachten. Der Unterschied der Suppression in % Kontroll-MLR zwischen der Früh- und Spätphase (Abb. 1) ist signifikant. In vivo konnte im PLNA mit Milzzellen eines langfristig lebertoleranten Tieres eine Suppression der gegen Spenderantigen gerichteten GVH-Aktivität um 20 - 44 % erzielt werden ($\bar{x}$ = 35,0 ± 6,9 %, p = 0,05). Im MCA zeigten Milzzellen in der Frühphase bei 8 von 13 Tieren (61 %), in der Spätphase bei 7 von 9 Tieren (77 %) spenderspezifische, zellvermittelte Cytotoxizität. Antikörper ließen sich in der mit CSA behandelten Gruppe im Immunfluorescenztest nicht nachweisen, obwohl bei den unbehandelten Kontrollen am 10. Tag, also während der Transplantatabstoßung Antikörper gegen $RT1A^a$ und RT6 (non-MHC Antigene) nachweisbar waren.

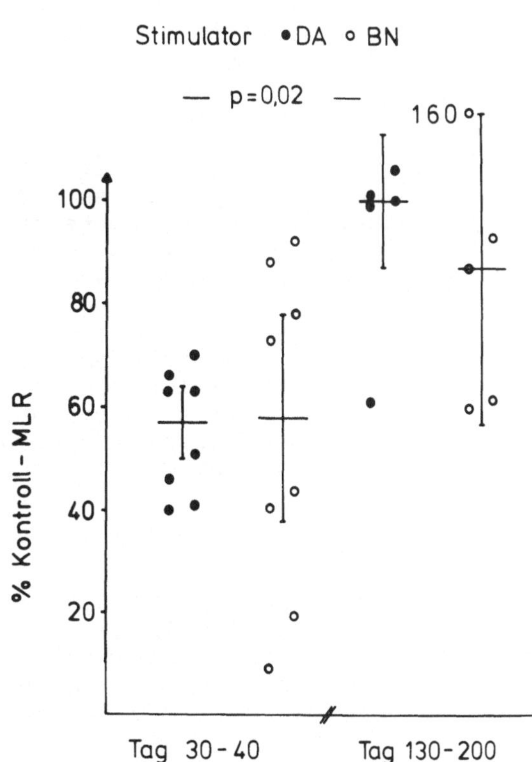

Abb. 1. Suppressorzell MLR: 10^5 Mitomycin C blockierte Stimulatorzellen, 1 x 10^5 Responder (LEW), 1 x 10^5 Mitomycin C blokkierte Co-Responder (Leberempfänger)

Diskussion

Die von uns nach ORTL und temporärer CSA Gabe erstmalig nachgewiesenen zellvermittelten Suppressormechanismen scheinen eine wesentliche Rolle bei der Induktion und Erhaltung der Toleranz zu spielen. Das Verhalten der Hauttransplantate zeigt, daß sich diese Toleranz über eine unstabile und unspezifische frühe Phase in eine späte stabile Phase entwickelt, wobei in der späten Phase spenderspezifische Hauttransplantate zwar langfristig angenommen werden, Drittstammhaut aber als Ausdruck einer noch gering vorhandenen unspezifischen Immunsuppression verzögert abgestoßen wird. Dieser Effekt kann aber nicht auf noch vorhandene pharmakologisch wirksame Spiegel von CSA zurückgeführt werden (s. Tabelle 1 CSA behandelte Kontrolle). Eine Entwicklung der Transplantattoleranz über eine unspezifische frühe in eine spezifische späte Phase wurde auch von NAGAO et al. 1983 (5) nach Rattenherztransplantation und CSA Gabe beobachtet. Die Toleranz konnte nach Herztransplantation und CSA Gabe in einer anderen Stammkombination durch suppressiv wirkende, alloantigen spezifische T-Lymphocyten auf andere Tiere übertragen werden (3). Andere Autoren beobachten auch in der Spätphase nach CSA induzierter Toleranz noch unspezifische Suppression (2, 4). Da bei Toleranz nach Transplantation eines MHC und non-MHC inkompatiblen Organs nicht nur Suppression gegen ein Antigen, sondern wahrscheinlich gegen eine größere Zahl von Antigenen (Klasse 1, Klasse 2, non-MHC Antigene) auftritt, könnten für die Ausbildung der Toleranz mehrere, evtl. auf verschiedenen Ebenen der Immunantwort (Afferenz, Efferenz) regulierende Suppressorsysteme mit zum Teil unspezifischer Wirkung auftreten.

Die von uns beobachteten Suppressorzellen würden in der Afferenz der Immunantwort ansetzen (MLR, durch GVH induzierte Lymphocytenproliferation im PLNA). Bei der ORTL muß auch ein eigenständiger Einfluß des Lebertransplantates auf die Transplantatabnahme diskutiert werden, da bei der Ratte in bestimmten Spender-Empfängerkombinationen auch spontan, d.h. ohne Immunsuppression Toleranz auftreten kann. Hierfür werden sowohl Suppressormechanismen als auch Antigen-Antikörperkomplexe diskutiert. Unter diesem Gesichtspunkt könnte der fehlende Nachweis von Antikörpern nach CSA Gabe nicht nur als die suppressive Wirkung von CSA auf die T-Zell abhängige Produktion von Antikörpern aufgefaßt werden, sondern ein funktionelles Fehlen der Antikörper durch Bildung von Antigen-Antikörperkomplexen vorgetäuscht sein, da diese mit dem Test nicht erfaßt werden.

Zusammenfassung

Durch temporäre Gabe von CSA (10 mg/kg KG) für die ersten 14 Tage nach ORTL läßt sich in der stark allogenen DA-LEW Kombination langfristige Transplantattoleranz erzielen. Bei der Toleranzentwicklung von einer unstabilen, unspezifischen Frühphase in eine stabile, spezifische Spätphase lassen sich in vitro (MLR) und in vivo (PLNA) unspezifisch wirkende aber auch spenderantigen spezifische Suppressorzellen nachweisen. Eine normale, bzw. erhöhte Restimulierbarkeit in der MLR von Empfängermilzzellen in der Spätphase nach ORTL sowie der in vitro Nachweis von überwiegend gegen spenderspezifische Antigene reagierenden cytotoxischen Milzzellen betont den Reaktionstyp bzw. den partiellen Charakter der Toleranz.

Summary

Short-term treatment with CSA (10 mg/kg body weight) for the first 14 days after ORLT leads to long-lasting transplantation tolerance in the MHC and non-MHC incompatible DA-LEW combination.

This transplantation tolerance develops after an unstable, unspecific early stage, to reach a stable, specific, late stage, and during this process suppressor cells can be observed in vitro (MLR) and in vivo (PLNA) which have donor-antigen-specific and also -nonspecific actions. The partial nature of the tolerance and/or its reaction type are underlined by normal or increased reactivity of recipient spleen cells in MLR in the late phase after ORLT and by the demonstration of cytotoxic spleen cells directed against donor-specific antigens in vitro.

Literatur

1. Engemann R, Ulrichs K, Thiede A, Müller-Ruchholtz W, Hamelmann H (1983) Induction of liver graft tolerance in a primarily non tolerant rat strain combination with temporary treatment of cyclosporin. Transplant Proc 15:2986-2991
2. Dunn DC, White DJG, Herbertson BM (1980) Persistent nonspecific immunosuppression after a course of cyclosporin A. Transplantation 29:349-351
3. Hall BM, Jelbart ME, Dorsch SE (1984) Suppressor T-cells in rats with prolonged allograft survival after treatment with cyclosporin. Transplantation 37:595-600
4. Homann WP, Fabre JW, Morris PJ (1979) Nature of the unresponsiveness induced by cyclosporin A in rats bearing renal allografts. Transplantation 28:439-441
5. Nagao T, White DJG, Valne RY (1982) Kinetics of unresponsiveness induced by a short course of cyclosporin A. Transplantation 33:31-35

Dr. R. Engemann, Chirurgische Universitätsklinik, Hospitalstr. 40, D-2300 Kiel 1

41. Veno-venöser Bypass bei klinischer Lebertransplantation

Veno-Venous Bypass in Clinical Liver Transplantation

B. Ringe[1], P. Neuhaus[1], H. Grosse[2], L. Verner[2] und R. Pichlmayr[1]

[1]Klinik für Abdominal- und Transplantationschirurgie
[2]Zentrum Anaesthesiologie der Medizinischen Hochschule Hannover

Einleitung

In der anhepatischen Phase der orthotopen Lebertransplantation kommt es aufgrund der notwendigen Abklemmung ("cross clamping") von V. cava inferior und V. portae zu einer signifikanten Reduktion des Blutrückstroms zum Herzen mit nachfolgender Abnahme des Herzzeitvolumens und arterieller Hypotension; zusätzlich kann die Druckerhöhung im unteren Hohlvenensystem ein akutes Nierenversagen auslösen; die akute portale Hypertension mit Flüssigkeitssequestration ins Interstitium hat meistens eine Stauung der vorgeschalteten Darmanteile zur Folge.

Um diese, für die Patienten oftmals folgenschweren hämodynamischen Veränderungen und sekundären Schädigungen weiterer Organsysteme zu vermeiden, wurde von STARZL - insbesondere seit Einführung des Cyclosporin A in die Standardimmunsuppression - erneut die Anwendung eines temporären Umgehungskreislaufs zwischen der unteren und oberen Körperhälfte vorgeschlagen (1). Anhand der Analyse hämodynamischer Parameter sowie des intra- und postoperativen Verlaufs soll über die ersten eigenen Erfahrungen mit dieser Technik berichtet werden.

Patienten und Methodik

Bei 21 konsekutiven Lebertransplantationen wurde während der anhepatischen Phase ein externer veno-venöser Bypass von der V. femoralis und der V. portae zur V. axillaris installiert (Abb. 1). In 7 Fällen wurde hierzu eine Rollerpumpe eingesetzt und 5000 - 15000 I.U. Heparin intravenös appliziert; bei 14 Operationen kamen eine Zentrifugalpumpe (Bio-Pump, Bio Medicus) und TDMAC-Heparin-beschichtete PVC-Schläuche (Gott-Aneurysma-Shunts, Argyle Division of Sherwood Medical) zur Anwendung, wobei auf eine systemische Anticoagulation verzichtet wurde. Von den insgesamt 19 Patienten im Alter von 15 - 61 Jahren hatten 14 eine gutartige Lebererkrankungen im Terminalstadium, in 4 Fällen lag ein malignes Tumorleiden vor, und bei 3 Patienten wurde wegen massiver Abstoßung eine Retransplantation durchgeführt.

Chirurgisches Forum '85
f. experim. u. klinische Forschung
Hrsg.: F. Stelzner

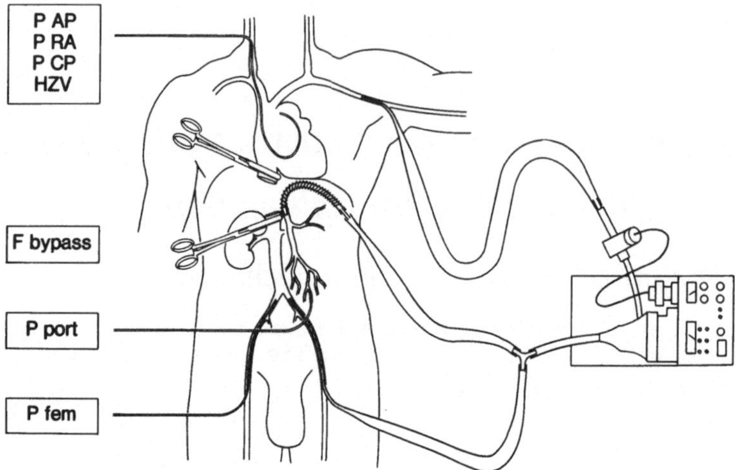

Abb. 1. Durchführung des veno-venösen Bypasses in der anhepatischen Phase

Die Basisimmunsuppression bestand aus Cyclosporin A in Kombination mit Corticosteroiden. In den verschiedenen Phasen der Operation wurden folgende hämodynamische Parameter bestimmt und im Vergleich zum klinischen Verlauf analysiert: Herzfrequenz (Hf), arterieller Druck (P art), Pulmonalarteriendruck (PAP), Druck im rechten Vorhof (PRA), Pulmonalcapillardruck (PCP), Herzzeitvolumen (HZV), Druck in der infrahepatischen V. cava inferior (P fem), Mesenterialvenendruck (P port) und Bypassfluß (F bypass).

Ergebnisse

Von den im Rahmen dieser Studie untersuchten 19 Patienten leben derzeitig 4 mit normaler Leberfunktion zwischen 6 und 11 Monaten post op., davon 2 nach Retransplantation. Die überdurchschnittlich hohe peri- und postoperative Mortalität der übrigen Patienten in diesem Kollektiv - meistens bedingt durch Multiorganversagen in Kombination mit Sepsis und Leberinsuffizienz - ist zurückzuführen auf den fortgeschrittenen Grad der Leberinsuffizienz mit ausgeprägten Risikomerkmalen, wie hepatorenales Syndrom, Encephalopathie oder Koma Stadium III bis IV und Notwendigkeit zur Hämodialyse oder Hämofiltration noch vor Transplantation.

Die mittlere Bypass-Dauer betrug 80 - 120 min, wobei durchschnittliche Flußraten von 2000 - 4000 ml/min erreicht wurden. Thromboembolische Komplikationen auch bei Verzicht auf systemische Heparinisierung konnten nicht beobachtet werden. Das Verhalten der verschiedenen hämodynamischen Parameter war abhängig von der Ätiologie der Lebererkrankung und der präoperativen Ausgangssituation der jeweiligen Patienten: unmittelbar nach Narkoseeinleitung bzw. Operationsbeginn wies allein das HZV eine Streuung zwischen 3 und 18 l/min auf. Erwartungsgemäß war die Reaktion auf probatorische Abklemmung von V. cava inferior und V. portae in allen Fällen nahezu einheitlich: mit signifikantem Druckanstieg von P fem und P port auf das 2 - 3fache der Ausgangswerte ging ein Abfall von P art, PAP, PCP und HZV einher. Unter laufendem femoro-porto-axillärem Bypass normalisierten sich diese Parameter jedoch wieder, woraus auf eine ausreichende Dekompression und Rückführung von Blutvolumen zum Herzen zu schließen war (Abb. 2).

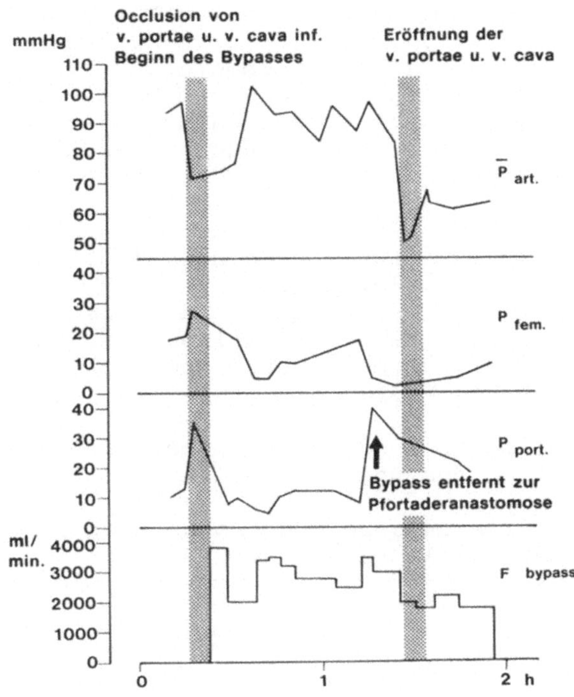

Abb. 2. Veränderungen hämodynamischer Parameter bei veno-venösem Bypass (Pat. B.H., Diagnose: diffuse Lebermetastasierung eines Melanoms)

Im Vergleich zu den Patienten, die vor Anwendung des externen Bypasses transplantiert worden waren, fiel zusächlich zu dieser deutlich verbesserten Stabilisierung der hämodynamischen Situation in der anhepatischen Phase eine signifikante Reduktion der intraoperativ zuvor fast regelmäßig beobachteten ödematösen Darmstauung und der Oligo-Anurie - bis hin zum dialysepflichtigen Nierenversagen - auf. Auch wurde durch die venöse Druckentlastung eine sehr viel größere Sicherheit bei der Präparation und Blutstillung im retrohepatischen Bereich möglich, was sich günstig auf die Zahl der zu substituierenden Bluttransfusionen auswirkte.

Diskussion

Seit Anwendung des Cyclosporin A als Basisimmunsuppressivum bei Lebertransplantation war die perioperative Phase mit einer deutlichen Häufung von passageren Nierenfunktionsstörungen - bis hin zur Dialysepflicht - belastet, was zu erklären ist durch die hämodynamischen Veränderungen im Rahmen des "cross clamping" in Kombination mit dem nephrotoxischen Effekt dieses Medikaments. Neuere Berichte der Arbeitsgruppe um STARZL sprechen sehr dafür, daß diese häufig vital gefährdenden Störungen durch einen externen Umgehungskreislauf während der anhepatischen Phase weitgehend verhindert werden können (2, 3).

Auch aufgrund der ersten eigenen, außerordentlich guten Erfahrungen wird daher der veno-venöse Bypass derzeitig routinemäßig bei der Lebertransplantation eingesetzt. Die wesentlichen Vorteile dieses Vorgehens sind Stabilisierung hämodynamischer Parameter durch Konstanthaltung des zirkulierenden intravasalen Volumens und Vermeidung von Darmstauung und Nierenversagen durch Dekompression des unteren Hohlvenen- und Mesenterialvenensystems (Tabelle 1). Insbesondere ist hierdurch eine Senkung der perioperativen Komplikationsrate möglich, wobei auch die Erweiterung der Indikationsstellung besonders auf Risikopatienten mit ausgeprägten vorbestehenden Sekundärschäden oder nach Voroperation am hepatobiliären System aussichtsreich erscheint.

Tabelle 1. Entscheidende Vorteile des veno-venösen Bypasses bei Lebertransplantation

- intraoperative Stabilisierung hämodynamischer und metabolischer Parameter durch aufrecht erhaltenen Blutrückfluß zum Herzen

- Verminderung zusätzlicher Nieremschädigung durch Dekompression des unteren Hohlvenensystems

- Vermeidung der Darmkongestion durch Dekompression des Mesenterialvenensystems

Zusammenfassung

Die einschneidenden hämodynamischen und metabolischen Veränderungen während der anhepatischen Phase der orthotopen Lebertransplantation sowie Sekundärschäden an weiteren Organsystemen lassen sich weitgehend vermeiden durch einen veno-venösen Bypass ohne systemische Anticoagulation. Aufgrund erster eigener Erfahrungen in 21 Fällen sind Stabilisierung insbesondere des Herzzeitvolumens und Reduktion der Darmkongestion sowie des Nierenversagens zu erreichen. Der routinemäßige Einsatz dieser adjuvanten Technik trägt wesentlich zur Senkung der perioperativen Komplikationen bei.

Summary

Drastic hemodynamic and metabolic disturbances during the anhepatic phase of orthotopic liver transplantation and secondary damage to other vital organs can be avoided by means of an external decompressing veno-venous bypass without systemic anticoagulation. On the basis of experience with 21 consecutive cases this leads to stabilization, especially of the cardiac output, and to a reduction of intestinal congestion and renal failure. The routine use of this additional procedure has made a significant contribution to the reduction in perioperative complications.

Literatur

1. Starzl TE, Iwatsuki S, van Thiel DH et al (1982) Hepatology 2:614
2. Denmark SW, Shaw BW jr, Starzl TE et al (1983) Surg Forum 34: 380
3. Shaw BW jr, Martin DJ, Marquez JM et al (1984) Ann Surg 200: 524

Dr. B. Ringe, Klinik für Abdominal- und Transplantationschirurgie, Medizinische Hochschule Hannover, Konstanty-Gutschow-Str. 8, D-3000 Hannover 61

42. Morphologische Grundlagen zur autologen Milzimplantation - elektronenmikroskopische, enzymhistochemische und lichtmikroskopische Untersuchungen

Morphologic Basis of Autologous Spleen Implantation - Electron-Microscopic, Enzyme-Histochemical and Light-Microscopic Investigations

L. Schroeder und U. Heusermann

Abteilung Unfallchirurgie (Direktor: Prof. Dr. D. Havemann) und Abteilung Allgemeine Pathologie und pathologische Anatomie (Direktor: Prof. Dr. K. Lennert) im Klinikum der Christian-Albrechts-Universität Kiel

Zielsetzung

Die autologe Milzimplantation wurde tierexperimentell seit Anfang dieses Jahrhunderts durchgeführt. Seit Mitte der 70er Jahre werden nunmehr auch beim Menschen, vorwiegend nach traumatisch bedingter Splenektomie, Anteile der Milz replantiert, um die Folgen des Milzverlustes - vorwiegend das OPSI-Syndrom - zu vermeiden.

Die Ergebnisse der bisher durchgeführten morphologischen Untersuchungen sind widersprüchlich. Wir führen deshalb erstmals elektronenmikroskopische Serienuntersuchungen neben enzymhistochemischen und lichtmikroskopischen Untersuchungen an autologen Milzimplantaten am Kaninchen durch.

Material

Es wurden Hauskaninchen (2200 - 4500 g; 1/2 - 1 J alt) beiderlei Geschlechts verwendet. Zur Anästhesie wurde eine 6 %ige Pentobarbital-Na-Lösung (Nembutal; 0,07 ml/100 g KG) verwandt. Die Applikation erfolgte in einmaliger Gabe intraperitoneal.

Nach Splenektomie durch einen Oberbauch-Medianschnitt und zweischichtiger fortlaufender Naht wurde die Milz in 10 annähernd gleiche Stücke geteilt. Als Implantationsorte wurden 10 subcutane Taschen durch Einzelincision im Bereich der vorderen Bauchwand hergestellt, dort die Milzstücke implantiert und durch Einzelknopfnähte verschlossen.

Nach der Operation wurden jeweils 1 - 2 Milzimplantate bei jeweils 4 Tieren in folgenden Zeitabständen entfernt: 1, 3, 5, 8, 11, 14, 17, 20, 25, 30, 40, 60, 100 und 140 Tage nach der Operation.

Chirurgisches Forum '85
f. experim. u. klinische Forschung
Hrsg.: F. Stelzner

Untersuchungsmethoden

1. Lichtmikroskopie

Ein Teil der entnommenen Implantate wurde nach Formalinfixierung in Paraffin eingebettet. An 4 µm dicken Schnitten wurden folgende Färbungen durchgeführt: Haematoxylin-Eosin, Giemsa PAS.

2. Enzymhistochemie

Ein weiterer Teil der Implantate von ca. 3 mm Dicke wurde mit CO_2 tiefgefroren, und auf einem Gefriermikrotom wurden 10 µm dicke Schnitte angefertigt. Vor den Enzymreaktionen wurden die Schnitte für 2 Stunden luftgetrocknet oder zunächst bei -30° C aufbewahrt. Folgende Reaktionen wurden durchgeführt: 1. saure Phosphatase, 2. alkalische Phosphatase, 3. Naphthol-AS-Acetat-Esterase, 4. Alpha-Naphthyl-Acetat-Esterase. Außerdem wurde je nach Art des Kupplungssalzes eine Kerngegenfärbung mit Haematoxylin oder Kernechtrot vorgenommen.

3. Transmissionselektronenmikroskopie

Das restliche Gewebe der Implantate wurde in würfelförmige, ca. 1 mm^3 große Stücke zugeschnitten und für 2 h in 5 %igem Glutaraldehyd (0,1 M Cacodylat-Puffer pH 7,4) bei 4° C fixiert und anschließend mindestens 2 h in Cacodylat-Puffer gewaschen. Die Nachfixierung erfolgte in 1 %igem Osmiumtetroxyd (Rhodin-Puffer) für 2 h. Nach 15minütigem Waschen in Rhodin-Puffer erfolgte eine stufenweise Dehydrierung in einer Acetonreihe. Die Einbettung erfolgte in Araldit. Mit einem Glasmesser wurde das eingebettete Material auf einem Ultramikrotom der Fa. Reichert (OMU-3) geschnitten.

Die Färbung der 1 µm dicken Semidünnschnitte erfolgte mit Azur-II-Methylenblau.

Lichtmikroskopisch wurden zunächst sämtliche Schnitte untersucht. Die kunststoffeingebetteten Präparate wurden auf die jeweils zu untersuchenden Strukturen zugetrimmt. Die Feinschnitte wurden auf unbeschichtete Kupfernetze aufgezogen und mit Uranylacetat und Bleizitrat kontrastiert. Die Auswertung erfolgte an einem Siemens-Elmiskop 101 bei 80 KV Beschleunigungsspannung.

Ergebnisse

Ein Tag nach Implantation ist das eingepflanzte Milzgewebe fast vollkommen nekrotisch mit nur schattenhaft erkennbaren Zellen. Subcapsulär bleibt eine sehr schmale Zone von Milzgewebe erhalten mit intakten Retikulumzellen und einwandernden neutrophilen Granulocyten. Auch nach 3 Tagen ist die schmale Parenchymzone noch sichtbar. Auffällig ist in diesem Bereich jetzt das Vorkommen von fibroblastenähnlichen Zellen vor allem auf der Kapselinnenseite mit einzelnen Mitosen. Die elektronenmikroskopische Untersuchung zeigt, daß es sich bei diesen Zellen um aktivierte Reticulumzellen mit noch anliegenden Reticulinfasern handelt.

Um den 5. Tag nach Implantation kommt es zu einer starken Einsprossung von Capillaren von der Subcutis in das Implantat. Eine Gefäßdifferenzierung ist zu diesem Zeitpunkt noch nicht erkennbar. Am Rande des nekrotischen Implantates hat sich um den 8. Tag ein dichter Saum von Monocyten und Makrophagen ausgebildet. Ab 11. Tag bildet sich an der Grenze dieses Makrophagensaumes nicht selten ein lacunenartiger Spaltraum aus. Das nekrotische Zentrum vernarbt später, ohne daß es hier zu einer Regeneration kommt. Um den 14. Tag hat sich aus dem Granulationsgewebe eine rote Pulpa entwickelt. Es finden sich neben Arteriolen und Venolen weitlumige, sinusähnliche Gefäße mit einzelnen Erythrocyten innerhalb und außerhalb der Lumina. Dieses spricht für den milzspezifischen offenen Blutkreislauf. Elektronenmikroskopisch lassen sich erstmals eindeutig Sinusendothelzellen mit basal gelegenen Filamentbündeln und rhythmischen Verdichtungen nachweisen. Zum Teil sitzen diese Endothelzellen noch auf einer Basalmembran.

Am 17. Tag finden sich zwischen den Gefäßen viele Makrophagen mit phagocytiertem Material. Dieses spricht ebenso für den Beginn der Filterfunktion der Milz, wie die Zelldurchschritte durch die Sinuswand. Am 20. Tag besteht das Milzregenerat vorwiegend aus roter Pulpa. Elektronenmikroskopisch sieht man hin und wieder Ansammlungen von Lymphocyten um kleine Blutgefäße.

Zwischen 20. und 25. Tag finden sich erstmalig typische Reticulinfasern mit mäßig elektronendichtem Material, daneben aber auch noch kollagene Fibrillen. 30 Tage nach Implantation werden die Ansammlungen von Lymphocyten um die Blutgefäße größer. Außerdem entwickeln sich erste feine alkalische Phosphatase-positive Netze innerhalb dieser Ansammlungen, die am 40. Tag deutlicher zu erkennen sind. Auch nach 100 und 140 Tagen sind sichere Keimzentren in den Lymphfollikeln noch nicht erkennbar. Hingegen finden sich wiederholt Plasmazellen sowie Plasmazellvorstufen im Bereich der weißen Pulpa. Vielfach liegen die Lymphfollikel am Rande des Regenerates zum umgebenden Bindegewebe. Es scheint so, als ob die weiße Pulpa an bestimmte Strecken des arteriellen Gefäßsystems gebunden ist, die hier aufgrund der anderen Gefäßversorgung vor allem am Rande des Implantates vorliegen.

Aufgrund unserer Untersuchungen kommen wir zu folgenden Ergebnissen:

1. Bei der autologen Milzimplantation kommt es zu einer echten Regeneration und nicht nur zum Anwachsen von intaktem Milzgewebe.
2. Die Regeneration erfolgt über ein Granulationsgewebe, das von einem schmalen erhaltenen Parenchymsaum ausgeht und aus Fibroblasten und Capillarproliferationen besteht. Das Regenerat wächst in das nekrotische Milzgewebe ein und differenziert sich nach ca. 14 Tagen in eine rote Pulpa.
3. Die Fibroblasten stammen von Bindegewebszellen der Kapsel sowie von Reticulumzellen der schmalen erhaltenen Parenchymzone und differenzieren sich in ca. 20 Tagen wieder in typische Reticulumzellen.
4. Aus den von außen eingewachsenen Gefäßsprossen bilden sich in den ersten drei Wochen Sinus, Arteriolen und Venolen.
5. Die Makrophagen, die monocytogener Herkunft sind, finden sich am 3. Tag am Rande des nekrotischen Implantates. Nach Wieder-

herstellung der Mikrozirkulation erscheinen sie als Pulpastrangmakrophagen in der regenerierten roten Pulpa.

6. Die Entwicklung der weißen Pulpa beginnt um den 20. Tag mit kleinen Lymphocytenansammlungen um arterielle Gefäße. Parallel dazu bildet sich das typische Reticulumzellnetz aus.
7. Die Lage der weißen Pulpa orientiert sich an bestimmte arterielle Gefäßstrecken. Aufgrund der anderen Blutversorgung des Implantates liegt die weiße Pulpa am Rande.

Zusammenfassung

Zur Klärung der widersprüchlichen Ergebnisse früherer Untersuchungen bei der autologen Milzimplantation wurden beim Kaninchen an subcutanen Implantaten lichtmikroskopische, enzymhistochemische und erstmals elektronenmikroskopische Reihenuntersuchungen durchgeführt.

Summary

In an attempt to explain the contradictory results obtained with autologous implants of the spleen in previous microscopic investigations, a serial investigation of subcutaneous implants in the rabbit was performed, using not only standard light microscopy but also enzyme histochemistry and, for the first time, electron microscopy.

Dr. L. Schroeder, Abteilung Unfallchirurgie im Klinikum der Christian-Albrechts-Universität, Hospitalstr. 40, D-2300 Kiel

43. Schneller Radioimmunoassay für Parathormon zur Differentialdiagnose hypercalcämischer Krisen

Rapid Radioimmunoassay for Parathyroid Hormone as a Diagnostic Aid in Hypercalcemic Crisis

H. Schmidt-Gayk, D. Zillikens, P. Merkle, H. Buhr und W. Hitzler

Chirurgische Klinik, Abteilung für Allgemeine Chirurgie (2.1.1.) (Direktor: Prof. Dr. Ch. Herfarth), Universität Heidelberg

Bei 55 % aller hypercalcämischen Patienten liegt ein primärer Hyperparathyreoidismus (1° HPT) zugrunde, 35 % leiden an einem Malignom (1). Die Gruppe der Malignome besteht aus hämatologischen Erkrankungen sowie soliden Tumoren mit und ohne Knochen. metastasen (2). Seltenere Ursachen einer Hypercalcämie sind Vitamin-D-Intoxikationen, Sarkoidose, Hyperthyreose, M. Addison, Gabe von Thiaziden, familiäre Hyperkalzämie und Milch-Alkali-Syndrom. Die Angaben zur Ursachenhäufigkeit der Hypercalcämie schwanken erheblich (3). In der hypercalcämischen Krise (Serumcalcium über 4,0 mmol/l) scheint der Anteil der Patienten mit 1° HPT besonders groß zu sein (3).

Zur Sicherung der Diagnose einer parathyreotoxischen Krise ist ein schneller Nachweis für Parathormon (PTH) wünschenswert. Die bislang zur Verfügung stehenden Radioimmunoassays hatten entweder zu lange Inkubationszeiten oder lieferten bei verkürzter Inkubationszeit unsichere Werte. Unser Ziel war die Entwicklung eines Nachweisverfahrens, das schnell arbeitet und trotzdem eine sichere Trennung von normalen und erhöhten PTH-Spiegeln ermöglicht.

Material und Methoden

Durch Mischen von 800 ml Na_2HPO_4 1/15 M (Art. Nr. 6587, Merck AG, D-6100 Darmstadt) mit 200 ml KH_2PO_4 1/15 M (Art. Nr. 4875, Merck AG) erhält man einen Puffer pH 7,4. Zugabe von 1 g Human-Serum-Albumin (HSA) (Art. Nr. 455009a, Behring Werke, D-3550 Marburg), 1 g Natriumacid (Art. Nr. 6688, Merck AG) und 400 mg Di-Natrium-EDTA (Art. Nr. 2426, Merck AG) ergibt *Puffer A*.

Das *Antiserum* wurde freundlicherweise von Dr. O'Riordan, Middlesex Hsp., London, zur Verfügung gestellt. Erzeugung durch Immunisierung von Ziegen (H4) mit humanen Nebenschilddrüsenextrakten. Verdünnung des Antiserums in Puffer A. Zugabe von Normal Goat Serum (Art. Nr. 13770, Merck AG) in einer Endkonzentration von 4 ml/l.

Chirurgisches Forum '85
f. experim. u. klinische Forschung
Hrsg.: F. Stelzner

Zur *Standardherstellung* wurde synthetisches hPTH (53-84) (Bachem AG, CH-4416 Bubendorf) in Puffer A + 1 % HSA gelöst.

Anti Goat IgG erhielten wir durch Immunisierung eines eigengehaltenen Esels. Verdünnung in Puffer A.

Die *Tracerherstellung* geschah in Abwandlung der von HUNTER und GREENWOOD angegebenen Methode: Zu 1 µg Tyr-hPTH (53-84) (Bachem AG) wurden hinzugefügt: 5 µl (0,5 mCi) Na ^{125}J (Art. Nr. IMS 30, Amersham Buchler GmbH, Braunschweig-Wenden), 5 µl Phosphatpuffer pH 7,4, 10 µl (1 µg) Chloramin T-Lösung; 60 sec Oxidationszeit. Zum Stoppen der Reaktion 10 µl (2,5 µg) Natriumdisulfit-Lösung; 200 µl Puffer A + 2 % HSA (Proteinzusatz). Gemisch zur Trennung auf Sep-Pak C_{18}-Kartusche (Art. Nr. 51910, Waters GmbH, Königstein) geben. Nach Zufügen von 2 ml 0,05 M Trifluoressigsäure (TFA) eluiert freies Jod, das Peptid eluiert anschließend mit 2 ml Gemisch aus 0,05 M TFA/Acetonitril (60:40). Zur Erhöhung der Proteinkonzentration Zusatz von 3 ml Puffer A + 2 % HSA. Weiterverdünnen des Tracers in Puffer A + 1 % HSA, so daß 100 µl eine Aktivität von 30 000 cpm/µl aufweisen. Die erzielte spezifische Aktivität liegt zwischen 450 und 500 µCi/µg. Die Nachweisdurchführung ist in Tabelle 1 wiedergegeben.

Tabelle 1. Flußdiagramm des Schnellassays

100 µl	Standard oder Serumprobe
100 µl	^{125}J-Tyr^{52}-hPTH (52-84)
100 µl	1. Antikörper (1:4000)
	2 h bei Raumtemperatur inkubieren
100 µl	2. Antikörper (1:6)
100 µl	Polyethylenglycol 10 % (verdünnt in Puffer A)
	30 min bei Raumtemperatur inkubieren
	10 min x 3000 rpm (r = 17 cm) zentrifugieren
	Überstand absaugen
	Sediment zählen im Gammazähler

Resultate

Die Ergebnisse des Schnellassays bei der Bestimmung der PTH-Spiegel eines größeren Patientenkollektivs sind in Abb. 1 dargestellt.

36 Normalpersonen hatten Konzentrationen zwischen 10 und 25 pmol/l. Die Werte von Normalpersonen (NP) und Patienten mit primärem Hyperparathyreoidismus (1° HPT) oder sekundärem Hyperparathyreoidismus (2° HPT) zeigen keine Überlappung. Die PTH- und Calciumkonzentrationen im Serum von 21 Patienten mit primärem Hyperparathyreoidismus korrelieren signifikant ($r = 0,95$; $p < 0,001$).

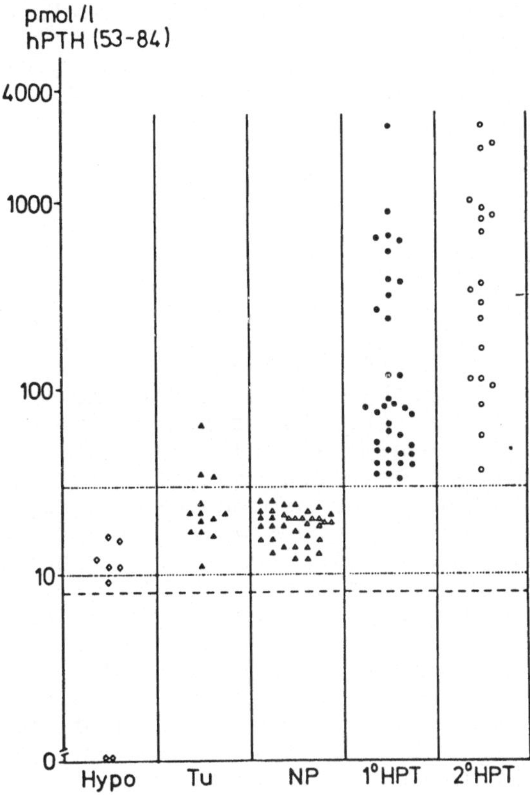

Abb. 1. Parathormon-Konzentrationen bei 36 Normalpersonen (NP), 36 Patienten mit primärem Hyperparathyreoidismus (1° HPT), 19 Patienten mit sekundärem Hyperparathyreoidismus (2° HPT), 14 Patienten mit Tumorhypercalcämie (Tu) und 8 Patienten mit Hypoparathyreoidismus (Hypo)

Außerdem wurden die PTH-Spiegel bei 14 Patienten mit Tumorhypercalcämie (Tu) bestimmt. In 11 Fällen lagen sie im Normbereich, 3 Patienten hatten höhere Werte, was auf eine gleichzeitig bestehende eingeschränkte Nierenfunktion zurückzuführen war. Bei einem dieser Patienten lag das Serumkreatinin bei 3,2 mg/dl, bei den beiden anderen zwischen 2 und 3 mg/dl. Kein Patient mit Tumorhypercalcämie hatte aber PTH-Werte über 70 pmol/l. Andererseits hatten Patienten mit primärem HPT und PTH-Spiegeln von unter 100 pmol/l ein Serumcalcium von maximal 3,2 mmol/l. Sie stellten also kein Problem bei der Differentialdiagnose hypercalcämischer Krisen dar.

Seit Etablierung des Schnellassays kamen zwei Patienten in der hypercalcämischen Krise zur Aufnahme. Die Resultate sind in Tabelle 2 dargestellt.

Beide Patienten hatten im Schnellassay deutlich erhöhte PTH-Werte. Sie wurden innerhalb weniger Stunden operiert. Bei beiden fand sich ein solitäres Adenom der Nebenschilddrüse.

Tabelle 2. Patienten mit hypercalcämischer Krise zum Zeitpunkt der Aufnahme

Serumcalcium	(mmol/dl)	4,0	4,1	(normal 2,2 - 2,6)
Serumkreatinin	(mg/dl)	2,0	1,3	(normal 0,6 - 1,4)
PTH	(pmol/l)	350	450	(normal 10 - 25)

Zusammenfassung

Es wird ein Schnellassay für Parathormon (PTH) im Serum zur Differentialdiagnose der hypercalcämischen Krise beschrieben. Das Antiserum wurde in Ziegen gegen extrahiertes PTH (aus Adenomen) erzeugt und bei einer Verdünnung von 1:4000 eingesetzt. Als Standard setzten wir synthetisches hPTH (53-84) ein, als Tracer ^{125}J-Tyr^{52}-hPTH (52-84). Eine neue Markierungstechnik wird beschrieben. Der Assay arbeitet im Äquilibrium bei Raumtemperatur, die Trennung der gebundenen von der freien Fraktion erfolgt durch Doppel-Antikörperverfahren, unterstützt durch 10 % Polyethylenglycol-Lösung. Von der Blutentnahme bis zum Eintreffen der Ergebnisse werden 3 h benötigt. Die PTH-Spiegel im Serum von 36 gesunden Nornalpersonen lagen zwischen 10 und 25 pmol/l, 36 Patienten mit primärem und 19 Patienten mit sekundärem Hyperparathyreoidismus hatten erhöhte Werte. Bei 11 von 14 Patienten mit Tumorhypercalcämie lagen die Spiegel im Normbereich, die 3 übrigen Fälle hatten aufgrund eingeschränkter Nierenfunktion PTH-Werte bis maximal 70 pmol/l. Patienten, die aufgrund eines primären Hyperparathyreoidismus krisenmäßig erhöhte Calciumwerte aufwiesen, hatten PTH-Konzentrationen deutlich über 100 pmol/l. Damit kann in hypercalcämischen Krisensituationen eine zuverlässige Unterscheidung zwischen primärem Hyperparathyreoidismus und anderen Ursachen der Hypercalcämie erreicht werden.

Summary

A rapid radioimmunoassay for parathyroid hormone as a diagnostic aid in hypercalcemic crisis is described. The antiserum was produced in goats against extracted human PTH, and the working dilution of the antiserum is 1:4000. The standard used is synthetic human PTH fragment (53-84), and the tracer, ^{125}I-Tyr^{52}-hPTH (52-84) labeled by the chloramine T technique and separated from nonincorporated iodine on SEP-PAK C_{18} cartridges. The incubation mode is equilibrium at room temperature, and separation of the bound and free fractions is obtained by means of a second antibody and 10 % polyethyleneglycol solution. The total assay time is 3 h. The PTH levels in 36 healthy normals were 10-25 pmol/l, and elevated levels were found in 36 patients with primary and 19 patients with secondary hyperparathyroidism. In 11 of 14 patients with hypercalcemia attributable to tumors PTH was normal, while the remaining patients had decreased renal function and PTH levels up to 70 pmol/l. Patients with hypercalcemic crisis caused by primary hyperparathyroidism had PTH levels above 100 pmol/l. This means that in hypercalcemic crisis reliable discrimination is possible between primary hyperparathyroidism and other causes of hypercalcemia.

Literatur

1. Mundy GR, Martin TJ (1982) The hypercalcemia of malignancy: pathogenesis and management. Metabolism 31:1247-1277
2. Mundy GR, Ibbotson KJ, D'Souza SM, Simpson EL, Jacobs JW, Martin TJ (1984) The hypercalcemia of cancer. Clinical implications and pathogenetic mechanisms. New Engl J Med 310: 1718-1727
3. Ziegler R, Minne S, Bellwinkel D, Fröhlich D (1973) Das Hyperkalzämie-Syndrom und hyperkalzämische Krise. Dtsch Med Wschr 98:276-283

PD Dr. H. Schmidt-Gayk, Chirurgische Universitätsklinik, Abteilung für Allgemeine Chirurgie, Klinisches Labor, Im Neuenheimer Feld 110, D-6900 Heidelberg

44. Aktive Immunisierung gegen 11 verschiedene Serotypen von Pseudomonas aeruginosa mit einer Zellmembran Vaccine vom Seroty 12

Active Immunization against 11 Different Serotypes of Pseudomonas aeruginosa with an Outer Membrane Vaccine of Serotype 12

B. U. v. Specht[1], G. Strigl[1], W. Ehret[2] und W. Brendel[1]

[1]Institut für Chirurgische Forschung der Universität München, Klinikum Großhadern, München
[2]Max von Pettenkofer Institut der Universität München, Klinikum Großhadern, München

Einleitung

Pseudomonas aeruginosa, ein opportunistischer gramnegativer Keim, stellt eine große Bedrohung für Patienten auf chirurgischen Intensivstationen dar (1). Die Therapie einer Pseudomonasinfektion stößt auf große Schwierigkeiten wegen der bekannten Neigung zur Resistenzentwicklung des Erregers. Das Interesse wurde deshalb in letzter Zeit auf die Weiterentwicklung einer Immuntherapie durch aktive oder passive Immunisierung gelenkt. HANCOCK et al. (2) zeigten, daß alle P. aeruginosa Serotypen ein gemeinsames äusseres Zellmembranmuster besitzen, welches aus den drei Proteinen F, H_2 und J besteht.

Bis heute sind jedoch keine Ergebnisse darüber bekannt, ob eine Immunisierung mit Protein F, H_2 und J eine Schutzwirkung gegen alle Serotypen von P. aeruginosa ausweist. Das Ziel unserer Arbeit war es herauszufinden, ob eine Zellmembran-Vaccine aus den Proteinen F, H_2 und J eine Schutzwirkung gegen alle Serotypen von P. aeruginosa hat.

Material und Methoden

Bakterien

Die 11 Serotypen wurden von Prof. Dr. Bauernfeind, Max v. Pettenkofer Institut der Universität München, zur Verfügung gestellt. Serotyp 12, der für die Proteinisolierung Verwendung fand, stammte aus Trachealsekret eines an einer Pseudomonaspneumonie verstorbenen Patienten.

Versuchstiere: Weibliche Balb/c-Mäuse, zwischen 6 und 8 Wochen alt, aus dem Zentralinstitut für Versuchstierkunde, Hannover. Die Tiere wurden in Gruppen von 6 - 8 Tieren gehalten. Sie erhielten Futter und Wasser ad libitum.

Chirurgisches Forum '85
f. experim. u. klinische Forschung
Hrsg.: F. Stelzner

Herstellung der Zellmembran-Vaccine

Die Membranproteine F, H_2 und J wurden nach der von MIZUNO et al. (3) beschriebenen Methode aus dem Serotyp 0-12 isoliert. Zur Kontrolle des Ergebnisses wurde eine Charakterisierung der Proteine der äußeren Zellmembran durch SDS-Polyacrylamid-Gelelektrophorese durchgeführt (4).

Immunisierung

Gruppen von 6 - 8 Mäusen wurden intraperitoneal mit 50 µg eines Gemisches der äußeren Membranproteine F, H_2 und J (80 µl), suspendiert in 3 % $Al(OH)_3$ (20 µl) immunisiert. Die $Al(OH)_3$ Suspension erhielten wir von den Behringwerken, Marburg. Die Kontrolltiere erhielten $Al(OH)_3$ ohne Antigen. Zwei Wochen später wurden die Tiere mit der gleichen Dosis revacciniert (geboostert).

Bestimmung der Schutzwirkung: Gruppen von 6 - 8 Impflingen, welche drei und eine Woche vorher mit der Membran-Vaccine immunisiert wurden, und Kontrolltiere, welche nur $Al(OH)_3$ erhielten, wurden intraperitoneal infiziert, wobei der Keimgehalt zwischen 10^9 und 10^6 lebenden P. aeruginosa Organismen lag. Die Tiere wurden 7 Tage lang beobachtet, und der Anteil der Überlebenden sowohl in der Gruppe der Impflinge als bei den Kontrolltieren aufgezeichnet.

Ergebnisse

Aktive Immunisierung der Mäuse

Mittels Elisa wurden die Antikörpertiter gegen P. aeruginosa-Sonikat gemessen. Eine Woche nach der 2. Immunisierung wurden Titer von 1:12800 gemessen. Wenn die Platten mit den isolierten Membranproteinen F, H_2 und J beschichtet wurden, wurden gleiche AK-Titer erreicht.

Schutzwirkung der Proteine F, H_2 und J

Abb. 1 zeigt die Überlebensrate von Balb/c-Mäusen nach i.p.-Injektion mit P. aeruginosa Serotyp 01. mit Dosen zwischen 5 x 10^6 und 1 x 10^9 lebenden Keimen. Während in der Kontrollgruppe 90 % der Tiere nach i.p.-Injektion mit 5 x 10^7 Keimen gestorben sind, ist in der Impfgruppe sogar bei einer 5 mal höheren Dosis eine Überlebensrate von 100 % zu beobachten.

Die statistische Auswertung der Ergebnisse mittels Kontingenztafeln ergab für jeden der getesteten Serotypen einen signifikanten Unterschied zwischen geimpften Tieren und Kontrolltieren.

Diskussion

Wie bereits erwähnt, ist eine aktive Immunisierung gegen P. aeruginosa von großer klinischer Bedeutung. Mehrere Oberflächenantigene von P. aeruginosa wurden bis heute für eine Immunisierung verwendet.

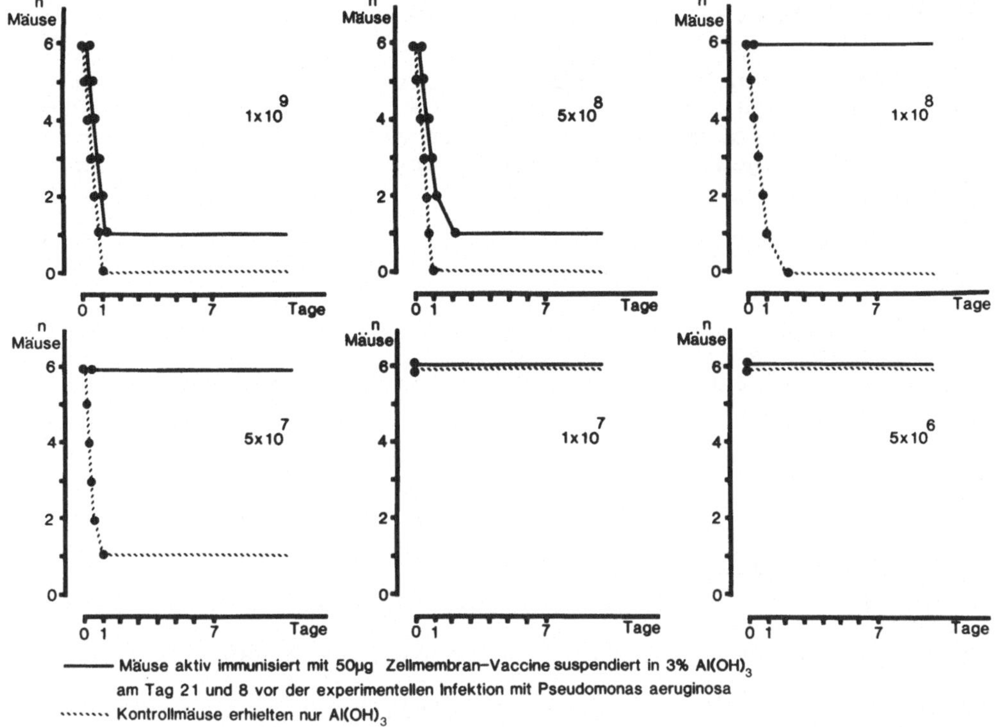

Abb. 1. Überlebensrate von Balb/c-Mäusen nach experimenteller Infektion mit verschiedenen Keimdosen von lebenden Pseudomonas aeruginosa Organismen

MERLE et al. (5) benutzten eine Vaccine, die hauptsächlich aus LPS und Zellmembranproteinen von Extrakten der 24 Serotypen des Lanyi Typisierungsschemas bestand. Jedoch beobachteten die Autoren Nebenreaktionen wie Fieber und lokalen Schmerz, welche wahrscheinlich durch die LPS-Komponente der Vaccine verursacht wurden.

GILLELAND et al. (6) benutzten gereinigtes Protein F als Vaccine. Mäuse, die mit Protein F (isoliert vom Serotyp 01) immunisiert wurden, waren zu 90 % gegen eine nachfolgende Infektion mit dreimal der LD_{50} von Serotyp 08 oder 09 geschützt. Die Isolierung von reinem Protein F ist aufwendig und es werden nur geringe Mengen erreicht. Weil die Proteine H_2 und J ebenfalls antigene Determinanten bei allen 18 Serotypen darstellen, scheint eine polyvalente Vaccine bestehend aus allen drei Proteinen von grösserem Wert zu sein.

Unsere Ergebnisse zeigen, daß, verglichen mit der monovalenten Protein F-Vaccine, ein Anstieg der Schutzwirkung um das Zehnfache bei allen 11 bis jetzt getesteten Serotypen erreicht werden konnte.

Weil alle 18 Serotypen von nahezu gleicher klinischer Bedeutung sind, ist es von großem Interesse, die Schutzwirkung der Vaccine gegen alle 18 Serotypen zu testen.

Zusammenfassung

Ein Impfstoff gegen Pseudomonas aeruginosa bestehend aus den äußeren Membranproteinen F, H_2 und J von P. aeruginosa Serotyp 12 wurde im Mausemodell auf seinen Wirkanteil gegen die Serotypen 1-11 getestet. Gegen alle Serotypen wurde eine Schutzwirkung beobachtet.

Summary

A new polyvalent *Pseudomonas aeruginosa* vaccine was prepared from the outer membrane proteins F, H_2, and J of *Pseudomonas aeruginosa* serotype 12. The vaccine provided protection against all 11 serotypes tested in mice.

Literatur

1. Alexander JW, Ficher MW, Mac Millan BG, Altmeier WA (1969) Arch Surg 99:249-256
2. Mutharia LM, Nicas TJ, Hancock RE (1982) J Infect Dis 146: 770-779
3. Mizuno T, Kageyama M (1979) J Biochem 86:979-989
4. Mizuno T, Kageyama M (1978) J Biochem 84:179-191
5. Merle Pl, Robbel I, Hungerer KD (1984) Behring Inst Mitt Nr 76, 113-120
6. Gilleland HE, Parker MG, Matthews JM, Berg RD (1984) Infect Immun 44:49-54

PD Dr. B.U. v. Specht, Institut für Chirurgische Forschung der Universität München, Klinikum Großhadern, Marchioninistr. 15, D-8000 München 70

45. Plasmaproteine und Opsonine als potentiell prognostische Faktoren bei abdomineller Sepsis?

Are Plasma Proteins and Opsonins of Prognostic Value in Patients with Abdominal Sepsis?

F. Schulz[1], R. Függer[1], W. Graninger[2] und M. Schemper[1]

[1]I. Chirurgische Universitätsklinik Wien (Vorstand: Prof. Dr. A. Fritsch)
[2]Klinik für Chemotherapie, Universität Wien (Vorstand: Prof. Dr. K.H. Spitzy)

Einleitung

Im chirurgischen Alltag ist die durch eine Peritonitis ausgelöste Sepsis für einen hohen Prozentsatz (bis zu 80 %) der Patienten noch immer mit einem letalen Ausgang verbunden. Daher erklären sich die Bemühungen von vielen Untersuchern (2, 3, 4, 5, 6), bei diesen Patienten durch verschiedenste Methoden wie Hämodynamik, Bestimmung von Endotoxinen, Plasmaproteinen oder Phagocytosefähigkeit und Immunreaktivität eine prognostische Aussage über den Krankheitsverlauf geben zu können.

Fragestellung

Sind verschiedene Plasmaproteine und insbesondere Opsonine und Komplemente von relevanter prognostischer Bedeutung für den Krankheitsverlauf bei Patienten mit abdomineller Sepsis?

Material und Methodik

Bei 42 Patienten mit Peritonitis und daraus resultierender Sepsis wurden neben den routinemäßig bestimmten Laborparametern folgende Werte aus dem Blut bestimmt: Fibronektin, Antithrombin III, α1-Antitrypsin, α2-Makroglobulin, α2-Antiplasmin, C1-Esterase Inhibitor, Properdinfaktor B, Albumin, Präalbumin, Transferrin. Die Abnahmen erfolgten in zweitägigen Abständen bis zur Genesung (n = 25; 59,5 %), bzw. bis zum Tod (n = 17; 40,5 %) der Patienten.

Statistische Analyse

Es erfolgte rein explorativ eine deskriptive Auswertung der Kurvenverläufe der einzelnen Werte getrennt nach Überlebenden und

Chirurgisches Forum '85
f. experim. u. klinische Forschung
Hrsg.: F. Stelzner

Verstorbenen für die letzten 14 Tage, in denen die Parameter bestimmt wurden. Das obere bzw. untere Quartil sowie die Mediane wurden im zeitlichen Verlauf beobachtet. Weiters wurde der Wilcoxon Test zur Prüfung etwaiger Unterschiede in den Werten überlebender und später verstorbener Patienten zu den einzelnen Meßzeitpunkten herangezogen.

Ergebnisse

Der Trend in den Verlaufskurven der erhobenen Werte war bei den Überlebenden und Verstorbenen bei C3, C4, PFB, α1-Antitrypsin, α2-Antiplasmin, α2-Makroglobulin, Transferrin und Albumin nicht signifikant unterschiedlich. Bei Fibronektin und Antithrombin III waren erst die Endwerte nachweislich unterschiedlich ($p < 0,05$). Extrem niedrige Einzelwerte zeigten sich bei beiden Parametern zwar nur bei später verstorbenen Patienten, aber statistisch ließ sich kein eindeutiger Trend für den Verlauf ableiten. Nur Präalbumin hatte im Gesamtverlauf eine nachweisliche Differenz ($p < 0,01$ bis $p < 0,02$) zwischen Überlebenden und Verstorbenen.

Diskussion

Erfolgversprechende Berichte über eine prognostische Aussagekraft von Fibronektin (2, 3, 5, 6) und anderen Plasmaproteinen konnten von uns letztlich nicht bestätigt werden. Die Trends in den Verlaufskurven bei überlebenden und später verstorbenen Patienten bei schwerer Peritonitis zeigten zu den einzelnen Meßzeitpunkten abgesehen von Präalbumin statistisch keine signifikanten Unterschiede. Die von anderen Autoren (2, 5, 6) und auch von uns in vorläufigen Ergebnissen gesicherten statistischen Unterschiede, vor allem bei Fibronektin, stützen sich auf Vergleiche von schwer septischen Patienten mit normalen postoperativen Patienten oder Patienten mit nicht so schwerem septischen Verlauf, so daß ein Vergleich nicht gerechtfertigt war. Denn, gerade wenn eine prognostische Bedeutung eines Parameters nachgewiesen werden soll, genügt es nicht, einen Unterschied zu gesunden Probanden oder normalen postoperativen Verläufen darzustellen, sondern es muß in einer homogenen Gruppe zwischen Schwerstkranken unterschieden werden; nur hier ist es interessant, ob signifikante Unterschiede in den Verlaufskurven bestehen. Gerade bei Patienten mit schwerster Peritonitis kann es zu Verfälschungen der Werte durch Hämodialyse, Hämofiltration oder massive Frischplasmazufuhr kommen. Aus diesem Grund müssen wir mit den skeptischen Aussagen von BROWN (1) übereinstimmen, daß der prognostischen Bedeutung vor allem von Fibronektin kein hoher Stellenwert zukommt. Wesentlich erscheint, daß das Opsonin Fibronektin keine Affinität zu Escherichia coli, sondern nur eine Affinität zu Staphylococcus aureus hat, was gerade bei abdominellen Infektionen eine große Rolle spielt. Somit muß aus den vorliegenden Ergebnissen geschlossen werden, daß hinsichtlich der Prognose die relativ einfachen Parameter mit Hinweisen auf eine Einschränkung einer Organfunktion weiterhin die beste Aussagekraft besitzen.

Zusammenfassung

Bei Verlaufskontrollen von Opsoninen, Komplementen und anderen Plasmaproteinen bei Patienten mit schwerer Peritonitis konnten in einer deskriptiven Auswertung der Kurvenverläufe der einzelnen Werte zwischen Verstorbenen und Überlebenden keine signifikanten Unterschiede gefunden werden. Für den Krankheitsverlauf von größerer Aussagekraft sind weiterhin Parameter wie Normotest, Thrombocyten, Nierenfunktion und Blutgasanalyse.

Summary

In the course of the history of patients with severe peritonitis, opsonins, complements, and other plasma proteins showed no significant differences between the data of the patients who later died and those who survived. We conclude that simple parameters such as platelet count, creatinine and respiratory function reveal more about the later course of the illness.

Literatur

1. Brown RA (1983) Failure of fibronectin as an opsonin in the host defence system: a case of competitive self-inhibition? Lancet II:1058
2. Chadwick SJD, Mowbray JF, Dudley HAF (1984) Plasmafibronectin and complement in surgical patients. Br J Surg 71:718
3. Deutschmann W (1981) Fibronektin in der Chirurgie. Eine Untersuchung an Patienten mit verschiedenen chirurgischen Komplikationen. Acta Chir Austr 13, Suppl 41
4. Kremer B, Früh C, Homann NP, Reuter K, Bornholdt D (1983) Immunreaktivität, ein präoperativ faßbarer Parameter? Langenbecks Arch Chir 361:269
5. Saba TM (1970) Opsonin depletion after surgery. Nature 228: 781
6. Seifert J, Bönecke S, Nitsche D (1984) Prä- und postoperative Fibronektinkonzentrationen im Serum bei Patienten mit schwerer Peritonitis im Vergleich mit komplikationslosen postoperativen Verläufen. Chirurg 55:357

Dr. F. Schulz, I. Chirurgische Universitäts-Klinik, Alser Str. 4, A-1090 Wien

46. Pankreasresektion und cyclische Peritoneallavage bei hämorrhagisch-nekrotisierender Pankreatitis - Tierexperimentelle Untersuchungen am Natriumtaurocholat-Pankreatitismodell der Ratte

Pancreatic Resection and Cyclic Peritoneal Lavage for Sodium Taurocholate-Induced Acute Pancreatitits in the Rat

G. P. Dzieniszewski

Chirurgische Universitätsklinik Mainz

Die weiterhin unbefriedigend hohe Letalität bei der Behandlung klinisch schwerer Verlaufsformen einer hämorrhagisch-nekrotisierenden Pankreatitis führte in den letzten Jahren zur Erprobung neuerer Therapiekonzepte im Sinne der "Frühoperation" und Peritonealdialyse. Die bisherigen, vornehmlich retrospektiven klinischen Studien können die Wertigkeit beider Behandlungsmaßnahmen nicht ausreichend belegen. Tierexperimentell konnte am Hund (4) und Schwein (6) gezeigt werden, daß die Pankreasresektion in der Frühphase einer Natriumtaurocholat-Pankreatitis zur Verbesserung der Überlebensrate führte. Bei der Ratte ergab die kontinuierliche Peritonealdialyse beim gleichen Pankreatitismodell (3) eine Verbesserung von Überlebenszeit und -rate.

Ziel der Untersuchung war die Validisierung der chirurgischen Therapie in Form einer standardisierten Hemipankreatektomie sowie einer cyclischen Peritoneallavage am Modell der Natriumtaurocholat-Pankreatitis der Ratte.

Material und Methodik

In Äthernarkose wurde nach Laparotomie und transduodenaler retrograder Sondierung des Gallenganges bei 233 männlichen Wistarratten (Gewicht 230 bis 350 g) jeweils 0,6 ml einer Natriumtaurocholat-Lösung (NaTC) unterschiedlicher Konzentration intraduktal injiziert. Die Pankreasresektion wurde in Form einer "Linksresektion" unter Mitnahme der Milz und den retroventriculär frei zugänglich liegenden lienalen und gastrischen Pankreassegmenten vorgenommen; Resektionsgrenze war die Pfortader. Die Resektion umfaßte 55 % des gesamten Pankreasparenchyms (5). Die cyclische Peritoneallavage (zPL) wurde in zweistündigen Intervallen mit je 15 ml einer sorbithaltigen Dialyselösung (Peritosteril HK) über 8 bzw. 24 h vorgenommen. Den Therapiegruppen wurden täglich unbehandelte Kontrollgruppen mit einer experimentellen Pankreatitis gleichen Schweregrades gegenübergestellt. Beurteilungskriterien für den Therapieeffekt waren Veränderungen der Überlebens-

Chirurgisches Forum '85
f. experim. u. klinische Forschung
Hrsg.: F. Stelzner

zeit und -rate. Die Absterbekurven wurden nach dem Verfahren von KAPLAN und MEIER, der statistische Vergleich mit dem Logrank-Test errechnet.

Ergebnisse

Die Injektion einer 5- und 3 %igen NaTC-Lösung induzierte bei allen Versuchstieren einen absolut letalen Krankheitsverlauf; bei allen Versuchstieren fanden sich histologisch unterschiedlich große Nekroseareale (1). Die mittlere Überlebenszeit betrug 7,6 bzw. 10,1 h. Bei Verwendung einer 2,5 %igen NaTC-Lösung überlebten 50 % der Tiere definitiv (mittlere ÜZ 43,5 h). Die Pankreaslinksresektion 1 h nach Induktion der Pankreatitis führte zur signifikanten Verbesserung der Überlebenszeit gegenüber zum gleichen Zeitpunkt scheinoperierten Kontrolltieren. Die mittlere ÜZ wurde bei Verwendung einer 5 %igen NaTC-Lösung von 7,6 h auf 14,6 h ($p = 0,007$), bei einer 3 %igen NaTC-Lösung von 9,8 h auf 23,3 h ($p = 0,0006$) gesteigert (Abb. 1a und b). 13,3 % bzw. 22 % der therapierten Tiere überlebten definitiv, während sämtliche Kontrolltiere innerhalb von 24 bzw. 36 h verstorben waren. Die cyclische Peritoneallavage (zPL) hatte bezüglich der Senkung der Frühletalitätsrate ähnliche Effekte (Tabelle 1). Nach Beendigung einer 8 h-zPL lebten noch alle Versuchstiere ($p = 0,02$); da diese danach allerdings rascher als die Kontrolltiere starben, unterschied sich die Gesamtletalität statistisch nicht signifikant. Die Verlängerung der zPL auf 24 h konnte ebenfalls nur die Frühletalitätsrate verbessern. Bei Verwendung einer 5 %igen NaTC-Lösung ($n = 40$) waren die Effekte geringer ausgeprägt (Seigerung der mittleren ÜZ bei 24 h-zPL um 64 %). Die Kombination von "Frühoperation" (Hemipankreatektomie 1 h nach Pankreatitisinduktion) und sofort anschließender postoperativer 8 h-zPL (Abb. 2) bewirkte lediglich eine Steigerung der mittleren Überlebenszeiten um 20 bzw. 44 % (3- bzw. 5 %ige NaTC-Lösung) gegenüber der alleinigen Dialysetherapie. Hinsichtlich der Senkung der Frühletalitätsrate sind in diesem Modell entsprechend einer klinisch kontrollierten Studie (2) beide Methoden gleich effektiv; nur die Pankreasresektion ermöglicht bei einem kleinen Teil der Tiere ein definitives Überleben. Die Kombination von Operation und postoperativer zPL ergibt keine verbesserten Behandlungsergebnisse.

Tabelle 1

Therapie	Mittlere Überlebenszeit (h)	Überlebensraten (%) nach 8 h	16 h	24 h
Kontrollen (n = 8)	9,6	63	50	13
8 h - zPL (n = 20)	12,2	100	5	0
24 h - zPL (n = 12)	22,5	100	100	17

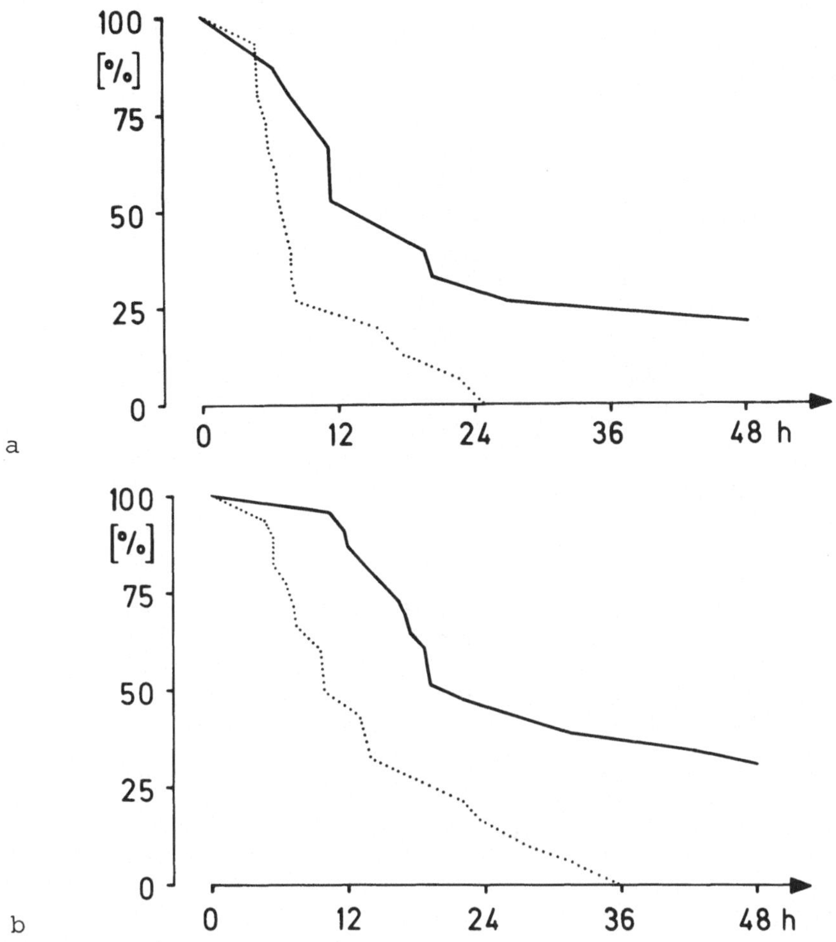

Abb. 1a,b. Einfluß der "Pankreaslinksresektion" 1 h nach Induktion einer 5 % bzw. 3 % NaTC-Pankreatitis auf die Überlebensraten bei therapierten Tieren (n=15 bzw. 23) und unbehandelten Kontrollen (n=15 bzw. 18). Ordinate: Überlebensrate

Zusammenfassung

Bei 233 männlichen Wistarratten wurde durch intraductale Injektion von 0,6 ml einer Natriumtaurocholat-Lösung eine absolut letale Pankreatitis erzeugt. Die Hemipankreatektomie in der Frühphase der experimentellen Pankreatitis führte zur statistisch signifikanten Verbesserung der Überlebenszeit und -rate. Die cyclische Peritoneallavage über 8 h und 24 h konnte lediglich die Frühletalitätsrate steigern, ein definitives Überleben allerdings nicht erreichen. Im Gegensatz zu verbesserten Behandlungsergebnissen retrospektiver klinischer Studien können durch *postoperative* Peritoneallavage in diesem Modell die Ergebnisse gegenüber einer alleinigen Resektionstherapie nicht gesteigert werden.

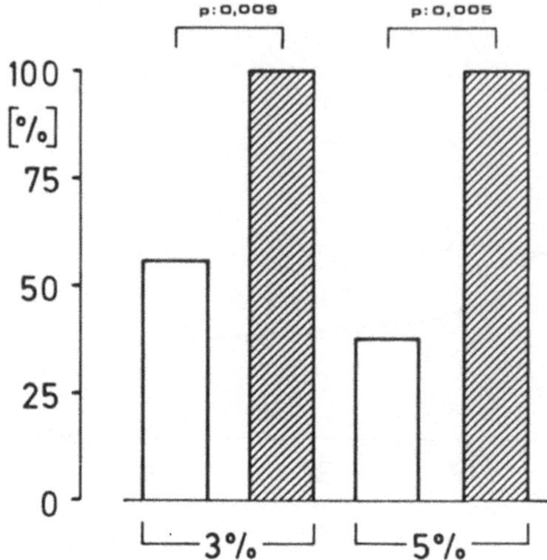

Abb. 2. Überlebensraten nach Abschluß einer postoperativen cyclischen Peritoneallavage (gestreifte Säulen) bei einer 3- und 5 %igen NaTC-Pankreatitis (n = 9 bzw. 11) gegenüber unbehandelten Kontrolltieren (leere Säulen; n = 9 bzw. 8). Ordinate: Überlebensrate

Summary

Intraductal injection of 0.6 ml sodium taurocholate solution in 233 male Wistar rats induced an absolutely lethal pancreatitis. Hemipancreatectomy at an early stage of experimental pancreatitis significantly increased the duration and rate of survival. Cyclic peritoneal lavage for 8 or 24 h had a similar effect on early survival rates but did not result in definitive survival. In contrast to improved results in retrospective clinical studies, in this model *postoperative* peritoneal lavage was not as beneficial as surgical treatment alone.

Literatur

1. Aho HJ, Suonpää K, Ahola A, Nevalainen TJ (1984) Experimental pancreatitis in the rat. - Ductal factors in sodium taurocholate-induced acute pancreatitis. Exp Path 25:73-79
2. Kivilaakso E, Lempinen M, Mäkeläinen A, Nikki P (1984) Pancreatic resection versus peritoneal lavation for fulminant pancreatitis. Ann Surg 199:426-431
3. Lankisch PG, Koop H, Winckler K, Schmidt H (1979) Continuous peritoneal dialysis as treatment of acute experimental pancreatitis in the rat. Am J Dig Dis 24:111-116
4. Neher M, Kümmerle F (1979) Early operation in acute hemorrhagic-necrotizing pancreatitis in the dog. Gastroenterol Clin Biol 3:304-306
5. Richards C, Fitzgerald PJ, Carol B, Rosenstock L, Lipkin L (1964) Segmental division of the rat pancreas for experimental procedures. Lab Invest 13:1303-1321
6. Schröder T (1982) The effect of early pancreatectomy and peritoneal lavage on the development of experimental hemorrhagic pancreatitis in pigs. Scand J Gastroenterol 17:167-171

Priv.-Doz. Dr. G.P. Dzieniszewski, Chirurgische Universitätsklinik, Langenbeckstr. 1, D-6500 Mainz

47. Neurophysiologische Parameter zur Beurteilung der Extremitäten-Ischämiebelastbarkeit und Reversibilität von Ischämiefolgen

Reversitility of Long-Lasting Ischemic Effects on Rabbit Nerve and Muscle

J. D. Roder[1], F. Lehmann-Horn[2], U. Buchner[1], M. Hölscher[1] und W. Erhardt[3]

[1]Chirurgische Klinik und Poliklinik (Direktor: Prof. Dr. J.R. Siewert)
[2]Neurologische Klinik und Poliklinik (Direktor: Prof. Dr. A. Struppler)
[3]Institut für Experimentelle Chirurgie (Direktor: Prof. Dr. G. Blümel) des Klinikums rechts der Isar, Technische Universität München

Zielsetzung

Die Pathophysiologie und Pathobiochemie der Extremitätenischämie war Gegenstand umfangreicher Forschungsvorhaben vergangener Jahre (1, 3). Methodisch wurde die Ischämietoleranz des peripheren Nerven und die der neuromusculären Endplatte (NMEP) nicht eindeutig voneinander abgegrenzt. Unklar ist, welche Strukturen limitierend für die Ischämietoleranz sind. Häufig verursachten Extremitäten-Tourniquets eine Druckläsion des peripheren Nerven, so daß nicht ausschließlich eine ischämische Schädigung desselben vorlag (2).

Ziel dieser Arbeit ist es, die Ischämiebelastbarkeit von Nerv und NMEP in Hinblick auf den limitierenden Faktor zu untersuchen. Eine Versuchsanordnung wurde entwickelt, die eine Extremitätenischämie ohne mechanische Nervenschädigung gewährleistet.

Methodik

Verwendet werden Bastardkaninchen mit einem Durchschnittsgewicht von 4,9 kg. Am narkotisierten Tier (Ketaminperfusor, 65 mg/kg/h) werden V. jugularis externa und A. carotis zum Kreislaufmonitoring kanüliert.

Nach zirkulärer Durchtrennung der Haut im Bereich der Schulter wird der Vorderlauf freigelegt. Zur Darstellung des Gefäßnervenbündels werden die Adductoren am Schultergürtel jeweils ansatznah durchtrennt. Nach vorsichtiger Tunnelung des gesamten Gefäßnervenbündels werden die A. axillaris und der N. medianus auf einer Strecke von jeweils ca. 2 cm präpariert. Unter dem Gefäßnervenbündel werden zwei je 0,5 cm breite Bandtourniquets durchgezogen.

Chirurgisches Forum '85
f. experim. u. klinische Forschung
Hrsg.: F. Stelzner

Eine definierte Ischämiebelastung ist dadurch gegeben, daß ein Umwälzthermostat die Extremität in einer Wanne mit Ringerlösung konstant auf 32° C hält.

Durch Pt-100 Temperatur-Einstichfühler werden Körperkern-, Ober- und Unterarm- sowie die Bad-Temperatur fortlaufend registriert. Nach Anlegen einer proximalen bipolaren Silber-Reizelektrode und distalen Ableitelektroden am N. medianus werden Ableitelektroden in die Beugergruppe am Vorderarm eingestochen. Die Enden dieser Nadelelektroden in Nerv und Muskel sind 1 bzw. 3 mm abisoliert. Daraufhin werden die Tourniquets geschlossen und die A. axillaris abgeklemmt.

Die Reizung des Nerven (indirekte Muskelreizung) erfolgt supramaximal mit Einzelpulsen von 0,05 ms Dauer. Zeigt sich auf indirekte Reizung keine Muskelantwort, wird die Erregbarkeit des Muskels durch direkte Reizung geprüft. Nervenaktionspotential (NAP) und Muskelaktionspotential (MAP) werden mittels Vorverstärker gemessen (untere Grenzfrequenz 160 Hz bzw. DC, obere Grenzfrequenz 20 kHz) und auf einem digitalen Oscilloskop (Nicolet 4094) dargestellt. Nach Ablauf der Ischämiezeit (65 - 120 min) wird das Tourniquet geöffnet und der Blutstrom der A. axillaris wieder freigegeben. In regelmäßigen Abständen wird während der gesamten Versuchsdauer NAP, MAP und die Nervenleitgeschwindigkeit (NLG) jeweils nach Absenkung des Badspiegels gemessen (Abb. 1).

Nach Versuchsende werden die Kaninchen mit Pentobarbital getötet.

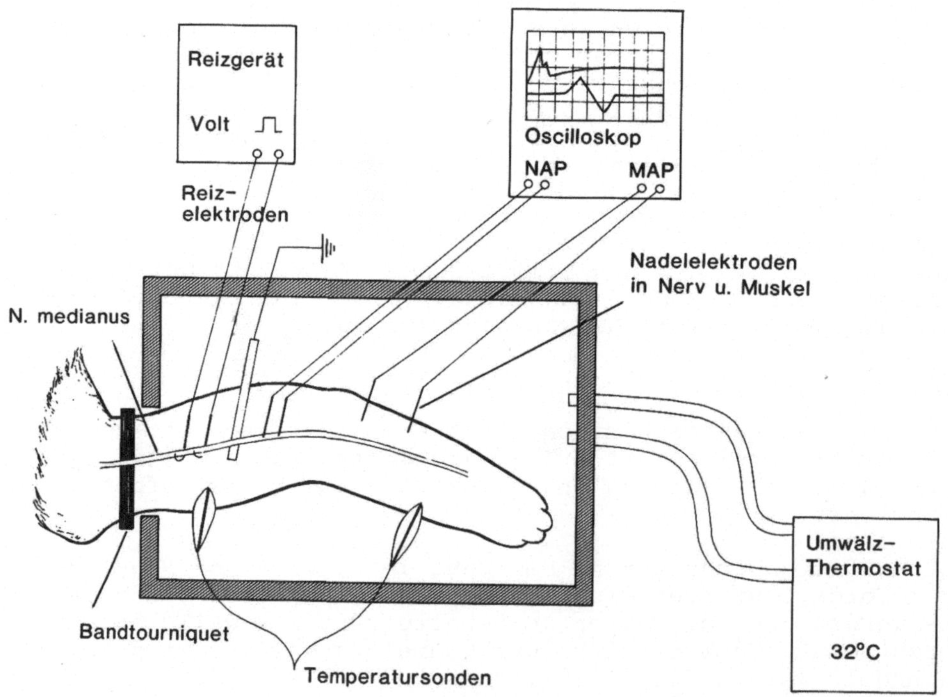

Abb. 1. Versuchsanordnung zur Bestimmung von Nerven- (NAP) und Muskelaktionspotential (MAP) an der ischämischen Kaninchenextremität

Ergebnisse

Bei 9 Versuchstieren kam es bei indirekter Reizung nach durchschnittlich 55minütiger Ischämie von 32° C zur vollständigen Auslöschung des MAP. Dieser Zeitraum war bei allen Versuchen relativ konstant mit einer Standardabweichung von 7,4 min. Die NLG zeigte keine Veränderungen.

Die Abnahme des NAP war dagegen unterschiedlich ausgeprägt. Nach 55minütiger Ischämie war das NAP in allen Fällen eindeutig abgrenzbar. Auch bei direkter Muskelreizung war eine Antwort sichtbar. Das Erlöschen des MAP bei indirekter Reizung muß somit Folge einer gestörten neuromusculären Übertragung sein. Die neuromusculäre Übertragung stellt einen empfindlichen neurophysiologischen Parameter unter Ischämiebedingungen dar.

Während Reperfusion nach Ischämiezeiten bis zu 80 min erreichten NAP und MAP ihre Ausgangswerte. Das MAP bei indirekter Reizung stellte sich wiederum als der empfindlichste Parameter heraus. Bei Ischämiezeiten von 90 min und mehr erreichte das MAP maximal 20 % seines Ausgangswertes (Abb. 2). Das NAP erreichte bis zu einer Ischämiedauer von 120 min stets den ursprünglichen Wert.

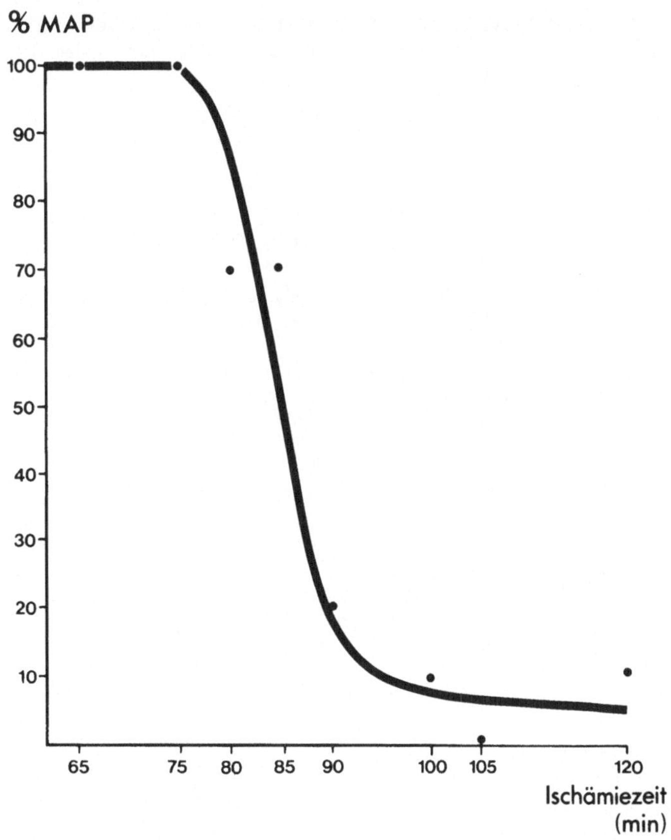

Abb. 2. Amplitude des Muskelaktionspotentials (MAP) nach Reperfusion in % des Ausgangswertes in Abhängigkeit von der Ischämiezeit bei konstanter Temperatur von 32° C

Zusammenfassend stellt das MAP bei indirekter Reizung einen geeigneten neurophysiologischen Parameter zur Beurteilung der Ischämiebelastbarkeit einer Extremität dar.

Zusammenfassung

An 9 Kaninchen wurde anhand neurophysiologischer Parameter das Verhalten von peripherem Nerv und Muskel unter definierter Tourniquet-Ischämiebelastung (65 - 120 min, warme Ischämie bei 32° C) untersucht. Eine mechanische Schädigung des Nerven wurde durch eie gewählte Versuchsanordnung vermieden. Veränderungen des Muskelaktionspotentials (MAP) bei indirekter Reizung erwiesen sich als geeignete Parameter zur Beurteilung der Ischämiebelastbarkeit einer Extremität.

Summary

Neurophysiological parameters in rabbit forelegs were monitored to study the conduction of peripheral nerve and muscle during a predefined ischemic stress achieved by application of a tourniquet (65-120 min, warm ischemia at 32°C) made it possible to avoid mechanical impairment of the nerve. With indirect stimulation, alterations of the muscle action potential (MAP) were found to be an appropriate measure of the ischemic tolerance of the extremities.

Literatur

1. Dahlböck L-O (1970) Effects of temporary tourniquet ischemia in striated muscle fibers and motor plates. Scand J Plast Rec Surg Suppl 7
2. Klenerman L, Meenakshi B, Hulands GH, Rhodes AM (1980) Systemic and local effects of the application of a tourniquet. J Bone Joint Surg 62B,3:385
3. Mäkitie J, Teräväinen H (1977) Ultrastructure of striated muscle of the rat after temporary ischemia. Acta Neuropath (Berl) 37:237

Dr. med. J.D. Roder, Chirurgische Klinik und Poliklinik, Technische Universität München, Ismaningerstr. 22, D-8000 München 80

48. Der Einfluß verschieden geformter Gewebeexpander auf den intraluminalen Druck, die transcutane Sauerstoffspannung, Histologie und Gewebedehnung bei Schweinen

Effects of Differently Shaped Tissue Expanders on Intraluminal Pressure, Oxygen Tension, Histological Changes, and Skin Expansion in Pigs

G.F. Brobmann und J. Huber

Chirurgische Universitätsklinik Freiburg (Direktor: Prof. Dr. E.H. Farthmann)

Seit ca. 6 Jahren hat sich zunehmend eine neue Methode zur Gewinnung von zusätzlicher Haut durchgesetzt, die mit Hilfe auffüllbarer Gewebeexpander die Haut vordehnt (1). In klinischen Studien (2, 3) sind Fragen der Kapselbildung, Blutversorgung und histopathologischen Hautveränderungen beantwortet worden. Bis heute hat aber niemand die Frage überprüft, inwieweit ein defektangepaßter Gewebeexpander bessere Ergebnisse erzielt. Zu diesem Zweck haben wir folgende Hypothese aufgestellt und experimentell überprüft: Mit einem dem Defekt angepaßten Expander wird mit weniger Druck, weniger Volumen und weniger Zeit bei gleicher Hautüberlebensrate mehr Hautgewinn erzielt.

Methodik

Die Versuche wurden an Schweinen Deutscher Landrasse beiderlei Geschlechts (20 - 25 kg) unter Nembutalnarkose (18 mg/kg KG) durchgeführt. In der Versuchsgruppe 1 (VG1) wurden bei drei Tieren 2 runde Implantate (6 x 6 x 5 cm, 160 ml) auf der linken Rükkenseite implantiert und mit einem ovalen Expander (6 x 12 x 5 cm, 320 ml) auf der rechten Seite verglichen. In der zweiten Versuchsgruppe (VG2) wurden ebenfalls bei drei Schweinen 3 runde Implantate derselben Größe wie in VG1 mit einem U-förmigen Implantat (6 x 18 x 5 cm, 480 ml) verglichen. Ausgangsfläche, Ausgangsvolumen sowie die Grundflächen der Expander wurden auf beiden Seiten gleich gewählt. Der Druck war somit die einzige Variable. Am 9. post-op. Tag wurde den Tieren mit einem speziell konstruierten Stempel ein Raster in Form eines vergrößerten Millimeterpapiers auf den Rücken gedruckt. Als Farbe wurde eine modifizierte deutsche Fleischbeschauerfarbe verwendet, die hautfreundlich und nicht toxisch ist. Vor und nach jeder Füllung (VG1 jeder 4. Tag, VG2 jeder 7. Tag) wurden die Flächen ausgemessen. Mit Hilfe eines Statham Drucktransducers wurden die intra-

Chirurgisches Forum '85
f. experim. u. klinische Forschung
Hrsg.: F. Stelzner

luminalen Drucke vor und nach jeder Füllung über die Füllungsdome gemessen und auf einem 4-Kanalschreiber kontinuierlich aufgezeichnet. Zum gleichen Zeitpunkt wurde der periphere O_2-Druck mit einer transcutanen Sauerstoffsonde gemessen. Bei Versuchsende wurden über den Expandern Hautproben entnommen, die, sofort fixiert und gefärbt, lichtmikroskopisch untersucht wurden.

Alle Daten wurden mit Hilfe von Varianzanalysen und t-Tests auf Signifikanzbestimmung ausgewertet.

Ergebnisse

Der Gewinn an Haut war signifikant größer über den ovalen und U-förmigen Expandern im Vergleich zu den runden Implantaten. Die Grundfläche von 135 cm^2 in VG1 wurde um 22,5 % bei den ovalen und um 17,5 % bei den runden Expandern vermehrt (Abb. 1). Der Fläxhengewinn von 17,5 % wurde über den ovalen Implantaten bereits nach 16 Tagen (gegenüber 33 Tagen bei den runden Expandern) erzielt. Bei den U-förmigen Implantaten war der Unterschied zwar signifikant, aber geringer: 12 % Flächenzuwachs über den runden und 14,2 % über den U-förmigen Expandern. Der Zeitgewinn betrug hier 4 Tage.

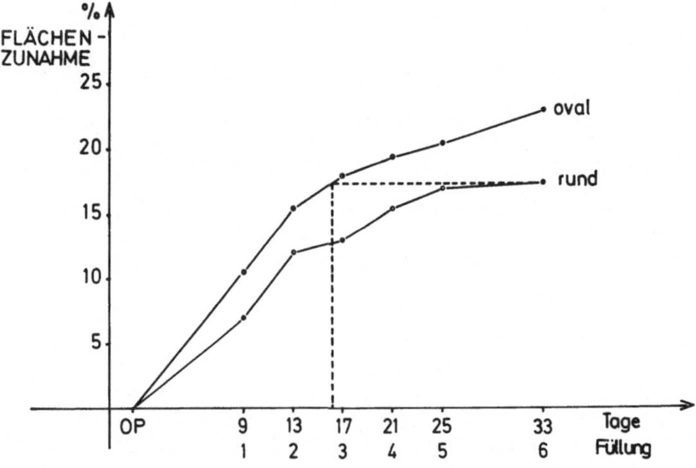

Abb.1. Flächengewinn pro Füllung. Vergleich runder mit ovalen Gewebeexpandern

Der mittlere intraluminale Druck in den runden und ovalen Implantaten war vor Füllung nicht unterschiedlich, aber nach Füllung. Auch im Vergleich der runden mit den U-förmigen Expandern ergaben sich keine Unterschiede vor der Füllung, aber danach waren die Drucke in den U-förmigen Implantaten signifikant niedriger als in den runden (Abb. 2).

Der transcutan über den Implantaten gemessene Sauerstoffdruck zeigte keine signifikanten Unterschiede für die verschieden geformten Hautexpander. Gegenüber der ungedehnten Haut lagen die Werte jedoch durchschnittlich um 5 - 10 mm Hg (nicht signifikant) niedriger (Abb. 3). Die histologische Aufarbeitung der Biopsien

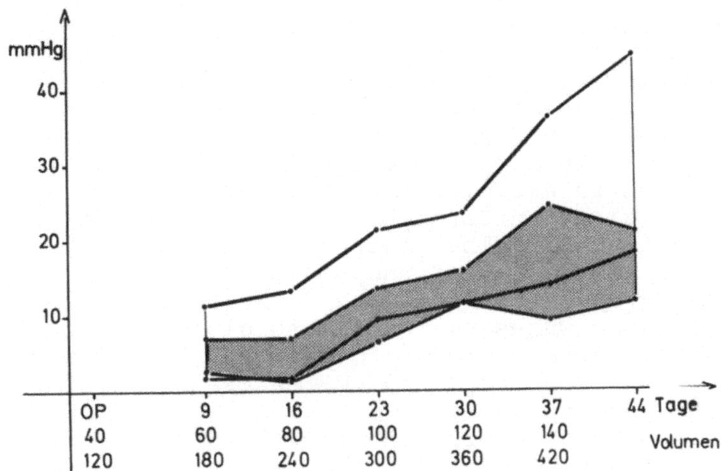

Abb. 2. Druckprofil vor und nach Füllung. Vergleich runder mit U-förmigen Expandern

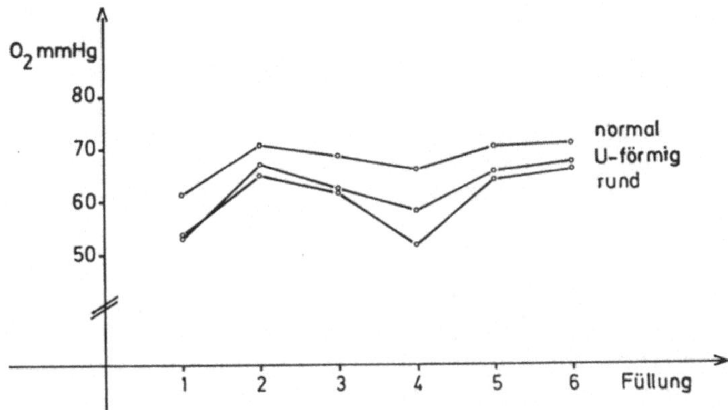

Abb. 3. Sauerstoffdrucke über ungedehnter Haut, über runden und U-förmigen Expandern

ergab keinen nennenswerten Unterschied in der Struktur der kollagenen Fasern. Das elastische Fasernetz war über der expandierten Haut aufgelockerter und einzelne Fasern waren kürzer und unterbrochener. Gefunden wurde auch eine deutliche Dickenzunahme der Epidermis und eine Abnahme der Coriumdicke. Signifikante Änderungen traten nicht auf.

Diskussion

Unsere Versuche zeigen, daß mit weniger Druck (im Durchschnitt 10 - 15 %) in kürzerer Zeit eine signifikante Steigerung an Gewebegewinn zu erzielen ist. Die Versuche zeigen aber auch Grenzen in der Größe der Impl. ntate, denn in VG2 war die Zunahme schon deutlich geringer. Nimmt man allerdings die Druckverhältnisse mit in den Vergleich, so schnitten die defektangepaßten Expander wesentlich besser ab. Man kann aus dem Ergebnissen folgern, daß man die größeren Expander zu dem Druck aufdehnen kann, den die runden Implantate ohne Änderung des Sauerstoffpartialdruckes toleriert haben. Damit ist sicherlich ein weiterer Gewebezuwachs zu erzielen. Die Sauerstoffwerte lagen bei allen Tieren etwa im gleichen Bereich. Die Arbeitsgruppe um MARKS (4) beobachtete 1982 unmittelbar nach der Füllung einen Druckabfall, der in unserer Versuchsanordnung nicht festzustellen war, da die Kalibrierung der Elektrode etwa 3 min betrug. Die Haut über unseren Implantaten wurde nie weiß, und die capilläre Rückfüllung betrug immer ca. 3 sec. Die histologischen Ergebnisse bestätigen die Ergebnisse von PASYK und AUSTAD (5), die ebenfalls eine Dickenzunahme der Epidermis und eine Abnahme der Dermisdicke festgestellt haben. Änderungen im Bereich der kollagenen Fasern und Fibroblasten sind wohl erst bei höheren Drucken (um 100 mm Hg) zu erwarten. Die maximalem Drucke in unseren Versuchen lagen zwischen 20 - 45 mm Hg. Die Frage, warum es bei diesen Drucken nicht schon zu Nekrosen kommt (der capilläre Druck liegt bei 15 - 20 mm Hg) kann durch unsere Versuche nicht sicher beantwortet werden. Ein Grund dafür könnte sein, daß die Spitzendrucke nur relativ kurze Zeit bestehen.

Zusammenfassung

Unsere Versuche zeigen eindeutig die Richtigkeit der Hypothese, daß man mit defektangepaßten Expandern mit weniger Druck, weniger Volumen und in kürzerer Zeit größere Gewebegewinne erzielen kann.

Summary

These experiments have definitely confirmed the proposed hypothesis that defect-fitted expanders give a greater tissue area with lower pressure and a smaller volume, and in a shorter time.

Literatur

1. Radovan C (1982) Breast reconstruction after mastectomy using the temporary expander. Plastic Reconstr Surg 69:195
2. Argenta LC, Watanable MJ, Grabb WC (1983) The use of tissue expansion in head and neck reconstruction. Ann Plastic Surg 11:31
3. Manders EK, Schendeon MJ (1984) Soft tissue expansion: Concepts and complications. Plastic Reconstr Surg 74:493
4. Marks ME et al (1984) Persönliche Informationen
5. Pasyk KA, Austad ED, Cherry GW (1984) Intracellular collagen fibers in the capsule around silicone expanders in guinea pigs. J Surg Res 36:125

Prof. Dr. G.F. Brobmann, Chirurgische Universitätsklinik, Hugstetterstr. 55, D-7800 Freiburg

49. Untersuchungen zur postoperativen Insulinsensitivität der Gewebe mit Hilfe der Glucose Clamp Technik

Studies on Postoperative Insulin Resistance of Peripheral ssues *Tissues with the Glucose Clamp Technique*

K.-W. Jauch[1], B. Günther[1], W. Hartl[1], R. Teichmann[1], M. Wicklmayr[2] und G. Dietze[3]

[1]Chirurgische Klinik und Poliklinik der LMU München (Direktor: Prof. Dr. G. Heberer), Klinikum Großhadern
[2]III. Med. Abteilung Städt. Krankenhaus München-Schwabing
[3]I. Med. Abteilung Krankenhaus v. Bayer. Roten Kreuz, München

Nach Trauma oder Operation kommt es zu einer hormonellen Umstellung mit Überwiegen der antiinsulinären Hormone - Catecholamine, Glucagon, Cortison - und metabolisch zum Postaggressionssyndrom mit gesteigerter Lipolyse, Proteolyse, Glykogenolyse und Gluconeogenese. Gleichzeitig besteht eine relative Insulinresistenz.

Unsere Untersuchungen sollen zeigen, wie ausgeprägt diese Insulinresistenz in den einzelnen Geweben ist und mit welchen Hormonkonzentrationen eine Stoffwechselbeeinflussung möglich ist.

Methodik und Patientengut

12 Männer und 3 Frauen zwischen 20 und 57 Jahren wurden am 1. post-op. Tag nach mittelgroßen Abdominaleingriffen (Cholecystektomie, PSV, Magenresektion) untersucht. Als Kontrollkollektiv dienten 9 männliche Probanden zwischen 20 und 35 Jahren nach Übernacht-Fasten. Nach einer Basalperiode wurde jeweils über 90 min eine konstante Insulininfusion in vier unterschiedlichen Dosierungen (Tabelle 1) gegeben. Mit Hilfe eines künstlichen Pankreas-Biostator GCIS LS 2000- wurde der Ausgangsblutzucker konstant gehalten (Glucose Clamp Technik). Gleichzeitig verwandten wir die Vorderarmtechnik mit arterieller und muskelvenöser Blutabnahme basal und in 15 min Abständen. Der Blutfluß wurde mit der Venenverschlußplethysmographie bestimmt und ergab bei Multiplikation mit der arterio-venösen Substratdifferenz die Utilisation oder Produktion eines Substrats durch die Muskulatur. Im Blut bestimmten wir Insulin, Glucose, freie Fettsäuren, Glycerin und Acetacetat.

Die statistischen Berechnungen erfolgten mit dem t-Test für gepaarte und ungepaarte Proben. Bei einem p-Wert < 0,05 wurde Signifikanz angenommen.

Chirurgisches Forum '85
f. experim. u. klinische Forschung
Hrsg.: F. Stelzner

Tabelle 1. Insulinkonzentration, Glucoseinfusionsrate, Substratspiegel und musculäre Glucoseutilisation bei Patienten am 1. postoperativen Tag (n = 15) und bei Probanden (n = 9) basal und im Steady State während euglykämischer Clamp-Untersuchung ($\bar{X} \pm$ SEM)

		Probanden				Patienten				
Insulininfusionsrate (mE/kg KG·min)		basal	0,2	1,0	2,0	basal	0,2	1,0	2,0	4,0
Insulinkonzentration		10,1	35,3[a]	81,4[a]	145,0[a]	15,3	26,0[a]	80,5[a]	148,0[a]	280,2[a]
(μU/ml)	±	1,6	7,2	3,2	7,6	2,1	4,6	15,3	14,5	37,2
Glucoseinfusionsrate			3,15	11,10	13,24		0,93[b]	2,44[b]	4,28[b]	4,66[b]
(mg/kg KG·min)	±		0,80	0,72	0,83		0,18	0,20	0,70	0,47
freie Fettsäuren		0,474	0,199[a]	0,076[a]	0,029[a]	0,934[b]	0,554[ab]	0,286[ab]	0,270[ab]	0,150[a]
(mmol/l)	±	0,075	0,012	0,011	0,009	0,043	0,080	0,036	0,075	0,015
freies Glycerin		0,144	0,098[a]	0,085[a]	0,088[a]	0,162	0,128[a]	0,115[a]	0,110[a]	0,102[a]
(mmol/l)	±	0,018	0,021	0,009	0,015	0,013	0,018	0,009	0,013	0,005
Acetacetat		0,022	0,011[a]	0,009[a]	0,008[a]	0,146[b]	0,024[a]	0,021[a]	0,020[a]	0,015[a]
(mmol/l)	±	0,003	0,005	0,003	0,004	0,018	0,008	0,007	0,015	0,014
musculäre Glucoseutil-		0,80	2,06[a]	3,15[a]	4,02[a]	0,14[b]	0,11[b]	0,24[b]	0,34[b]	1,25[ab]
isation (μmol/100g·min)	±	0,16	0,44	0,75	0,25	0,14	0,29	0,27	0,34	0,21

[a] = signifikanter Unterschied gegenüber basal
[b] = signifikanter Unterschied Patienten gegen Probanden

Ergebnisse und Diskussion (Tabelle 1)

Die Insulinkonzentration in beiden Kollektiven war vergleichbar mit einem Steady State nach jeweils 45 min. Zu jedem Zeitpunkt und bei jeder Insulinkonzentration war bei den Patienten die Glucoseinfusionsrate zur Aufrechterhaltung der Euglykämie signifikant niedriger. Wird die endogene Glucoseproduktion bei der jeweiligen Insulinkonzentration nach Literaturangaben (1, 2) hinzugerechnet, erhält man die in Abb. 1 dargestellte Dosis-Wirkungs-Kurve für die insulinabhängige Glucoseutilisation (3). Für die Probanden wird ein V_{max} von 16,2 errechnet gegenüber 4,3 bei den Operierten, so daß die maximale Insulinwirkung, bezogen auf den Gesamtorganismus vermindert war. Die Spiegel der freien Fettsäuren und des Glycerins waren entsprechend der gesteigerten Lipolyse postoperativ höher. Aber bereits mit der minimalen Insulindosis konnte bei Patienten und Probanden eine nahezu maximale Spiegelsenkung von Glycerin und Acetacetat erzielt werden. Da die Glycerinkonzentration mit dem Turnover korreliert (4), und die Berechnung von V_{max} und Km für die Glycerinreduktion bei Patienten und Probanden gleiche Werte ergab, zeigt sich bei unseren Untersuchungen kein Anhalt für eine Insulinresistenz des Fettgewebes im postoperativen Streß.

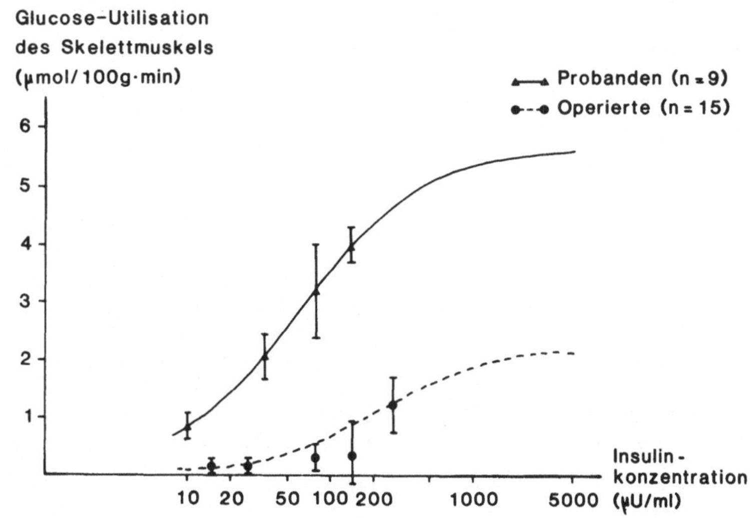

Abb. 1. Glucoseutilisation des Gesamtorganismus in Abhängigkeit von der Insulinkonzentration bei Operierten und Probanden. Glucoseutilisation entspricht Infusionsrate im Steady State korrigiert um hepatische Gluconeogenese (s. Text 1, 2)

Die Glucoseutilisation des Skelettmuskels war basal und unter Insulingabe postoperativ signifikant vermindert (Tabelle 1, Abb. 2). Die maximale Aufnahme fiel von 5,7 auf 2,3 µmol/100 g·min. Ein signifikanter Effekt war erst bei Konzentrationen über 200 µU Insulin/ml vorhanden.

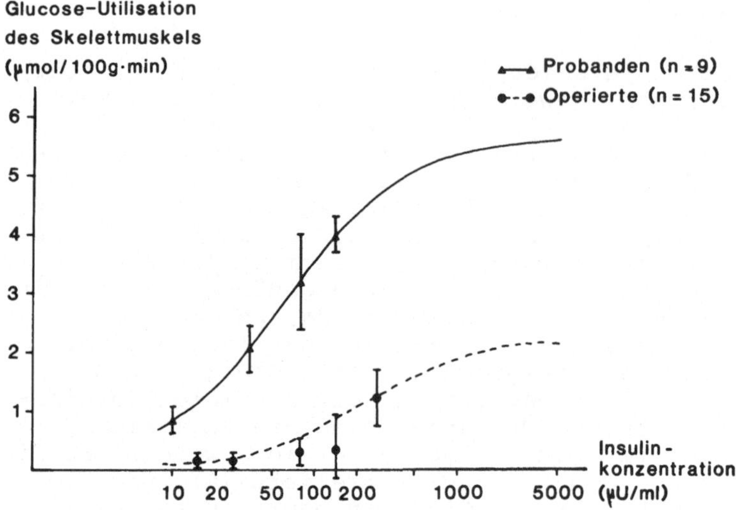

Abb. 2. Glucoseutilisation des Skelettmuskels in Abhängigkeit von der Insulinkonzentration bei Operierten und Probanden

Dies stimmt mit Angaben in der Literatur überein, die eine Beeinflussung der Proteolyse mit Besserung der N-Bilanz durch Insulin erst bei Werten über 200 µU/ml beschreiben (5, 6). Diese hohen Insulinkonzentrationen erfordern jedoch einen erheblichen Überwachungsaufwand, so daß Insulin zur post-op. Proteolysehemmung nicht anwendbar erscheint.

Zusammenfassung

Mit Hilfe der Glucose Clamp Technik und der Vorderarmtechnik wurde die Insulinsensitivität bei Operierten und Kontrollpersonen gemessen. Der Gesamtorganismus zeigt eine über 50 %ige Verminderung der Glucoseaufnahme, die zum Großteil auf die verminderte Insulinsensitivität der Skelettmuskulatur zurückzuführen ist. Am Skelettmuskel ist sowohl die maximale Insulinwirkung um 50 % vermindert, als auch die Insulinkonzentration bei halbmaximaler Wirkung um das 3fache erhöht. Im Gegensatz dazu zeigt das Fettgewebe auch postoperativ keine Insulinresistenz.

Summary

Insulin sensitivity was measured by the glucose clamp method and the forearm technique. While adipose tissue showed no insulin resistance during postoperative stress, the whole-body glucose uptake was diminished by more than 50 % compared with that in healthy volunteers. This seemed to be due to reduced glucose uptake by skeletal muscle, since insulin concentrations above 200 µU/ml were necessary to stimulate muscular glucose utilization.

Literatur

1. DeFronzo RA, Ferrannini E, Hendler R, Felig Ph, Wahren J (1983) Regulation of splanchnic and peripheral glucose uptake by insulin and hyperglycemia in man. Diabetes 32:35-45
2. Rizza RA, Mandarino LJ, Gerich JE (1981) Dose-response characteristics for effects of insulin on production and utilization of glucose in man. Am J Phys 240:E 630-639
3. Kahn CR (1978) Insulin resistance, insulin insensitivity, and insulin unresponsiveness: A necessary distinction. Metabolism 27:1893-1902
4. Carpentier YA, Askanazi J, Elwyn D, Kinney J (1979) Effects of hypercaloric glucose infusion on lipid metabolism in injury and sepsis. J Trauma 19:649-654
5. Woolfson AMJ, Heatley RV, Allison SP (1979) Insulin to inhibit protein catabolism after injury. N Engl J Med 300:14-17
6. Brooks DC, Bessey PO, Black PR, Aoki ThT, Wilmore DW (1984) Post-traumatic insulin resistance in uninjured forearm tissue. J Surg Res 37:100-107

Dr. med. K.-W. Jauch, Chirurgische Klinik und Poliklinik, Klinikum Großhadern, Marchioninistr. 15, D-8000 München 70

50. Blut, Plasma, synthetische Lösungen als Vehikel zur Kardioplegie - Ein Vergleich an stillgestellten, ischämischen Herzen

Blood, Plasma, and Crystalloid Solutions as Vehicle for Cardioplegia - A Comparative Study in Arrested, Ischemic Hearts

E. Rembs[1], W. Isselhard[1], Th. Hohlfeld[1], B. Herse[2], C. Pelz[1] und E. Maibaum[1]

[1]Institut für Experimentelle Medizin (Prof. Dr. W. Isselhard)
[2]Herzchirurgische Klinik der Universität zu Köln (Prof. Dr. H. Dalichau)

Kardioplegie ist heute in der Klinik ein allgemein akzeptiertes Prinzip zur herzchirurgischen Myokardprotektion. Die Anwendung von mit Kalium angereichertem Blut in Kombination mit Hypothermie zur Kardioplegie wurde 1978 von FOLLETTE et al. (1) empfohlen und wird seitdem von zahlreichen Autoren als vorteilhaft angesehen (2). Die Beurteilung der Blutkardioplegie ist jedoch kontrovers (3), da der Blutkardioplegie auch nachteilige Auswirkungen zugeschrieben werden (z.B. Mikrozirkulationsstörungen).

Wir verglichen unter einheitlichen Bedingungen im Tierexperiment am Hund die Auswirkungen bluthaltiger und blutfreier kardioplegischer Perfusate auf den Metabolitstatus des Herzens.

Methodik

Mischlingshunde wurden in Pentobarbital-Narkose und kontrollierter Beatmung rechtsseitig thoracotomiert. Die Herzen wurden in situ 10 min lang im kompletten Bypass perfundiert (Hkt 20 %) und ihre Temperatur auf 27° C gesenkt. Danach erfolgte eine 5 min lange kardioplegische Perfusion, jeweils mit Blut (BK), Plasma (PK) oder einer modifizierten St. Thomas' Hospital Lösung (STHK). Für BK wurde Blut mit Ringerlösung auf einen Hkt von 20 % verdünnt, PK wurde entsprechend behandelt. In allen kardioplegischen Lösungen wurde die Kaliumkonzentration mit KCl auf 25 mmol/l eingestellt.

In einer ersten Versuchsserie I (n = 18) wurde während der kardioplegischen Perfusion die Myokardtemperatur auf 17° C gesenkt und die Herzen anschließend 4 h lang bei 17° C inkubiert.

In einer zweiten Serie II (n = 15) wurde die Temperatur auf 10° C herabgesetzt. Während einer 1stündigen Inkubationsperiode erfolgte entsprechend klinischen Temperaturverhältnissen eine kontrollierte Erwärmung des Herzens bis auf 30° C.

Chirurgisches Forum '85
f. experim. u. klinische Forschung
Hrsg.: F. Stelzner

Ergebnisse

Der Sauerstoffverbrauch am Ende der kardioplegischen Perfusion betrug bei Hypothermie mit 17° C (Serie I) für BK, PK und STHK jeweils 0,76, 0,87 und 0,62 ml/100 g/min. Bei tiefer Hypothermie von 10° C (Serie II) errechneten sich jeweils Mittelwerte von 0,60, 0,58 und 0,47 ml/100 g/min.

Im Energiestoffwechselstatus zeigten sich in beiden Serien keine bedeutsamen Unterschiede. Jeweils am Ende der kardioplegischen Perfusion sowie der ischämischen Inkubation wurden im myokardialen ATP-, PKr- und Lactatgehalt keine Unterschiede gemessen (Tabellen 1 und 2). Die Gewebegehalte wurden auf das Feuchtgewicht bei einem hypothetischen prozentualen Trockengewicht von 21 % bezogen. In Serie I erreichte ATP bei BK, PK und STHK jeweils nach 120, 160 und 200 min den Wert von 4 µmol/g.

Tabelle 1. Energiestoffwechselstatus nach kardioplegischer Perfusion und Inkubation bei 17° C (Serie I). Angaben in µmol/g Feuchtgewicht, $\bar{x} \pm$ Standardabweichung, n = 6 je Gruppe

			BK	PK	STHK
Vor Ischämie	ATP	$\bar{x}$	5,55	5,81	5,60
		$\pm$	0,41	0,37	0,18
	PKr	$\bar{x}$	11,16	11,13	13,25
		$\pm$	3,46	2,36	0,76
	Lactat	$\bar{x}$	2,61	2,11	1,88
		$\pm$	2,22	1,05	0,59
Nach 4 h Ischämie	ATP	$\bar{x}$	2,51	2,81	3,16
		$\pm$	0,59	0,56	0,34
	PKr	$\bar{x}$	0,34	0,60	0,59
		$\pm$	0,13	0,42	0,40
	Lactat	$\bar{x}$	31,48	29,60	28,81
		$\pm$	5,66	6,19	3,56

Der Trockengewichtsanteil war in der Gruppe STHK mit 19,2 % signifikant niedriger als in den Gruppen BK und PK mit jeweils 20,5 und 20,9 %.

Diskussion

Die Vorteile der Blutkardioplegie sollen für das stillgestellte Herz eine gut oxygenierte Umgebung sowohl während der kardioplegischen Perfusion als auch während des Stillstandes beinhalten. Der präischämische Sauerstoffverbrauch als Maß für den präischämischen Energiebedarf, der den Energiebedarf während Ischämie beeinflußt, war in allen drei Gruppen nahezu gleich. Sowohl in Serie I mit ischämischer Inkubation bei 17° C als auch in Serie

Tabelle 2. Energiestoffwechselstatus nach kardioplegischer Perfusion bei 10° C und Inkubation mit kontinuierlicher Erwärmung von 10 auf 30° C (Serie II). Angaben in µmol/g Feuchtgewicht, $\bar{x} \pm$ Standardabweichung, n = 5 je Gruppe

			BK	PK	STHK
Vor Ischämie	ATP	$\bar{x}$	6,08	6,10	5,94
		$\pm$	0,39	0,44	0,28
	PKr	$\bar{x}$	12,01	11,66	11,27
		$\pm$	2,96	1,36	1,18
	Lactat	$\bar{x}$	1,45	1,45	1,59
		$\pm$	0,44	0,50	0,19
Nach 1 h Ischämie	ATP	$\bar{x}$	4,20	4,31	4,84
		$\pm$	0,64	0,87	0,33
	PKr	$\bar{x}$	0,69	0,67	1,02
		$\pm$	0,26	0,29	0,18
	Lactat	$\bar{x}$	13,45	12,30	10,38
		$\pm$	5,73	0,31	1,88

II mit kontinuierlicher Erwärmung, welche eine verbesserte Freisetzung von Sauerstoff aus der Bindung an Hämoglobin ermöglicht, wäre daher ein verzögerter Beginn ischämietypischer Stoffwechselveränderungen zu erwarten. Plasma-assoziierte Faktoren (Pufferkapazität, Substrate (3)) könnten ein langsameres Fortschreiten ischämischer Alterationen bewirken.

PKr gilt als empfindlicher Parameter einer unzureichenden aeroben Energiebereitstellung. Hier zeigten sich in den Gruppen BK, PK und STHK keine bedeutsamen Unterschiede. Der Gewebegehalt an ATP, einem wesentlichen Indikator eines cellulären Energiedefizites, war bei BK und PK zu keinem Zeitpunkt der ischämischen Inkubation den Werten der Gruppe STHK überlegen. Auch die Lactatbildung als ein Maß für die anaerobe glykolytische Energieversorgung wies in den Gruppen BK, PK und STHK keine Unterschiede auf.

Wir folgern daraus, daß weder Erythrocyten durch ein verbessertes Sauerstoffangebot (BK), noch Plasma (PK) Vorteile gegenüber einer bewährten kristalloiden kardioplegischen Lösung bieten.

Zusammenfassung

Am Hundeherzen wurde der Ablauf ischämiebedingter Veränderungen im myokardialen Stoffwechselstatus nach Kardioplegie mit Kaliumangereichertem Blut, Plasma und einer diesen Lösungen in der Kaliumkonzentration angeglichenen St. Thomas' Hospital Lösung untersucht. Während ischämischer Inkubation der stillgestellten Herzen bei 17° C über 4 h zeigten sich keine Unterschiede zwischen den kardioplegischen Perfusaten. Auch tiefe Hypothermie von 10° C und Erwärmung auf 30° C (entsprechend klinischen Temperaturverhältnissen) erbrachten keine Vorteile von Blut- oder Plasmakardioplegie.

Summary

In a standardized dog heart model we investigated alterations in myocardial metabolism after cardioplegic arrest induced by blood cardioplegia, plasma cardioplegia, and a modified St. Thomas' Hospital cardioplegic solution. K^+ concentrations were the same (25 mmol/l) in all perfusates.

Ischemic incubation of the arrested hearts at 17° C for 4 h and induction of deep hypothermia and subsequent reheating to 30° C (which corresponds to clinical conditions) did not reveal any advantage of blood or plasma over the crystalloid solution from St. Thomas' Hospital for the induction of cardioplegia.

Literatur

1. Follette D, Fey K, Becker H, Steed D, Mulder DG, Buckberg GD (1979) Superiority of blood cardioplegia over asanguineous cardioplegia: experimental and clinical study. Circulation, Suppl II:36
2. Barner HB, Jellinek M (1982) Blood cardioplegia - an introduction. In: Engelman RM, Levitsky S (eds) A textbook of clinical cardioplegia. Fut Publ Co, New York, p 227
3. Levine FH (1982) Blood or crystalloid cardioplegia - an overview. In: Engelman RM, Levitsky S (eds) A textbook of clinical cardioplegia. Fut Publ Co, New York, p 277

E. Rembs, Institut für Experimentelle Medizin der Universität zu Köln, Robert-Koch-Straße 10, D-5000 Köln 41

51. Vergleichende Untersuchungen zum teilweisen und totalen Herzersatz mit nonpulsatilen Blutpumpen

Comparison of Nonpulsatile Blood Pumps for Partial (Left-Sided) and Total Heart Replacement

I. Koller, J. Hager und F. Unger

I. Universitätsklinik für Chirurgie, Innsbruck

Nonpulsatile Blutpumpen wurden 1964 als Alternative zur Rollerpumpe entwickelt (1), später aber zur assistierten Zirkulation herangezogen. Wie vorhergehende Untersuchungen gezeigt haben, kann man mit nonpulsatilen Blutpumpen funktionellen Herzersatz in Form von biventriculärem Bypass durchführen (3, 4). Die limitierenden Faktoren bei längerer Verwendung sind in der Thrombogenität zu suchen. Die vorhandenen Systeme (Impellerpumpe, Toroidalpumpe) sind nicht implantierbar. In Konsequenz wurde von unserer Arbeitsgruppe eine Axialpumpe (4), sowie eine Schraubenspindelpumpe (2) entwickelt. Ziel der Axialpumpe ist die totale Implantierbarkeit, bei der Schraubenspindelpumpe die geringere Thrombogenität. Im Rahmen dieser Untersuchung sollen die Unterschiede der Impellerpumpe (IMP), der Axialpumpe (AXP) und der Schraubenspindelpumpe (SSP) aufgezeigt werden.

Material und Methode

Die Impellerpumpe (Medtronic), eine Zentrifugalpumpe,besitzt ein radiales Pumprad mit geraden Flügeln, das die Flüssigkeit in Rotation versetzt. Die Kraftübertragung vom luftgekühlten Elektromotor auf das Pumpenrad wird durch einen Magneten gewährleistet. Die periphere Geschwindigkeit der Flügelspitzen beträgt bei 6000 RPM 9,5 m/sec.

Die Axialpumpe besteht aus einem U-förmigen Pumpgehäuse,in dem sich ein Propeller befindet, der den Vortrieb für das Blut liefert, und einem Gehäuse, in dem der 12 V Gleichstrommotor sitzt. Die periphere Geschwindigkeit der Propellerspitze bei 6000 RPM beträgt 12 m/sec.

Die Schraubenspindelpumpe hat als Pumpenrad eine Schraube mit drei Windungen, die in einem zylindrischen Gehäuse sitzt. Die Pumpe wird angetrieben durch einen 500 Watt Wechselstrommotor, der mit Netzspannung betrieben wird. Tabelle 1 zeigt das Druck-Flußverhalten der drei Pumpen. Die Druck-Flußcharakteristik der drei Pumpen wurde im Kreislaufmodell als Drosselkurve aufgenommen (Abb. 1).

Chirurgisches Forum '85
f. experim. u. klinische Forschung
Hrsg.: F. Stelzner

Tabelle 1. Vergleich des Druck-Fluß-Verhaltens

Impellerpumpe		Axialpumpe		Schraubenspindelpumpe	
Fluß (l/min)	Druck (mm Hg)	Fluß (l/min)	Druck (mm Hg)	Fluß (l/min)	Druck (mm Hg)
14,0	70	17,0	110	4,0	30
12,6	120	8,5	120	8,5	60

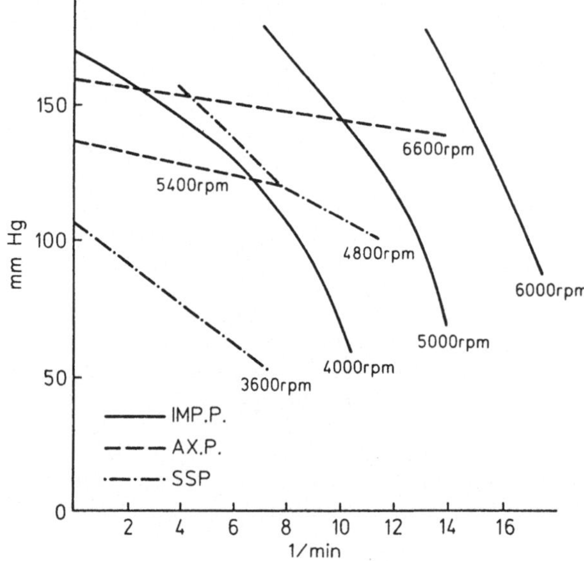

Abb. 1. Drosselkurve der Impellerpumpe (IMP), der Axialpumpe (AXP) und der Schraubenspindelpumpe (SSP)

Die drei Pumpen wurden im Tierversuch an Braunviehkälbern getestet. Die IMP wurde in 8 Akutexperimenten als biventriculäre Kreislaufunterstützung (BVAD) eingesetzt. Die AXP fand 4 mal als BVAD und 4 mal als Totalherz (TAH) Verwendung. Die SSP wurde viermal als Linksventriculärer Bypass (LVAD) erprobt.

Ergebnisse

Die Drosselkurven der drei Pumpen zeigen das unterschiedliche Verhalten bei steigendem Widerstand. Auffällig ist die unterschiedliche Steigung der Kurven. Diese Steigung gibt das Verhältnis von Druckzuwachs zur Abnahme des Flusses an. Die Reduktion des Flusses bei konstanter Drehzahl ist bei steigendem Widerstand bei der AXP am ausgeprägtesten, bei der IMP am wenigsten ausgeprägt, die SSP zeigt ein ähnliches Verhalten wie die IMP. Bei einer peripheren Geschwindigkeit von 10,5 m/sec ist der max. Druck 360 mm Hg, der max. Fluß 17,5 l/min bei der IMP, 135 mm Hg und 7,5 l/min bei der AXP und 212 mm Hg und 11,3 l/min bei der SSP. Über die tierexperimentellen Untersuchungen mit der IMP und AXP wurde an dieser Stelle schon berichtet. Mit der SSP, welche 1984 entwickelt wurde, kann ebenfalls reproduzierbar eine Kreislaufassistenz in Form von einem linksventriculären Bypass durchgeführt werden. Abbildung 2 zeigt eine on-off Kurve.

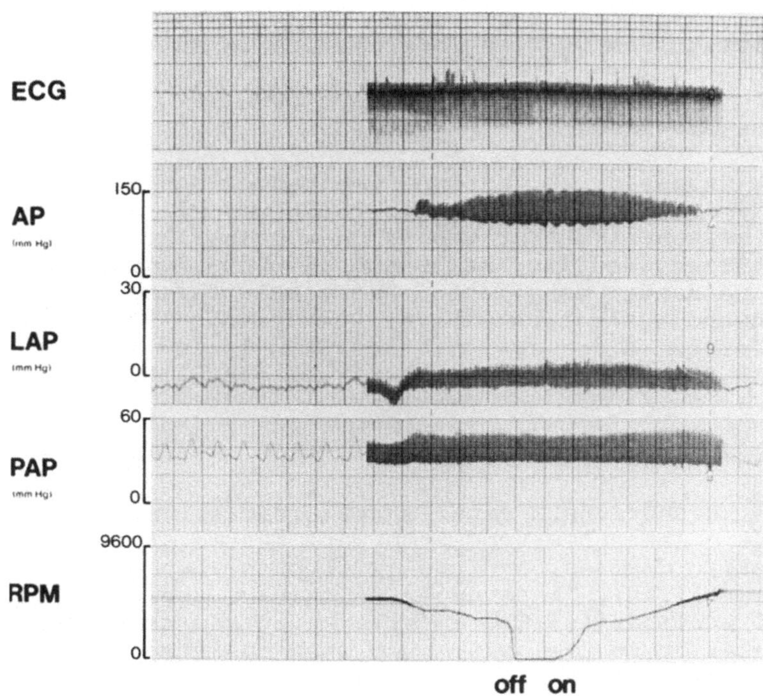

Abb. 2. Originalregistrierung eines SSP - LVAD Versuches. AP = Aortendruck, LAP = linksatrialer Druck, PAP = Pulmonalisdruck, RPM = Umdrehungszahl der Schraubenspindel pro Minute

Mit allen drei Systemen kann man prinzipiell Kreislaufassistenz durchführen. Das freie Plasmahämoglobin erreichte mit der IMP Werte bis zu 25 mg%, bei der AXP bis zu 240 mg%, bei der SSP bis zu 74 mg%. Die AXP wurde auch als Totalherz eingesetzt und dabei stieg das freie Plasmahämoglobin bis auf 118 mg%. Im Rahmen von Akutversuchen (bis zu 10 h) wurden bei der AXP und IMP Thromben im Spalt zwischen Laufrad und Dichtung gefunden, die Schraubenspindelpumpe war frei von Thromben.

Diskussion

In den letzten Jahren ist eine Renaissance von nonpulsatilen Blutpumpen zur assistierten Zirkulation entstanden, wobei die IMP klinischen Einsatz fand. Unsere Arbeitsgruppe beschäftigt sich mit der Neukonstruktion von nonpulsatilen Blutpumpen, wobei die AXP so klein ist, daß sie samt Motor voll implantierbar ist und sich somit zum Totalherzersatz eignet. Parallel wurde die SSP konstruiert mit dem Ziel, die Thrombogenität und die traumatische Hämolyse hintanzuhalten. Im Vergleich stellte sich heraus, daß im hydraulischen Verhalten dieser Pumpen ein entscheidender Unterschied besteht. Die IMP und die SSP können gegen hohe Drucke arbeiten, die AXP erreicht ihren besten Wirkungsgrad bei hohem Fluß und kleinem Druck. Daraus resultiert ein unterschiedliches Anwendungsgebiet: die IMP und SSP sind überlegen, wenn eine assistierte Zirkulation benötigt wird, die AXP bietet sich für den Totalherzersatz an.

Zusammenfassung

In insgesamt 20 Akutexperimenten wurden die Impellerpumpe (IMP), die Schraubenspindelpumpe (SSP) und die Axialpumpe (AXP) als linksventrikulärer Bypass und biventrikuläre Kreislaufunterstützung und die Axialpumpe als Totalherzersatz getestet und miteinander verglichen. Dabei zeigte sich die unterschiedliche Anwendungsmöglichkeit der Pumpen: die IMP und SSP sind für den Einsatz in der assistierten Zirkulation geeignet, während die AXP für den Totalherzersatz geeignet ist.

Summary

In 20 short-term experiments a radial impeller, an axial pump, and a new screw-type pump were tested as left- and biventricular assist devices, and the axial pump also as a total artificial heart (TAH). These experiments have shown the different fields of application: The impeller pump and the screw-type pump are superior to the axial pump when assisted circulation is required. The axial pump can be implanted as a total heart replacement.

Literatur

1. Bernstein EF et al (1970) An efficient, compact blood pump for assisted circulation. Surgery 68:105-115
2. Hager J et al ( ) Die Schraubenspindelpumpe - eine neue Möglichkeit zur Assistierten Zirkulation. 8. Seminar der österr. Gesellschaft für Experimentelle Chirurgie
3. Kemkes BM et al (1982) Biventriculäre Kreislaufunterstützung mit pulslosen Impeller-Blutpumpen. Langenbecks Arch Chir Suppl Forum. Springer, Berlin Heidelberg New York, S 75-80
4. Schistek R et al (1983) Linksventrikuläre Kreislaufunterstützung mit einer axialen Blutpumpe. Langenbecks Arch Chir Suppl Chir Forum. Springer, Berlin Heidelberg New York, S 241-245
5. Schistek R et al (1983) Functional heart replacement with axial blood pumps. Life Supp System 1:21-24

Mit Unterstützung des Fonds zur Förderung der Wissenschaftlichen Forschung Proj. 5126 (Projektleiter Prof. Unger). Mit Unterstützung des Bundesministeriums für Wissenschaft und Forschung, Proj. Nr. 49335/1-24/83, des Jubiläumsfonds der österr. Nationalbank, Proj. Nr. 2341, der österr. Forschungsgemeinschaft, Proj. Nr. 06/0203.

Dr. I. Koller, I. Univ. Klinik für Chirurgie, Anichstr. 35, A-6020 Innsbruck

52. Experimentelle Thrombogenintätsreduktion von kleinlumigen Dacronprothesen durch Beimpfung mit autologen Endothelzellen

Reduction of Thrombogenicity in Small-Diameter Prostheses Seeded with Autologous Endothelial Cells

G. Köveker, K. H. Petzke und M. Borg

Chirurgische Klinik und Hygiene-Institut der Universität Göttingen

Sowohl in der peripheren Gefäßchirurgie als auch in der Coronarchirurgie stellt das autologe Venentransplantat das Ersatzgefäß der Wahl dar. Der prothetische Gefäßersatz hat zwar im Bereich der Aorta und ihrer proximalen Äste zu befriedigenden Ergebnissen geführt, im Coronar- und Femoropoplitealbereich, die Prädilektionsstellen für die Ausbildung einer chirurgisch korrigierbaren arteriellen Verschlußerkrankung darstellen, ist der Einsatz von Gefäßprothesen angesichts der hohen Verschlußrate nur bei Fehlen einer geeigneten Vene zu vertreten. Der entscheidende Unterschied zwischen Venentransplantat und Prothese besteht in der fehlenden Endothelauskleidung des Implantats. Auch nach Abschluß der Einheilung läßt sich nur eine, von der Anastomose ausgehende, wenige Millimeter schmale Endothelzellbrücke in der Prothese nachweisen (1, 2). Entscheidende Verbesserungen des Prothesenmaterials mit dem Ziele einer Thrombogenitätsreduktion sind in den letzten Jahren nicht erreicht worden. Auf der anderen Seite steigt jedoch ständig der Bedarf an einem geeigneten Ersatzgefäß angesichts zunehmender Reoperationen bei Patienten mit coronarer Herzerkrankung und arterieller Verschlußerkrankung der unteren Extremität.

Die Arbeitsgruppe von BURKEL und STANLEY (3) näherte sich 1981 erstmals dem Problem der Thrombogenitätsreduktion von einer anderen Seite, indem sie gestrickte Dacronprothesen mit autologen Endothelzellen beimpften. Die hier vorgetragene Arbeit lehnt sich in der Methodik der Endothelzellisolierung an die oben zitierte Gruppe an (4).

In einer tierexperimentellen Studie sollte der Einfluß der autologen Endothelzellbeimpfung auf die Morphologie und Funktion kleinlumiger Prothesenimplantate untersucht werden. Insbesondere sollte der Frage nachgegangen werden, ob durch Modifikation des Beimpfungsverfahrens Auswirkungen auf das morphologische und funktionelle Resultat erzielt werden. Es wurden die beiden in der Klinik etablierten Prothesenabdichtungsverfahren mit Vollblut und Fibrinkleber miteinander verglichen.

Chirurgisches Forum '85
f. experim. u. klinische Forschung
Hrsg.: F. Stelzner

Material und Methoden

Bei 14 erwachsenen Hunden (20 - 35 kg) wurden in Intubationsnarkose mit Halothan-Lachgas 28 jeweils femoro-femorale Prothesen-interponate bilateral arteriell implantiert. Als Prothesenmaterial wurde gestricktes Dacron USCI Sauvage EXS[1] mit 4 mm Durchmesser verwendet. Die autologen Endothelzellen wurden unmittelbar vor der Prothesenimplantation aus einem ca. 10 cm langen V. jugularis externa-Segment enzymatisch isoliert. Hierzu wurde die luminale Oberfläche jeweils 10 min mit 0,1 %iger Trypsinlösung in Hanks-CMF, pH 8,0 und 0,5 %iger Kollagenase-Hankslösung inkubiert. Mit dieser Methode gelang es zwischen 0,4 und 1,5 x 10^6 Zellen zu gewinnen. Die unmittelbar an die Isolation durchgeführte Vitalitätsprobe mit Trypanblau war für mehr als 95 % der Zellen positiv. Jeweils 5 % der isolierten Zellen wurden in einer Zellkultur mit Medium 199 mit 10 %igem autologen Serum gezüchtet (Abb. 1). Mit Hilfe eines indirekten Immunperoxydasetests konnte Faktor VIII in der Zellkultur nachgewiesen werden, was sehr deutlich auf den endothelialen Ursprung der Zellen hinweist.

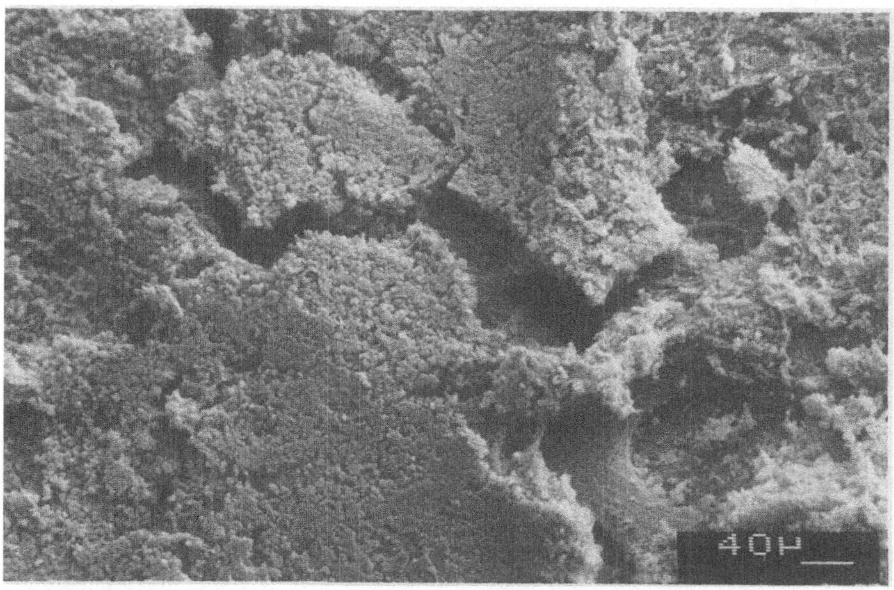

Abb. 1. Immunfluorescenznachweis von cellulärem Faktor VIII zur Identifikation und Vitalitätsprobe von kultivierten Endothelzellen. "Punctuated Pattern" mit Aussparung des Zellkerns

Es wurden 4 Gruppen mit verschiedener Prothesenvorbereitung gebildet.
Gruppe 1: Preclotting mit Fibrinkleber[2] und Endothelzellsuspension in Medium 199.

---

[1]USCI., International Division, C.R.Bard, INC., Billerica, USA
[2]Fibrinkleber Tissucol, Fa. Immuno, Heidelberg

Gruppe 2: Preclotting mit autologem Vollblut und Endothelzellsuspension in Medium 199.
Gruppe 3: Preclotting mit Fibrinkleber und Medium 199.
Gruppe 4: Preclotting mit autologem Vollblut und Medium 199.

Alle Hunde erhielten beginnend mit dem präoperativen Tag für 12 Tage 320 mg Acetylsalicylsäure und 75 mg Dipyridamol per os. Nach 4 Wochen wurden die prothesentragenden Gefäßabschnitte mit Hankslösung perfundiert und anschließend in vivo mit 2 %iger Paraformaldehydlösung fixiert.

Ergebnisse

Die Offenheitsrate betrug in Gruppe 1 und Gruppe 2 jeweils 86 %. In Gruppe 3=71 % und in Gruppe 4=56 %. Die makroskopisch planimetrisch bestimmte gerinnselfreie Oberfläche betrug bei den beimpften Prothesen in Gruppe 1=78 % und in Gruppe 2=95 %. Im Vergleich dazu waren bei den unbeimpften Prothesen in Gruppe 3 nur 38 % und in Gruppe 4 nur 35 % thrombusfrei. Lichtmikroskopisch wurde nach Methacrylateinbettung im gerinnselfreien Prothesenoberflächenareal eine "Monolayer"auskleidung gefunden. Im Rasterelektronenmikroskop wurden 5 repräsentative Bezirke jeder Prothese untersucht (proximaler und distaler Anastomosenbereich, proximales, mittleres und distales Prothesendrittel). Hier zeigten sich zwischen beimpften und nicht beimpften Prothesen signifikante Unterschiede. Eine uniforme celluläre luminale Auskleidung fand man zu 80 % in der Gruppe 1 und zu 91 % in Gruppe 2 während in den Kontrollgruppen nur 25 % (Gruppe 3) und 21 % (Gruppe 4) gefunden wurden. Besonders eindrucksvoll ließen sich die morphologischen Unterschiede im mittleren Prothesendrittel erfassen. In keiner Prothese der Kontrollgruppe konnten größere Zellareale gefunden werden, die mit Endothelzellen beimpften hingegen wiesen auch dort eine Zellschicht auf, die mehr als 90 % der Oberfläche erfaßte. Bezeichnend war, daß die Oberfläche beimpfter Gefäßprothesen rasterelektronenmikroskopisch kaum vom nativen Arterienendothel zu unterscheiden war (Abb. 2 und 3).

Diskussion

Die Ergebnisse zeigen, daß im Tierexperiment durch autologe Zellbeimpfung eine aus einem "Monolayer" bestehende Neointima induziert werden kann, die morphologisch und funktionell dem natürlichen Endothel nahesteht und die Thrombogenität der Prothesenoberfläche nach Abschluß der Einheilungsphase von ca. 4 Wochen reduziert.

Zusammenfassung

Im tierexperimentellen Modell wurden kleinlumige Dacronprothesen mit autologen Endothelzellen beimpft. Zum Zeitpunkt der Explantation nach 4 Wochen zeigten die mit Endothelzellen vorbereiteten Prothesen eine nahezu komplette celluläre Lumenauskleidung, während in den Kontrollgruppen nur im Anastomosenbereich Endothel nachgewiesen werden konnte.

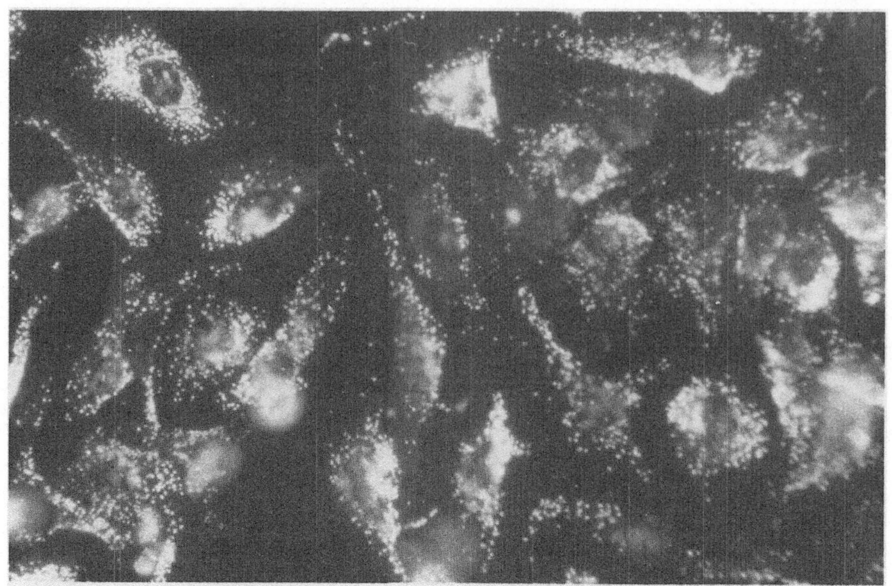

Abb. 2. REM-Aufnahme einer herkömmlichen nicht beimpften Dacronprothese; deutlich erkennbares Fehlen eines Endothels

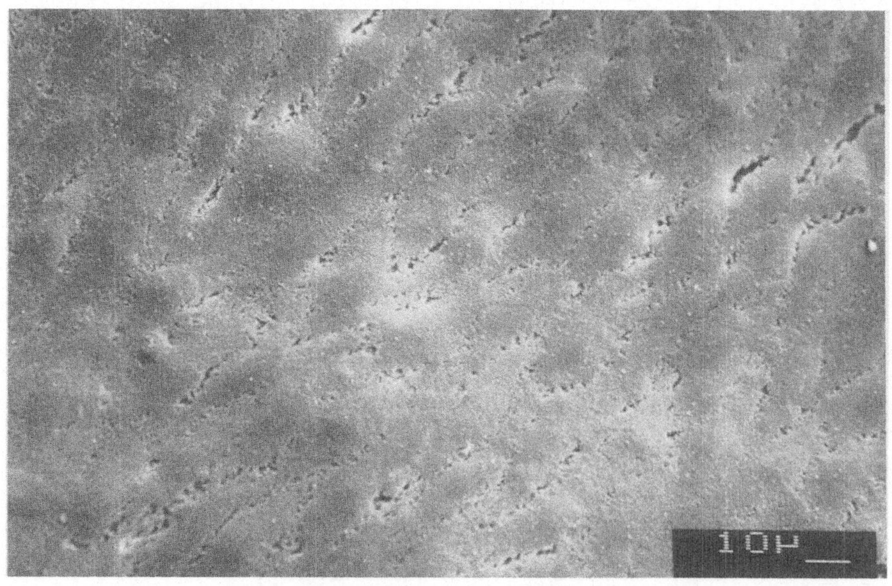

Abb. 3. Mit Endothelzellen beimpfte Dacronprothese. Man erkennt ein glattes Neoendothel. Die Zellgrenzen sind deutlich abzugrenzen

Summary

In an experimental model, small-diameter knitted Dacron grafts were seeded with autologous endothelial cells. At 4 weeks after surgery the grafts were removed. Seeded grafts were found to have a neointima covered by a monolayer, whereas control grafts had a cell lining only in the anastomotic region.

Literatur

1. Sterling WS (1978) Arterial grafts: Past, present and future. Arch Surg 113:1125-1133
2. Vollmar J (1980) Gefäßersatz und Handicaps. In: Müller-Wiefel H (Hrsg) Gefäßersatz. Witzstrock, Baden-Baden, S 1-5
3. Graham LM, Burkel WE, Ford JW, Vinter DW, Kahn RH, Stanley JC (1982) Immediate seeding of enzymatically derived endothelium in Dacron vascular grafts. Arch Surg 115:1269-1294
4. Ford JW, Burkel WE, Kahn RH (1981) Isolation of adult canine venous endothelium for tissue culture. In Vitro 17:44-50

Dr. med. G. Köveker, Chirurgische Universitätsklinik, Robert-Koch-Str. 40, D-3400 Göttingen

53. Das Schicksal autologer Thromben im „Helix" Cavalfilter: Eine tierexperimentelle Studie

Behavior of Autologous Thrombi Trapped in the "Helix" Caval Filter: An Experimental Study

D. Maass, D. Demierre und Å. Senning

Chirurgische Klinik A, Universitätsspital, Zürich

Der Mobin-Uddin Umbrella Filter (1) oder "Cavaschirm" ist der mit großem Abstand am häufigsten implantierte Filtertyp für eine chirurgisch-mechanische Prophylaxe der Lungenembolie (LE). Sein wichtigster Nachteil ist die hohe Incidenz der Cavathrombose von 60 - 70 %. Diese unerwünschte Nebenwirkung erscheint für einen prophylaktischen Eingriff kaum akzeptabel, so daß sein Einsatz eher als ultima ratio-Lösung anzusehen ist. Ziel der Entwicklung eines neuartigen, spiralförmigen Filtertyps (Helix-Filter) war es, diesen Nachteil des Mobin-Uddin Filters auszuschalten unter Erhaltung einer gleichwertigen Filtereffizienz. Dies ist nur dann möglich, wenn der Filter per se keine Thrombose der Cava verursacht und zusätzlich eine spontane Lyse gefilterter Emboli erlaubt. In der folgenden tierexperimentellen Studie wurde nach Injektion autologer Thromben in das Venensystem die Wirksamkeit des zuvor implantierten Spiralfilters, das Schicksal gefilterter Thromben und das Risiko der Cavathrombose eruiert.

Material und Methode

3 Hunden (Gewicht 32, 37 und 42 kg, Pentothal-N_2O-Narkose) und 3 Kälbern (Gewicht 62, 80 und 83 kg, kombinierte Pentothal-Halothan-Narkose) wurde ein Helix-Filter[1] (Abb. 1) transvenös in die V. cava inferior (VCI) implantiert und zwar bei Hunden via V. femoralis communis, bei Kälbern via V. jugularis. Der aus einer korrosionsfreien Stahllegierung hergestellte Helix-Filter, die Operationstechnik und die Reaktion der Cavawand auf das Implantat wurden bereits früher detailliert beschrieben (2). 14 Tage (Hunde) bzw. 0, 6 und 10 Tage (Kälber) nach Filterimplantation wurden autologe Thromben in die V. femoralis injiziert. Zur Herstellung der Thromben wurde 3 - 7 Tage vorher Nativblut des betreffenden Tieres entnommen, in PVC-Schläuche mit 6 mm Durchmesser gefüllt und im Kühlschrank aufbewahrt. Am Operationstag wurden die Gerinnsel mit Ringerlactatlösung aus dem Schlauch

[1] Medinvent SA, Lausanne/Switzerland

Chirurgisches Forum '85
f. experim. u. klinische Forschung
Hrsg.: F. Stelzner

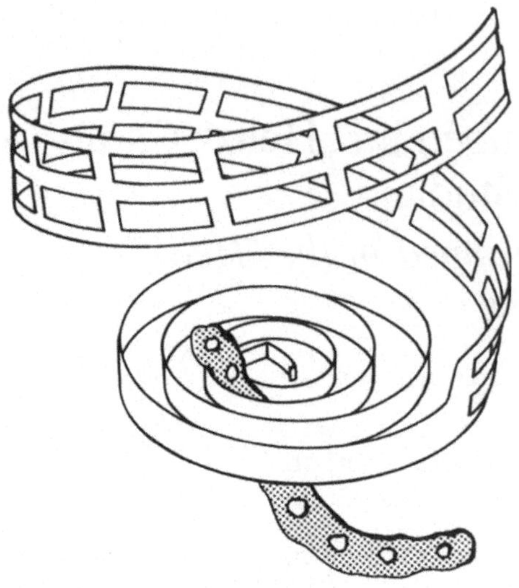

Abb. 1. Schematische Darstellung des Helix-Cavafilters mit bariumsulfatmarkiertem Thrombus

gespült. In die Thromben wurden zwecks röntgenologischer Markierung und Verfolgung kleine Depots einer Bariumsulfat-Suspension injiziert (Abb. 1). 8 derartige Thromben zwischen 5 und 15 cm Länge und 2 bis 5 mm Dicke wurden injiziert.

Abgesehen von einer einmaligen intraoperativen Heparininjektion (1 ml) anläßlich der Filterimplantation wurden keine Anticoagulantien, Thrombocytenaggregationshemmer oder sonstige Medikamente verabreicht. Neben röntgenologischen Nachkontrollen wurden die Cavapräparate mit dem eingeheilten Filter bei Versuchsabschluß makroskopisch, teilweise auch mikroskopisch und rasterelektronenmikroskopisch untersucht. Die Beobachtungszeit betrug bei Hunden 6 (1x), bzw. 9 Monate (2x), bei Kälbern 4, 6 und 7 Wochen.

Resultate

Zum Zeitpunkt der ersten angiographischen Kontrolle vor Thrombusinjektion hatte kein Filter eine Cavathrombose oder -stenose verursacht. Die injizierten Thromben wurden ausnahmslos im Filter zurückgehalten. Nur in einem Fall war in späteren Röntgenbildern ein Teil der Bariumpartikel in den Lungen nachweisbar, aber nicht als zusammenhängende "Perlschnur", wie es bei einer kompletten Passage oder Abriß eines größeren Segmentes zu erwarten wäre, sondern diffus in beiden Lungenunterlappen verteilt, wie es bei Lyse vorkommt.

Die ursprünglich voneinander distanzierten Bariumdepots im Filter verschmolzen innerhalb einiger Wochen zu einem kompakten Bariumpaket. Die anfänglich in der Cavographie durch Kontrastmittelaussparung gut sichtbaren, umspülten Gerinnsel waren bei der abschließenden Cavographie, spätestens aber nach 6 Wochen, ausnahmslos verschwunden. Der makroskopische Aspekt aller entnommenen Präparate bestätigte diese Befunde, indem in den Filtern nur noch die verbackenen Bariumdepots, aber keine Thromben mehr nachweisbar waren. Eine Cavathrombose wurde nie beobachtet, selbst dann nicht, wenn nach Injektion großer oder mehrerer Thromben anfänglich eine subtotale Lungeneinengung vorlag.

Kommentar

Die Resultate nach Spiralfilterimplantation mit anschließender Injektion autologer Thromben zeigen, daß die hohe Incidenz der Cavathrombose als Folge einer Cavaschirmimplantation vermieden werden kann, ohne Konzessionen an die Wirksamkeit des Filters in Kauf nehmen zu müssen. Der Abstand der Filterwindungen von etwa 3 mm reicht aus, um größere Thromben zuverlässig zurückzuhalten.

Daß das Risiko einer Cavathrombose allein durch den Filter sehr klein ist, wurde bereits in früheren tierexperimentellen Untersuchungen festgestellt (2) und inzwischen auch bei humanen Implantationen bestätigt (3). Hinzu kommt, daß selbst größere Thromben im Filter kaum zu einem Cavaverschluß führen, weil die umspülten Gerinnsel einer spontanen Lyse unterliegen. Dies gilt zumindest für Hunde und Kälber, und zwar ohne medikamentöse Nachhilfe und selbst unter verhältnismäßig ungünstigen Bedingungen, da das normalerweise im Thrombus nicht vorhandene, eine vollständige Lyse hemmende Bariumsulfat wohl eine Cavathrombose eher begünstigt als verhindert. Die hohe patency-rate der Cava in unserer Versuchsserie dürfte vor allem der günstigen geometrischen Konfiguration des Spiralfilters zu verdanken sein, der eine über das ganze Cavalumen gleichmäßige Filtereffizienz gewährleistet, entsprechend dem konstanten Abstand der einzelnen Windungen. Dies wird ohne zentrale Obstruktion und mit minimalem Materialaufwand erreicht. Die horizontalen Spiralwindungen, die allein auf Dauer in Blutkontakt bleiben, verlegen nur etwa 3 - 5 % des Cavalumens verglichen mit ca. 70 - 80 % des Mobin-Uddin-Filters.

Hohe Effizienz verbunden mit geringer Cavathromboserate sind zwei entscheidende Voraussetzungen für die Verbesserung einer zwar wünschenswerten, aber immer noch nicht wirklich befriedigend gelösten chirurgisch-mechanischen Prophylaxe der LE. Der Spiralfilter scheint in der Lage, diese Voraussetzungen zu erfüllen und die möglichen akuten hämodynamischen Folgen des Cavaverschlusses, vor allem aber die späten Folgen der chronisch-venösen Stase verhindern zu können. Einschränkend ist zu vermerken, daß keine Form der "mechanischen" LE-Prophylaxe einen Einfluß auf die Thrombogenese ausüben kann und wohl auch keinen Schutz vor Mikroembolien bietet. Dies gilt auch für die Cavaligatur oder andere zu einem kompletten Verschluß führende Verfahren, weil die kompensatorische Ausbildung großer Collateralgefäße und eine Thrombenbildung im cul de sac zentral des Verschlusses potentiell neue Emboliewege und -quellen erschließt.

Daher ist die "mechanisch-chirurgische" LE-Prophylaxe keinesfalls als Konkurrenz unserer üblichen Thromboembolieprophylaxe zu verstehen, sondern stellt eine Ergänzung dar, im Sinne eines additiven, eventuell alternativen Schutzes für ausgewählte Patientengruppen mit hohem Embolierisiko und eingeschränkten Möglichkeiten der Protektion.

Zusammenfassung

3 Hunden und 3 Kälbern wurde ein neuartiger, spiralförmiger Cavafilter (Helix-Filter) implantiert. Anschließend (0 - 14 Tage) wurden bariumsulfatmarkierte autologe Thromben (n = 8) in die Vena femoralis injiziert. Die röntgenologisch als "Perlschnur" imponierenden Thromben (5 - 15 cm lang, 2 - 5 mm dick) wurden ausnahmslos im Filter zurückgehalten. Kontrollcavographien und Sektionspräparate zeigten, daß innerhalb weniger Wochen diese Thromben einer nahezu vollständigen, spontanen Lyse unterliegen. Obwohl das Cavalumen gelegentlich durch gefilterte Thrombenmassen subtotal verlegt wurde, entwickelte sich in keinem Fall ein Cavaverschluß. Ein effektiver "chirurgisch-mechanischer" Schutz vor Lungenembolien ist durch einen wenig belastenden Eingriff realisierbar, ohne eine Cavathrombose mit ihren potentiellen Folgen in Kauf nehmen zu müssen.

Summary

A newly designed spiral caval filter (Helix filter) was implanted in three dogs and three calves. After the filter implantation (0 - 14 days later) autologous thrombi (N = 8) labeled with barium sulfate were injected via the vena femoralis. The thrombi had the appearance of strings of beads 5 - 15 cm long and 2 - 5 mm in diameter on X-rays; they were retained without exception by the filter. Control cavagrams and postmortem examination weeks later showed almost complete lysis of the injected thrombi, leaving only aggregates of the barium sulfate adhering to the filter plane. No caval occlusions were observed, although in some cases near-complete occlusion of the cava was observed after injection of the thrombi. Reliable and nontraumatic "surgico-mechanical" prevention of pulmonary ambolism is possible with this method, with a low risk of caval thrombosis and its related side effects.

Literatur

1. Mobin-Uddin K, Utley JR, Bryant LR (1975) The inferior vena cava umbrella filter. Progr Cardiovasc Dis 17:391-399
2. Maass D, Demierre D, Wallsten H, Senning Å (in press) The helix filter: a new vena caval filter for the prevention of pulmonary embolism. J Cardiovasc Surg
3. Maass D, Demierre D, Schneider E, Largiadèr F, Senning Å (1984) The "helix" cava filter: early clinical experiences. Circulation 70 [Suppl II]:163

Priv.-Doz. Dr. D. Maass, Chirurgische Klinik A, Universitätsspital, CH-8091 Zürich

54. Untersuchungen zur Verlängerung der Ischämietoleranz des Rückenmarks bei thoracoabdominaler Aortenocclusion*

Investigations on Extension of the Tolerance Time for Ischemia of the Spinal Cord During Thoracoabdominal Aortic Occlusion

A. G. Kaschner[1], W. Sandmann[1], H. W. Kniemeyer[1], M. Hennerici[2], M. Langenbach[3] und W. Wechsler[3]

[1]Abteilung für Gefäßchirurgie (Leiter: Prof. Dr. W. Sandmann)
[2]Abteilung für Neurologie (Leiter: Prof. Dr. H.J. Freund)
[3]Abteilung für Neuropathologie (Leiter: Prof. Dr. W. Wechsler)
der Universität Düsseldorf

Die Paraplegierate nach Eingriffen an der thoracoabdominalen Aorta wird in der Weltliteratur mit 5 - 25 % angegeben (1). Die operative Technik bei der Behandlung von Aortenerkrankungen wurde durch CRAWFORD (2) wesentlich verbessert. In einer Langzeitstudie berichtet er 1980 über 138 Aneurysmen der Aorta descendens mit einer Querschnittsrate von 8,7 %, wobei die Gruppe des langstreckigen Aortenersatzes mit Reimplantation der Nieren- und Visceralarterien immerhin noch eine Paraplegierate von 21,3 % aufweist (2). Protektive Maßnahmen zur Verhütung ischämisch verursachter Rückenmarksläsionen wie Linksherz-Bypass, femoro-femoraler Shunt, Drainage des Liquor spinalis und die Oberflächenhypothermie haben keine nennenswerten Verbesserungen der Ergebnisse erbracht.

Zielsetzung unserer Untersuchungen war es, durch protektive Maßnahmen wie epidurale Hypothermie, hochdosierte systemische Applikation von Cortison, segmentale Aortenperfusion mit cortisonhaltiger kalter Elektrolytlösung und aortale Perfusion mit Eiswasser, die Ischämietoleranz des Rückenmarks zu verlängern. Durch kontinuierliches Ableiten von somatosensiblen evozierten Potentialen (SSEP) oder eines Elektrospinogramms (ESG) sollte die Rückenmarksfunktion überwacht werden (3).

Material und Methode

Die thoracale Aorta wurde bei 32 Affen der Gattung Macaca fascicularis (3 - 5 kg) mit einem Doppelballonkatheter zwischen linker A. subclavia und den Nierenarterien für 60 min occludiert (Abb. 1). Der Katheter war für arterielle Blutentnahmen, Flüssigkeits-

---

*Mit Unterstützung des Ministeriums für Wissenschaft und Forschung des Landes Nordrhein Westfalen

Chirurgisches Forum '85
f. experim. u. klinische Forschung
Hrsg.: F. Stelzner

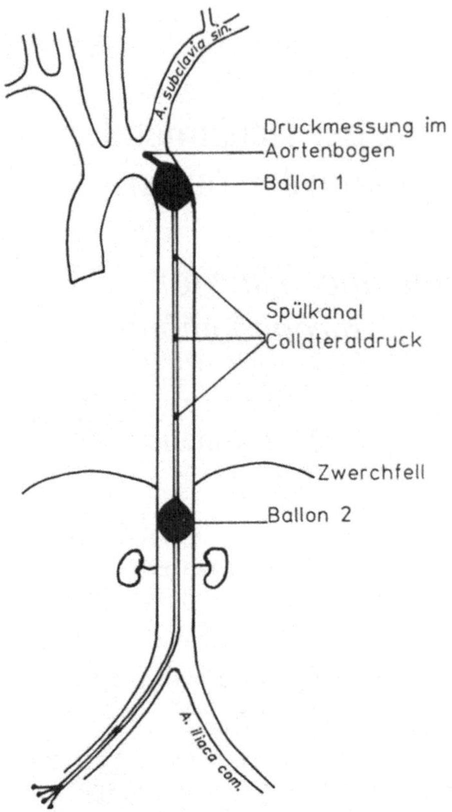

Abb. 1. Lage und Funktionsangabe des Doppelballonkatheters während der Aortenocclusion

perfusionen und Druckmessungen im Aortenbogen (Perfusionsdruck) und im ausgeblockten Aortensegment (Collateraldruck) zusätzlich mit 2 Kanälen ausgerüstet. Zur Ableitung von evozierten Potentialen wurden 2 flexible bipolare Neuroelektroden (4) epidural in Höhe des Lumbal- und oberen Thoracalmarks plaziert. Die Einteilung erfolgte in 5 Versuchsgruppen: 1. Kontrollgruppe, ohne ischämieprotektive Maßnahme, 2. Epidurale Kühlung über 2 Periduralkatheter bis zu einer Liquortemperatur von 26 - 28° C, 3. Systemische Gabe von 4 mg/kg KG Methylprednisolon, 4. Perfusion des isolierten Aortensegments mit 50 ml/kg KG cortisonhaltiger 4° C kalter Elektrolytlösung und 5. Aortenperfusion mit 50 ml/kg KG Eiswasser.

Während der Versuchsdauer wurden kontinuierlich der Perfusions- und Collateraldruck registriert, Blutgasanalysen bestimmt und die rectale, ösophageale sowie teils die Temperatur des Liquor spinalis gemessen. Zur Überwachung der Rückenmarksfunktion wurden evozierte Potentiale von der Kopfhaut (SSEP) und vom Rückenmark (Elektrospinogramm) abgeleitet. Täglich erfolgte eine neurologische Kontrolle der motorischen Funktion in Gradeinteilung nach dem Schema von TARLOV (Tabelle 1). Am 7. postoperativen Tag wurden die Tiere getötet und das Rückenmark zur neuropathologischen Untersuchung entnommen.

Tabelle 1. Topographie und Ausmaß der Ischämieschäden nach Aortenocclusion. Die schwarzen Punkte markieren die elektiven Parenchymnekrosen, die schwarzen Flächen symbolisieren die Spinalinfarkte

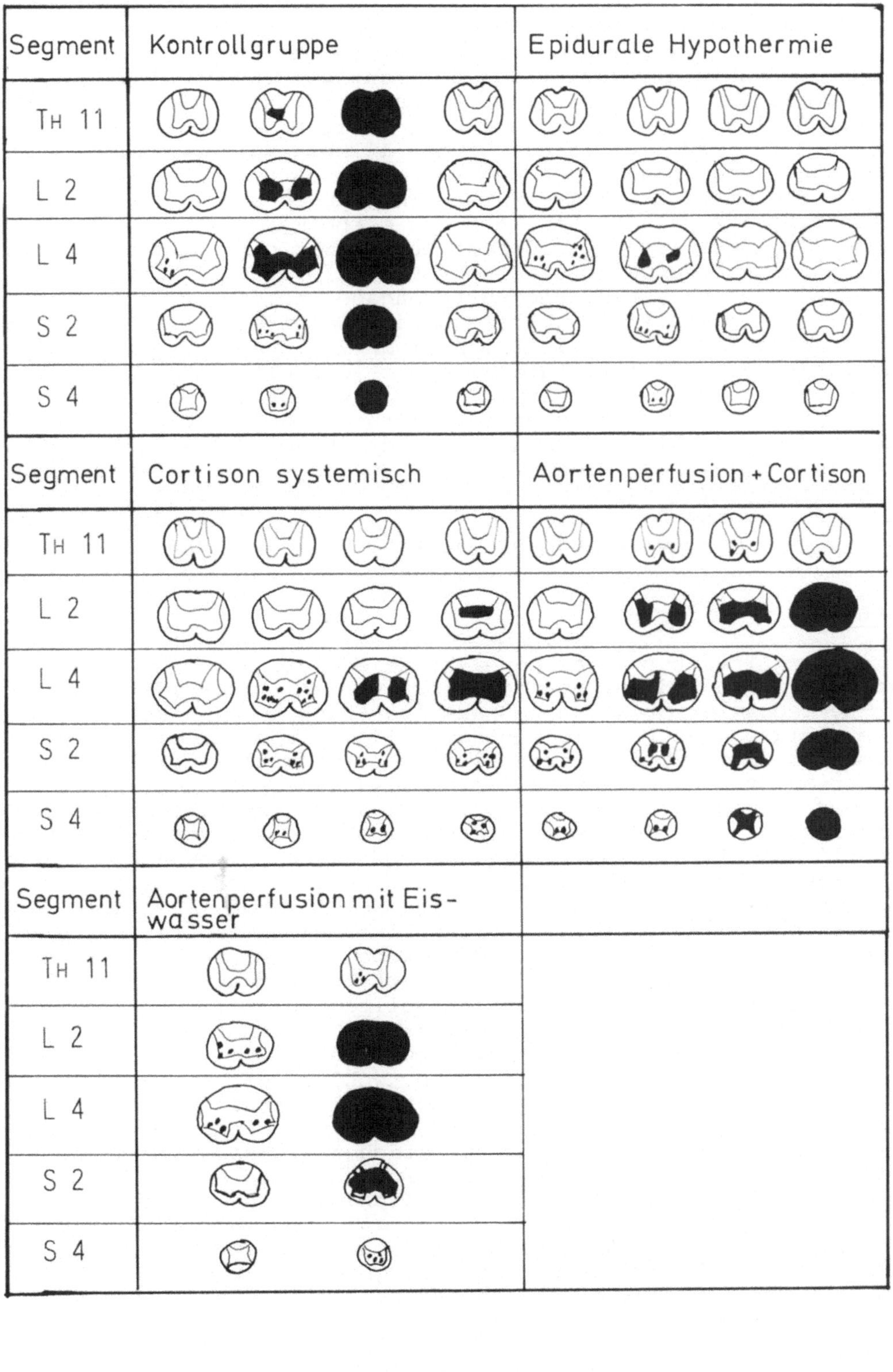

Segment	Kontrollgruppe	Epidurale Hypothermie
TH 11		
L 2		
L 4		
S 2		
S 4		

Segment	Cortison systemisch	Aortenperfusion + Cortison
TH 11		
L 2		
L 4		
S 2		
S 4		

Segment	Aortenperfusion mit Eiswasser
TH 11	
L 2	
L 4	
S 2	
S 4	

Ergebnisse

14 von 32 Versuchstieren waren vor dem 7. postoperativen Tag an cardiopulmonalen Komplikationen verstorben und wurden nicht in die Auswertung mit einbezogen. Die Gruppe 5 wurde nach 2 Versuchen abgebrochen wegen der äußerst schlechten Ergebnisse. Die wenigsten Querschnittslähmungen fanden sich in der Gruppe II mit der epiduralen Kühlung, gefolgt von der Kontrollgruppe. Die neuropathologischen Präparate des Rückenmarks (Tabelle 1) zeigten geringere Zellschädigungen, als in den übrigen Versuchsgruppen, insbesondere fand sich in der Gruppe II kein Spinalinfarkt. Allerdings waren jedoch auch bei den neurologisch unauffälligen Tieren bereits regelmäßig elektive Parenchymnekrosen und ein Ödem der weißen Substanz nachweisbar. Bei der morphometrischen Verteilungsdichte motorischer Vorderhornzellen war eine deutlich geringere Anzahl von Vorderhornzellnekrosen in Gruppe II zu finden. Die hochdosierte systemische Cortisongabe und die aortale Perfusion mit Eiswasser sowie kalter cortisonhaltiger Elektrolytlösung hatten keine Wirkung hinsichtlich einer Verlängerung der Ischämietoleranzzeit gezeigt. Auffällig war, daß alle Tiere mit einem intra- und postoperativem arteriellen Mitteldruck von 100 mm Hg keine motorischen Ausfälle hatten. Ferner konnte nachgewiesen werden, daß oberhalb 100 mm Hg Mitteldruck der Collateraldruck simultan mit dem Perfusionsdruck mit ansteigt. Die Aufzeichnungen der corticalen und spinalen evozierten Potentiale ergaben teilweise kontroverse Befunde, da 4 Tiere paraplegisch waren, die bei Versuchsende ein weitgehend normales Potential zeigten.

Diskussion

Die in der Literatur angegebene Ischämietoleranz von 20 min trifft nicht zu und muß neu definiert werden. Die Hälfte der Tiere ohne ischämieprotektive Maßnahme war nach 60 min thoracaler Aortenocclusion neurologisch unauffällig. Die epidurale Hypothermie ergab die besten Ergebnisse hinsichtlich einer Ischämieprotektion des Rückenmarks ohne Komplikationen wie Herzrhythmus- oder Gerinnungsstörungen, die bei der Oberflächenhypothermie häufig auftreten. Die Körpertemperatur wird beim Kühlvorgang nur unwesentlich im 1° C gesenkt. Die systemische Cortisongabe hat keine ischämieprotektive Wirkung ergeben und dürfte höchstens zur Behandlung des vasculären Ödems infolge der Ischämie Anwendung finden. Ein optimaler arterieller Druck muß bei thoracaler Aortenabklemmung immer angestrebt werden, wobei ein Mitteldruck von 100 mm Hg ein guter "unterer" Richtwert ist und der Collateraldruck mindestens 60 mm Hg betragen sollte. Bei der Überwachung der Rückenmarksfunktion ist dem Elektrospinogramm (ESG) der Vorzug zu geben, da hierbei die Reizantworten direkt vom Erfolgsorgan "Rückenmark" abgeleitet werden, wohingegen bei der herkömmlichen Art der SSEP-Ableitung ein corticales Massenpotential registriert wird. Die kontinuierliche Ableitung eines Elektrospinogramms wurde inzwischen von uns mehrfach als "Spinal Cord Monitoring" angewendet. Ein plötzliches Zusammenbrechen des Potentials deutet auf eine hochgradige spinale Ischämie hin, mit der Konsequenz, ausgeschaltete Segmentarterien zwischen Th4 und L1/2 unverzüglich in die Gefäßprothese zu reimplantieren. Ein schnelles Wiederkehren des Potentials, nach Freigabe der arteriellen Strombahn, spricht für eine gute Prognose bezüglich der motorischen Funktionsrückkehr.

Zusammenfassung

Bei 32 Affen wurde die thoracale Aorta für 60 min occludiert. Während der Aortenocclusion wurden zur Ischämieprotektion des Rükkenmarks folgende Maßnahmen angewandt: 1. Epidurale Kühlung; 2. Hochdosierte systemische Cortisongabe; 3. Perfusion des isolierten Aortensegments mit kalter cortisonhaltiger Ringer-Lactat-Lösung und 4. Aortale Perfusion mit Eiswasser. Die Tiere in der Gruppe II mit der epiduralen Kühlung zeigten die wenigsten motorischen Ausfälle, insbesondere fand sich in dieser Gruppe kein Spinalinfarkt. Die intraoperative Überwachung der Rückenmarksfunktion mittels SSEP gewährleistet eine frühzeitige Erkennung einer hochgradigen Rückenmarksischämie während der Aortenabklemmung.

Summary

In 32 monkeys the proximal thoracic aorta was occluded for a 60-min period. Spinal cord protection during aortic cross-clamping was performed by: (1) Epidural cooling; (2) high-dose corticosteroid therapy; (3) perfusion of the isolated segment of the thoracic aorta with cold lactated Ringers' solution mixed with corticosteroid; and (4) perfusion of the isolated aortic segment with ice water. The animals in which epidural cooling of the spinal cord was performed (group II) showed less evidence of a motor deficit at 7 days. In this group no spinal cord infarction was observed in the neuropathological specimen. The intraoperative assessment of spinal cord function using somatosensory evoked potentials (SSEP) should permit early recognition of spinal cord ischemia during the period of aortic occlusion.

Literatur

1. Coles JG et al (1982) Intraoperative management of thoracic aortic aneurysms. J Thorac Cardiovasc Surg 85:292
2. Crawford StE et al (1980) Treatment of aortic aneurysm. Thoracoabdominal and abdominal aortic aneurysms involving celiac, superior and renal arteries. World J Surg 4:643
3. Cunningham JN et al (1982) Measurement of spinal cord ischemia during operations upon the thoracic aorta. Ann Surg 196:285
4. Kaschner AG et al (1984) Percutaneous flexible bipolar epidural neuroelectrode for spinal cord stimulation. Technical note. J Neurosurg 60:1317

Dr. A.G. Kaschner, Chirurgische Klinik der Universität, Moorenstr. 5, D-4000 Düsseldorf

55. Die Hämodynamik der infrarealen Aortenabklemmung: Beeinflußbarkeit und prognostische Bedeutung beim Bauchaortenaneurysma

Cardiodynamics of Infrarenal Aortic Crossclamping: Maintenance and Prognostic Value in Repair of Abdominal Aortic Aneurysm

H. Becker und J. Allenberg

Chirurgische Universitätsklinik Heidelberg, Abteilung für Allgemeine Chirurgie, Unfallchirurgie und Poliklinik (Ärztl. Direktor: Prof. Dr. Ch. Herfarth)

Die Letalität nach elektiven Eingriffen beim infrarenalen Bauchaortenaneurysma (BAA) wird in der überwiegenden Zahl der Fälle durch das Auftreten kardialer Komplikationen bestimmt. 40 % aller Todesfälle sind direkte Folgen eines Myokardinfarktes mit einer weit höheren Frequenz bei Patienten mit präoperativ bekannter coronarer Herzkrankheit (1). Die entscheidende kardiale Belastung dieser Risikopatienten stellt die infrarenale Aortenabklemmzeit dar. Hierbei korreliert die Instabilität der Hämodynamik als auch die Länge der Aortenabklemmzeit mit dem Auftreten postoperativer kardialer Komplikationen (2).

Patientengut und Methodik

In einer prospektiven Studie wurde bei 39 Patienten die Hämodynamik der Aortenabklemmung untersucht. 12 Patienten (Gruppe I) wurden nach dem bisher üblichen Schema behandelt und dienten als Kontrolle. Bei 27 Patienten (Gruppe II) wurde am Tag vor der Operation ein sogenanntes "volume loading" mit 2000 ml NaCl 0,9 % und 500 ml Humanalbumin 5 % sowie eine Hemmung der Prostaglandinsynthese mit 600 mg Aspisol durchgeführt (3). Unabhängig von dieser Studie wurde ab Oktober 1983 das operationstaktische Vorgehen bei BAA mit dem Ziel, die Abklemmzeit der Aorta zu reduzieren, geändert. Dabei wurde beim elektiven Eingriff und beim gedeckt rupturierten Aneurysma

1. die Bifurkationsprothese der möglichen Rohrprothese (Tube) vorgezogen,
2. grundsätzlich vor der Aortenabklemmung ein Schenkel der Prothese im iliacalen bzw. femoralen Bereich angeschlossen (Abb. 1).

Die Länge der Aortenabklemmung entspricht damit nur noch der Zeit, die für die Naht der proximalen Anastomose erforderlich ist (n = 21). Bisher übliche Methode: Aortenabklemmung - Naht der proximalen und einer distalen Anastomose (n = 84).

Chirurgisches Forum '85
f. experim. u. klinische Forschung
Hrsg.: F. Stelzner

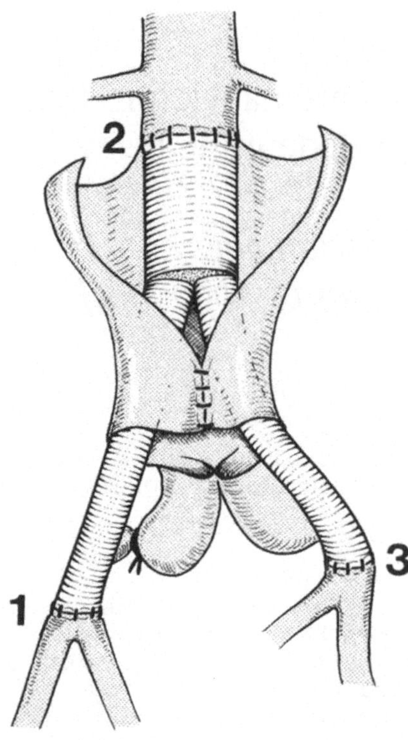

Abb. 1. Veränderte Operationstaktik zur Verkürzung der Aortenabklemmzeit beim BAA. Grundsätzlicher Anschluß eines Schenkels (1) vor der Aortenabklemmung. Naht der proximalen Anastomose (2) während der Aortenabklemmung. Freigabe der Aorta in einen Schenkel und Anastomose (3)

Ergebnisse

Die entscheidenden hämodynamischen Veränderungen während der Operation bei BAA ergeben sich nach Wiederfreigabe der Aorta. Patienten der Kontrollgruppe reagieren mit Zeichen einer kardialen Dekompensation, Abfall des Herzindex (HI) um 26 % bei gleichzeitigem Anstieg des pulmonalarteriellen Verschlußdruckes (PCWP) um 37 % ($p < 0,05$). Die Vorbehandlung in Gruppe II resultiert in einem signifikant höheren Ausgangswert des PCWP von 13,4 ± 1,3 mm Hg versus 8,2 ± 2,2 in der Kontrollgruppe. Nach Wiederfreigabe der Aorta haben diese Patienten eine bessere Herzfunktion, Anstieg des HI um 14 % bei gleichzeitigem Abfall des PCWP um 17 %. Der drastische Abfall des arteriellen Mitteldruckes nach Freigabe der Aorta in der Kontrollgruppe um 28 % ($p < 0,05$) wird in der vorbehandelten Gruppe nicht mehr beobachtet. Dies führt postoperativ zu einer signifikanten Verminderung kardialer Komplikationen (7,4 %) bei einer Letalität von 0 %.

Durch Abänderung des operationstaktischen Vorgehens, wie oben beschrieben (Abb. 1), kann die Zeit der infrarenalen Aortenabklemmung bei 24 Patienten auf 19 ± 11 min (8 - 30 min) reduziert werden. Im Kontrollkollektiv (n = 84) beträgt die Aortenabklemmzeit 41 ± 21 min.

Schlußfolgerung

1. Die Phase der infrarenalen Aortenabklemmung stellt die entscheidende kardiale Belastung der Risikopatienten mit BAA dar.

2. Die Volumengabe mit Einstellung des PCWP auf 12 mm Hg bei gleichzeitiger Hemmung der Prostaglandinsynthese (Aspisol) führt zu einer stabilen Herzfunktion während der Aortenabklemmung.

3. Die Bevorzugung der Bifurkationsprothese mit peripherem Anschluß eines Schenkels vor der Aortenabklemmung reduziert die Zeit der infrarenalen Aortenabklemmung.

4. Die verkürzte Aortenabklemmzeit und die stabilisierte Herzfunktion reduzieren die intraoperative kardiale Belastung der Patienten und tragen damit zu einer weiteren Senkung der Letalität beim BAA bei.

Zusammenfassung

Die Letalität nach Eingriffen beim infrarenalen Bauchaortenaneurysma (BAA) beruht zu einem hohen Prozentsatz auf der cardiovasculären Instabilität während der Aortenabklemmung. Die Stabilisierung der Herzfunktion durch Volumenvorbehandlung und Hemmung der Prostaglandinsynthese führt zu einer Reduzierung postoperativer kardialer Komplikationen. Durch eine veränderte Operationstaktik (Bevorzugung der Bifurkationsprothese und peripherer Anschluß eines Schenkels vor der Aortenabklemmung) kann eine Verkürzung der Aortenabklemmzeit beim BAA erzielt werden.

Summary

Operative mortality after repair of abdominal aortic aneurysm results from cardiovascular instability during aortic crossclamping and declamping. The maintenance of optimal cardiac performance by volume loading and cyclo-oxygenase inhibition reduces cardiovascular complications and postoperative mortality. If the operative strategy is changed by using bifurcation grafts and anastomosing one distal part before crossclamping a significantly shorter duration of crossclamping is possible.

Literatur

1. Diehl JT, Cali RF, Hertzer NR, Beven EG (1983) Complications of abdominal aortic reconstruction. An analysis of perioperative risk factors in 557 patients. Ann Surg 197:49
2. Huval WV, Lelcuk S, Allen PD, Mannick JA, Shepro D, Hechtman HB (1984) Determinants of cardiovascular stability during abdominal aortic aneurysmectomy. Ann Surg 199:216
3. Utsuomiya T, Kransz MM, Dunham B, Mannick J, Allen PD, Shepro D, Hechtman HB (1981) Maintenance of cardiodynamics with aspirin during abdominal aortic aneurysmectomy (AAA). Ann Surg 194:602

Dr. med. habil. H. Becker, Chirurgische Universitäts-Klinik, Im Neuenheimer Feld 110, D-6900 Heidelberg

56. Gastrin-stimmulierende Wirkung von Ductus thoracicus-Lymphe nach gastrointestinaler Immunreaktion

Gastrin Release by Lymph of the Thoracic Duct Following Gastrointestinal Immunological Reaction

R. K. Teichmann[1], E. Pratschke[1], J. Grab[2], E. Tutert[2], G. Enders[2] und W. Brendel[2]

[1]Chirurgische Klinik und Poliklinik, Klinikum Großhadern, München
[2]Institut für Chirurgische Forschung, Klinikum Großhadern, Universität München

Oral aufgenommene Antigene vermögen nach vorausgegangener Immunisierung Verdauungsprozesse schon im Magen, vor allem über eine Gastrinfreisetzung zu stimulieren (1). Immunkompetente Zellen in der Lamina propria mucosa des Antrums scheinen dabei eine Schlüsselstellung einzunehmen (2). So könnten von Lymphocyten und Makrophagen potentielle Transmitter lokal freigesetzt werden. Ziel der vorliegenden Untersuchungen war es zu zeigen, ob nach immunologischer Stimulation Lymphe aus dem Magen-Darm-Trakt Gastrin freizusetzen vermag.

Methodik

Eine Gruppe von 6 Bastard-Hunden wurde mit menschlichem Gamma-Globulin durch i.m. Injektionen immunisiert, bis präzipitierende Antikörper nachweisbar waren. Als Kontrolle erhielten 5 Hunde physiologische Kochsalzlösung. In Pentobarbital-Narkose wurde der Ductus thoracicus kanüliert, anschließend den Tieren Antigen (1 g menschliches Gamma-Globulin/100 ml Wasser) über einen Magenschlauch intragastral verabreicht, und die Lymphe des Ductus thoracicus über die folgenden 30 min gesammelt. Zellfreier Überstand dieser Lymphe wurde in separaten Experimenten in einer Perfusionskammer (3) in isolierte Antren in einer Dosierung von 1 ml/min zusammen mit begastem, angereicherten Krebs-Ringer-Puffer intraarteriell perfundiert. Als Kreuzexperiment wurde einmal Lymphe immunisierter Hunde, gewonnen während Antigenstimulation, in Antren unbehandelter Tiere perfundiert, zum anderen Lymphe von Kontrolltieren nach Antigenstimulation in sensibilisierte Antren (Abb. 1).

Ergebnisse

Ductus thoracicus-Lymphe immunisierter Tiere nach Antigenstimulation bewirkt im unbehandelten Antrum eine signifikante Gastrinfreisetzung (Abb. 2).

Chirurgisches Forum '85
f. experim. u. klinische Forschung
Hrsg.: F. Stelzner

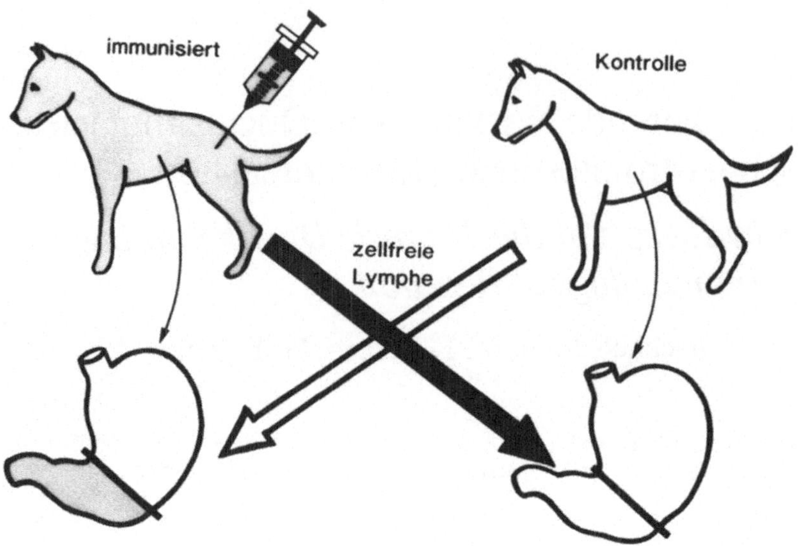

Abb. 1. Schematische Darstellung der Kreuzperfusion mit Ductus thoracicus-Lymphe nach Antigenstimulation, die zellfrei in isolierte Antren intraarteriell perfundiert wird

Lymphe von Kontrolltieren nach Antigenstimulation hingegen führt nach Perfusion in sensibilisierte Antren zu keinem signifikanten Gastrinanstieg. In der Lymphe des Ductus thoracicus selbst ist kein Gastrin nachweisbar.

Diskussion

Nach gastrointestinaler Immunreaktion zur Induktion von Verdauungsprozessen scheint somit in der Lymphe ein Stimulator der Gastrinfreisetzung oder mehrere enthalten zu sein. Aufgrund morphologischer Daten (2) könnte es sich dabei um Transmitter aus Lymphocyten und Makrophagen der Mucosa des Antrums und angrenzenden Duodenums handeln. Es kommen eine Vielzahl von Substanzen in Frage: Unter anderem Lymphokine, Proteasen, Prostaglandine, Leukotriene, Interleukine und andere (4). Analysen der Lymphe könnten mögliche gastrinstimulierende Substanzen aufzeigen.

Zusammenfassung

Es ist bekannt, daß oral applizierte Antigene nach vorausgegangener Immunisierung unter Beteiligung immunkompetenter Zellen und möglicherweise deren Mediatoren Verdauungsprozesse stimulieren. Deshalb sollte untersucht werden, ob Lymphe des Gastrointestinaltraktes nach immunologischer Stimulation eine Gastrinfreisetzende Wirkung besitzt. In Kreuzexperimenten wurde zum einen Lymphe immunisierter Hunde, gewonnen nach intragastraler Antigenstimulation, in Antren unbehandelter Tiere isoliert intra-

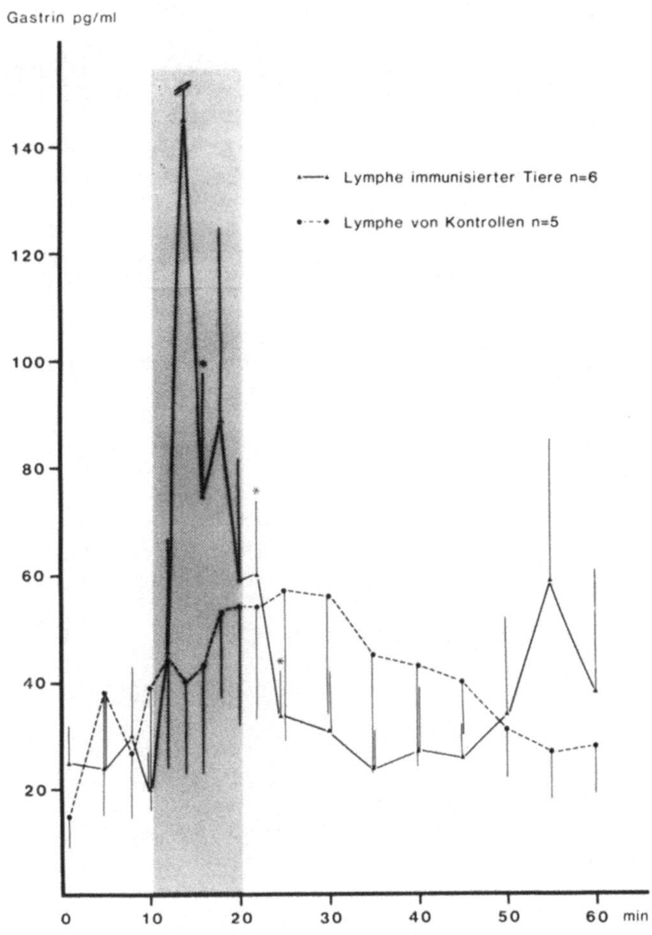

*Abb. 2. Gastrin (pg/ml ± SEM) im venösen Effluat von Antren bei Kreuzperfusion. Lymphe wird dem Perfusat von der 10. - 20. min zugegeben (schraffiert). * = p < 0,05*

arteriell perfundiert, zum anderen Lymphe von Kontrolltieren in sensibilisierte Antren. Ductus thoracicus-Lymphe immunisierter Tiere bewirkte nach Antigenstimulation in unbehandelten Antren einen signifikanten Gastrinanstieg im venösen Effluat, hingegen Lymphe von Kontrolltieren in sensibilisierten Antren keinen Gastrinanstieg. In der Lymphe selbst ist kein Gastrin vorhanden. Damit ist erstmals gezeigt, daß zellfreier Überstand der Lymphe des Ductus thoracicus nach gastrointestinaler Immunreaktion einen Stimulator der Gastrinfreisetzung enthält, der für die immunologische Induktion von Verdauungsprozessen von Bedeutung sein könnte.

Summary

It has been shown that antigens administered orally stimulate digestive processes following immunization. Immunocompetent cells and possibly their mediators are involved. Therefore, the purpose of this study was to show whether lymph of the gastrointestinal tract is capable of releasing gastrin following immunological stimulation. In crossover experiments lymph of immunized dogs, collected during intragastric stimulation with antigen, was perfused arterially into the antra of normal animals, and lymph of control animals was infused into immunized antra. Lymph of the thoracic duct of immunized dogs following antigen stimulation resulted in significant gastrin release into the venous effluent, whereas lymph of control animals caused no gastrin release. There was no gastrin in the lymph itself. Thus, it has been demonstrated for the first time that the supernatant of lymph of the thoracic duct contains a stimulus for gastrin following the gastrointestinal immunological reaction. This may be of importance for the immunological induction of digestive processes.

Literatur

1. Teichmann RK, Andress HJ, Gycha S, Seifert J, Brendel W (1983) Die immunologische Reaktivität des Antrums zur Stimulation von Verdauungsprozessen. Langenbecks Arch Chir, Suppl 5-8
2. Teichmann RK, Andress HJ, Liebich H, Seifert J, Brendel W (1984) Die Bedeutung immunkompetenter Zellen im Antrum bei der Stimulation von Verdauungsprozessen. Langenbecks Arch Chir, Suppl 151-154
3. Pratschke E, Teichmann RK, Grab J, Tutert E, Brendel W (1985) Der Einfluß von Mastzellprodukten auf die Gastrinfreisetzung. Langenbecks Arch Chir, Suppl
4. Adams D (1982) Molecules, membranes and macrophage activation. Immunology Today 3:285-287

Priv.-Doz. Dr. R.K. Teichmann, Chirurgische Klinik und Poliklinik der Universität, Klinikum Großhadern, Marchioninistr. 15, D-8000 München 70

57. Freisetzung endogener Prostaglandine beim mechanischen Dünndarmileus

Release of Endogenous Prostaglandins in Small-Bowel Obstruction

R. Roscher, W. Oettinger und H. G. Beger

Abteilung für Allgemeine Chirurgie der Universität Ulm (Ärztlicher Direktor: Prof. Dr. H.G. Beger)

Beim mechanischen Dünndarmileus wird eine Mucosahypersekretion (3, 6) und eine Darmwandhyperämie (1, 2) beschrieben. Als Ursache dieser Veränderungen kommt wegen der niedrigen intraluminären Drucke (3, 4) weniger eine Druckbelastung der Dünndarmmucosa, als vielmehr eine Liberierung hochaktiver Mediatorsubstanzen infrage. Exogene Prostaglandine (PG) üben ausgeprägte Wirkungen auf Dünndarmsekretion und -durchblutung aus.

Da das quantitative Hauptvorkommen präformierter Prostaglandine im Säugerorganismus in den Mucosazellen des Gastrointestinaltraktes liegt (5), war es das Ziel unserer Untersuchungen, das Freisetzungsmuster repräsentiver Arachidonsäurederivate im zentralvenösen und Pfortaderblut beim mechanischen Dünndarmileus zu untersuchen.

Methoden

Bei 12 deutschen Landschweinen (19 ± 2 kg) wurde ein zentralvenöser Katheter gelegt. Nach Laparotomie wurde ein Pfortaderkatheter plaziert und im Bereich des distalen Ileums mittels Durchtrennung, Tabaksbeutelnahtverschluß und Adaptation der Enden ein tiefer Dünndarmileus gesetzt. Postoperativ wurden die Tiere in Einzelkäfigen bei Infusionstherapie (Elektrolyt-Sorbitlösung, 80 ml/kg KG/24 h) beobachtet. Bis zum 6. Tag nach Ileus wurden zweimal täglich Blutproben zentralvenös und portalvenös entnommen, am 7. Tag wurde der Versuch beendet. Bei 7 Kontrolltieren wurde ein analoges Versuchsprotokoll eingehalten; bei der "Scheinoperation" wurde der Darm nach semizirkulärer Durchtrennung jedoch reanastomosiert.

Folgende Prostaglandine wurden im unextrahierten Plasma mit einem spezifischen Radioimmunoassay* gemessen: $PGF_{2\alpha}$, dessen in-

*Die Autoren danken Herrn Prof. Peskar, Ruhr-Universität Bochum, für die freundliche Überlassung von Prostaglandin-Antiseren

Chirurgisches Forum '85
f. experim. u. klinische Forschung
Hrsg.: F. Stelzner

aktiver Metabolit $KH_2PGF_{2\alpha}$; ferner die stabilen Degradationsprodukte von Prostazyklin (PGI_2) und Thromboxan (TxA_2): 6-keto-$PGF_{1\alpha}$ bzw. TxB_2.

Ergebnisse

Bei den scheinoperierten Kontrollen war, abgesehen von einer initialen, durch das Operationstrauma bedingten PG-Freisetzung unmittelbar nach dem Eingriff, weder zentralvenös noch im Pfortaderkompartment eine Stimulation der Prostaglandinkaskade zu erkennen (Tabelle 1).

Bei den Schweinen mit Ileus wurde, beginnend mit dem ersten Tag nach Darmverschluß, eine Aktivierung des Prostaglandinsystems beobachtet. Die gemessenen Arachidonsäurederivate reagierten verschieden (Tabelle 1).

Von Tag 1 bis 5 nach Ileus konnte eine lokale Freisetzung von Prostazyklin und $PGF_{2\alpha}$ aus dem Intestinum nachgewiesen werden. Auch eine erhöhte Konversion von $PGF_{2\alpha}$ zu $KH_2PGF_{2\alpha}$ fand statt. Das Thromboxan zeigte nur geringfügige Veränderungen gegenüber der Norm.

Am Tag 6 nach Ileus fand sich eine beginnende systemische Prostaglandinaktivierung, die am ausgeprägtesten bei Prostazyklin und $KH_2PGF_{2\alpha}$, schwächer bei $PGF_{2\alpha}$ und nur gering bei Thromboxan zu erkennen war.

Diskussion

Die vorliegenden Messungen weisen auf eine vorwiegend lokale und später systemische Aktivierung vasoaktiver Prostaglandine beim mechanischen Dünndarmileus hin. Die Durchblutungssteigerung des Ileusdarms (1, 2) und die ausgeprägte Ödembildung findet durch die Freisetzung des Prostazyklins, des wirksamsten Dilatators der Intestinalgefäße, eine Erklärungsmöglichkeit.

Auch die Stimulation der Sekretion über Prostaglandine als Mediatoren ist wahrscheinlich.

Zusammenfassung

Beim experimentellen mechanischen Dünndarmileus des Schweines wurde eine Auswahl repräsentativer Prostaglandine im zentralvenösen und Pfortaderblut bestimmt. Bei den Kontrolltieren konnte keine Aktivierung der Prostaglandinkaskade beobachtet werden.

Im Gegensatz dazu zeigten die Tiere mit Ileus eine deutliche Stimulation des Prostaglandinsystems im tributären Bereich der Pfortader, wobei vorwiegend intestinal vasoaktive Derivate betroffen waren.

Tabelle 1. Medianwerte (und Spannweite) der Plasmaprostaglandine in pg/ml bei Kontrollen und Tieren mit Ileus zu verschiedenen Zeitpunkten nach der Operation bzw. nach Ileus. zv = zentralvenös, pv = portalvenös

			12 h	60 h	108 h	156 h
Tiere mit Ileus (n = 12)	$KH_2PGF_{2\alpha}$	zv	301(60-596)	512(377-1539)	528(380-647)	827(262-1889)
		pv	335(191-769)	625(534-2656)	639(493-1148)	1191(266-3198)
	$PGF_{2\alpha}$	zv	61(<60-250)	81(<60-842)	62(<60-412)	92(<60-1001)
		pv	85(<60-449)	218(110-1319)	190(91-543)	284(110-1171)
	6-keto-$PGF_{1\alpha}$	zv	75(<60-1470)	177(<60-1470)	116(<60-471)	393(78-1590)
		pv	147(<60-830)	480(214-1807)	323(101-1121)	666(137-3889)
	TxB_2	zv	106(<60-280)	115(<60-182)	123(78-298)	137(93-1032)
		pv	133(62-399)	124(<60-238)	131(82-169)	244(92-444)
Kontrolltiere (n = 7)	$KH_2PGF_{2\alpha}$	zv	258(143-488)	223(120-528)	295(129-473)	289(120-450)
		pv	231(117-535)	409(206-588)	409(120-501)	308(129-582)
	$PGF_{2\alpha}$	zv	<60(<60-92)	89(<60-303)	<60(<60-200)	61(<60-116)
		pv	<60(<60-105)	108(<60-146)	71(<60-247)	63(<60-74)
	6-keto-$PGF_{1\alpha}$	zv	119(<60-126)	94(<60-156)	82(<60-174)	103(60-195)
		pv	121(97-316)	120(80-216)	97(64-203)	95(<60-187)
	TxB_2	zv	74(<60-108)	128(<60-270)	131(<60-268)	107(<60-146)
		pv	104(61-135)	136(64-214)	156(96-227)	108(<60-179)

Summary

Physiologically relevant prostaglandin (PG) derivatives were determined in central and portal venous blood of pigs with experimental small-bowel obstruction (SBO) and of sham-operated controls.

While controls showed no PG release, there was a definite local stimulation of the PG system in SBO, the vasodilating derivatives being particularly involved.

Literatur

1. Enochsson L, Nylander G, Öhman U (1982) Effects of intraluminal pressure on regional blood flow in obstructed and unobstructed small intestines in the rat. Am J Surg 144:558
2. Kamei H, Watanabe T, Takemitsu T, Momoi T, Sugimoto K, Kondo T (1973) Cell renewal in experimentally obstructed small intestine in rat. Jap J Surg 3:237
3. Mirkovitch V, Cobo F, Robinson FWL, Menge H, Gombo SZ (1976) Morphology and function of the dog ileum after mechanical occlusion. Clin Sci Mol Med 50:123
4. Öhman U (1975) Studies on small intestinal obstruction. I. Intraluminal pressure in experimental small bowel obstruction in the cat. Acta Chir Scand 141:413
5. Schrör K (1984) Prostaglandine und verwandte Verbindungen. Thieme, Stuttgart
6. Shields R (1965) The absorption and secretion of fluid and electrolytes in the obstructed bowel. Br J Surg 52:774

Dr. R. Roscher, Abteilung für Allgemeine Chirurgie, Zentrum für Chirurgie der Universität Ulm, Steinhövelstr. 9, D-7900 Ulm

58. Prostaglandin (PG) F2a - Eine Bereicherung der Pharmakotherapie des paralytischen Ileus?

Prostanglandin (PG) F2a - A New Therapy for Paralytic Ileus?

L. Fiedler[1], W. Vogel[2] und Ch. Schrulle[1]

[1]Abteilung Allgemeine Chirurgie mit Poliklinik (Dir.: Prof. Dr. E.H. Farthmann), Chir. Univ. Klinik, Freiburg
[2]Institut für Anästhesiologie der Univ. Kliniken (Dir.: Prof. Dr. K. Wiemers, Freiburg

Einleitung

Der paralytische Ileus ist besonders bei Patienten einer operativen Intensivstation ein häufiges und dringliches Problem. In dieser schwierigen klinischen Situation bot sich PGF2α zur Überprüfung als mögliches neues Pharmakotherapeutikum bei paralytischem Ileus an. PGF2α kontrahiert beim Menschen Längs- und Ringmuskulatur des Magen-Darm-Traktes. Bei experimentell induziertem paralytischen Ileus konnte die positive Beeinflussung der Darmmotorik durch PGF2α nachgewiesen werden (5). Klinische Untersuchungen zur Verwendung von PGF2α zur Therapie des paralytischen Ileus liegen bislang nur vereinzelt vor (2, 4). Es sollten daher Effizienz und mögliche Nebenwirkungen von PGF2α bei der Behandlung des paralytischen Ileus bei Patienten einer operativen Intensivstation geprüft werden.

Patientengut und Methodik

Es wurden 162 PGF2α-Therapiecyclen bei 80 Patienten analysiert. Die Patienten wurden 4 Gruppen zugeteilt (Tabelle 1). Alle Patienten befanden sich zum Zeitpunkt der PGF2α-Behandlung in einer Intensivtherapieeinheit und wurden maschinell beatmet. Vor Aufnahme in die Studie mußte eine chirurgisch zu behandelnde Erkrankung zu diesem Zeitpunkt ausgeschlossen sein. Die üblichen Maßnahmen zur Wiederherstellung der Homöostase, Dekompression des Darmes (Magensonde, Intestinalsonde, coloskopische Absaugung), Motilitätsstimulation (Neostigmin, Panthotensäure) und Abführmittel bzw. Einläufe mußten ausgeschöpft sein. Erst nach Versagen der konventionellen Therapie wurde PGF2α angewendet.

PGF2α wurde über einen zentralvenösen Katheter via Perfusor in einer Dosierung von 10,4 µg/min über 4 h in 0,9 % NaCl-Lösung appliziert. Eine Wiederholung der PGF2α-Therapie war nach 24 h möglich. So wurden 40 Patienten einmal, 19 zweimal, 10 dreimal, 6 viermal, 3 fünfmal, 1 sechsmal und 1 neunmal mit PGF2α behandelt. Die PGF2α-Therapie wurde als erfolgreich definiert, wenn binnen 12 h eine Defäkation eintrat.

Chirurgisches Forum '85
f. experim. u. klinische Forschung
Hrsg.: F. Stelzner

Tabelle 1. Patienten mit paralytischem Ileus

	Diagnose	Zahl der Patienten	Zahl der Behandlungen
Gruppe 1	postoperativ (1 Laparotomie)	18	44
Gruppe 2	postoperativ (2 u. mehr Laparotom.)	12	26
Gruppe 3	posttraumatisch (ohne Laparotomie)	31	45
Gruppe 4	posttraumatisch (mit Laparotomie)	19	47
Total		80	162

Mögliche Nebenwirkungen auf Pulsfrequenz (PR), art. Mitteldruck (P_m), syst. Druck (P_s), diast. Druck (P_d), zentralvenösen Druck (CVP) und Beatmungsdrucke (RP) wurden nach Ermittlung der arithmetischen Mittelwerte zu den Zeitpunkten 2 h vor Infusionsbeginn ($\bar{x}_{-2}$), Infusionsbeginn ($\bar{x}_0$) und 2 h nach Infusionsbeginn ($\bar{x}_2$) durch Bildung von Doppeldifferenzen $(\bar{x}_2-\bar{x}_0)-(\bar{x}_0-\bar{x}_{-2})$ mit dem Student-t-Test auf Signifikanz überprüft.*

Die Serumelektrolyte Kalium, Natrium und Chlor wurden vor und nach PGF2α-Therapie bestimmt und hinsichtlich möglicher Veränderungen mit dem Student-t-Test überprüft.

Ergebnisse

Die Ergebnisse sind in den Abb. 1 und 2 dargestellt. Einheitlich setzte bei allen 4 Patientengruppen die Defäkation bevorzugt bei laufender PGF2α-Infusion ein. Wegen Versagens der konservativen Ileustherapie incl. Anwendung von PGF2α mußten in Gruppe 1 3 Patienten später operiert werden (Indikation: Ileus), in Gruppe 2 1 Patient (Indikation: sept. Milzruptur), in Gruppe 3 1 Patient (Indikation: Ileus), in Gruppe 4 2 Patienten (Indikation: Ileus).

Es fanden sich rechnerisch signifikante Anstiege der Beatmungsdrucke bei Patienten mit posttraumatischen Zuständen sowie des systolischen Blutdruckes bei einmal laparotomierten Patienten. Statistisch signifikante Serumelektrolytverschiebungen traten nicht auf. In Anbetracht der Vielzahl von durchgeführten Vergleichen ist jedoch nach der Regel von Bonferroni die versuchsbedingte Irrtumswahrscheinlichkeit so hoch, daß nicht mehr als ein hypothetischer Verdacht auf eine PGF2α-infusionsbedingte Veränderung ausgesprochen werden kann. Dies gilt für sämtliche signifikanten Veränderungen eventueller Nebenwirkungen.

* Wir danken Herrn Dr. J. Bammert, Institut für med. Dokumentation und Statistik der Univ. Freiburg für die statistische Beratung

Gruppe 1: Postoperativ (1 Laparotomie)

29 von 44 PGF2α-Applikationen erfolgreich = 66 %

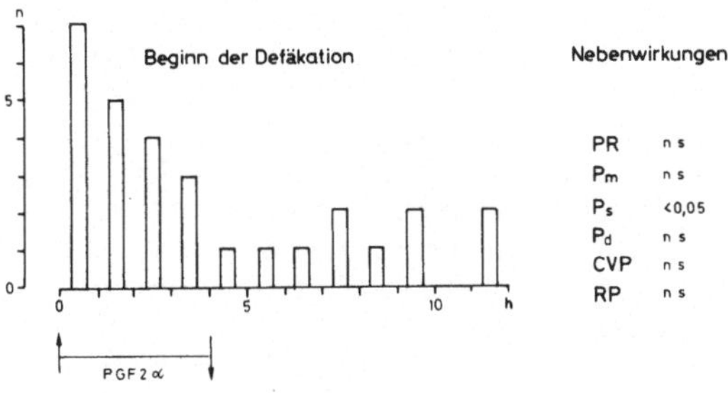

Gruppe 2: Postoperativ (mehrf. Laparotomien)

19 von 26 PGF2α-Applikationen erfolgreich = 73 %

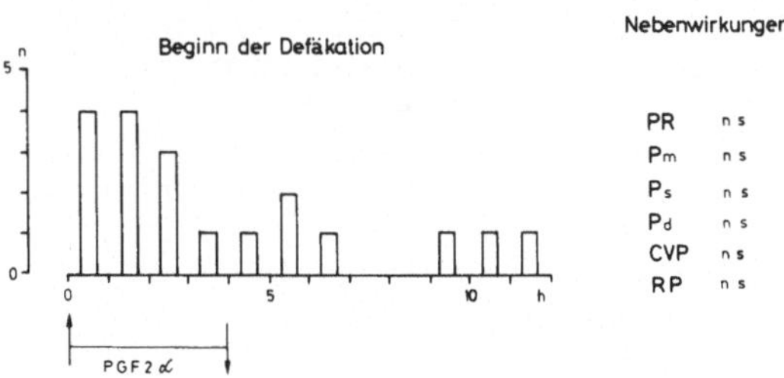

Abb. 1. Ergebnisse der PGF2α-Therapie bei paralytischem Ileus bei postoperativen Patienten. Abkürzungen s. Text

Gruppe 3: Posttraumatisch (keine Laparotomie)

35 von 45 PGF2α-Applikationen erfolgreich = 78 %

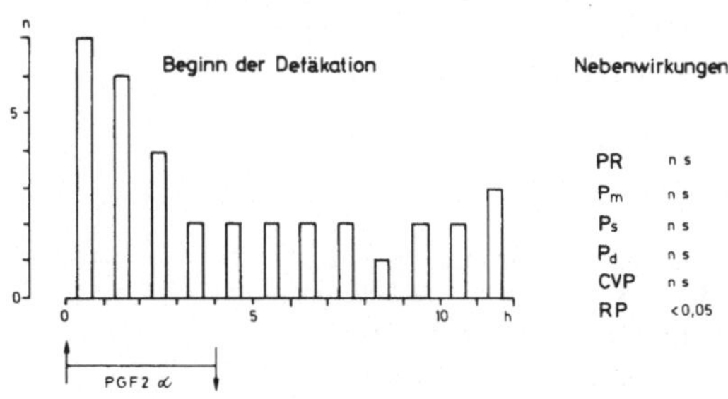

Gruppe 4: Posttraumatisch (mit Laparotomie)

25 von 47 PGF2α-Applikationen erfolgreich = 53 %

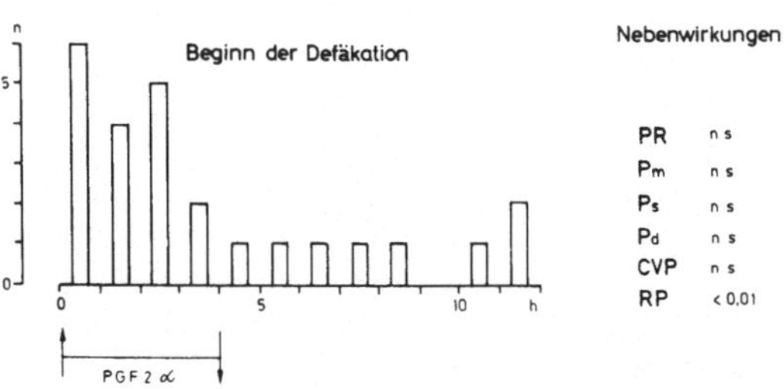

Abb. 2. Ergebnisse der PGF2α-Therapie bei paralytischem Ileus bei posttraumatischen Patienten. Abkürzungen s. Text

Diskussion

Die vorgelegten Ergebnisse müssen vorsichtig interpretiert werden. Die mit PGF2α therapierten Patienten sind hoch selektioniert. Interaktionen und direkte Wirkungen auf die Darmmuskulatur sind bei einer "multiple drug"-Therapie unter Intensivtherapiebedingungen denkbar. Wegen vasoconstrictorischer und bronchoconstrictorischer Wirkung ist PGF2α bei Hypertonie und obstruktiven/restriktiven Lungenfunktionsstörungen nur bei gesicherter klinischer Überwachung einzusetzen. Bei coronarer Herzkrankheit und Asthma bronchiale ist die Anwendung von PGF2α kontraindiziert, ebenso bei Gravidität. Ein weiterer Aspekt ist der Einfluß von PGF2α auf die intestinale Sekretion und Absorption. Durch PGF2α ist im Dünndarm eine vermehrte Sekretion von Wasser und Elektrolyten induzierbar (1), das Colon bleibt unbeeinflußt (3). Jedoch übersteigt das in das Colon gelangende Flüssigkeitsvolumen die absorptive Kapazität des Colons, so daß eine Diarrhoe resultieren kann. Die flüssigkeitsbedingte Distension des Colons kann zusätzlich die Colonmotilität stimulieren (1, 3). Zusammenfassend kann PGF2α bei Beachtung der Kontraindikationen als Pharmakotherapeuticum bei paralytischem Ileus als Mittel der 2. Wahl eingesetzt werden. Die immer neue Verpflichtung zur Überprüfung einer evtl. OP-Indikation bleibt davon unberührt.

Zusammenfassung

Effizienz und Nebenwirkungen einer Motilitätsstimulation mit PGF2α wurden bei paralytischem Ileus bei Patienten einer operativen Intensivstation untersucht. Von 162 Therapiecyclen bei 80 Patienten waren 108 (66 %) erfolgreich. Cardiopulmonale Nebenwirkungen und Störungen des Elektrolythaushaltes konnten statistisch nicht sicher belegt werden. PGF2α wird bei paralytischem Ileus als Pharmakotherapeuticum der 2. Wahl unter Beachtung der Kontraindikationen empfohlen.

Summary

In patients with paralytic ileus the stimulation of intestinal motility with PGF2α was studied. All patients on trial were in an intensive care unit and were being artificially respirated. PGF2α was administered on 162 occasions and to 80 patients, this being successful on 108 occasions (66 %). Evaluation could not demonstrate any statistically significant cardiac or pulmonary side effects or electrolyte disturbances. In conclusion, PGF2α is recommended for the treatment of paralytic ileus. Certain contraindications must be observed.

Literatur

1. Cummings JH, Newman A, Misiewicz JJ, Milton-Thompson GJ, Billings JA (1973) Effect of intravenous prostaglandin F2α on small intestine function in man. Nature 243:169
2. Fiedler L (1980) Prostaglandin(PG)F2α - eine neue Therapie für den paralytischen Ileus? Therapiewoche 30:8612

3. Milton-Thompson GJ, Cummings JH, Newman A, Billings JA, Misiewicz JJ (1975) Colonic and small intestinal response to intravenous prostaglandin F2α and E2 in man. Gut 16.42
4. Nio Y, Nitta N, Tanaka A, Kikuchi S, Nakamoto K, Henmi K (1980) Clinical evaluation of prostaglandin F2α (PGF2α) for the postoperative ileus after major abdominal surgery. Arch Jap Chir 49:506
5. Ruwart MJ, Klepper MS, Rush BD (1980) Prostaglandin stimulation of gastrointestinal transit in post-operative rats. Prostaglandins 19:415

Priv.-Doz. Dr. L. Fiedler, Abteilung Allgemeine Chirurgie mit Poliklinik, Chirurgische Univ.-Klinik, Hugstetterstr. 55, D-7800 Freiburg

59. HCl-Stimulierung des Magens durch intravenöse Aminosäuren bei gesunden Probanden und Ulcus duodeni

Stimulation of Gastric Acid Secretion by Intravenous Amino Acids in Healthy Volunteers and Duodenal Ulcer Patients

W. Peitsch und H. D. Becker

Klinik für Allgemeinchirurgie der Universität Göttingen (Vorstand: Prof. Dr. med. H.-J. Peiper)

Intravenöse Aminosäuren (AS) steigern die HCl-Sekretion des Magens (1, 2, 3) ohne Änderung des Serumgastrins. Tierexperimentelle Untersuchungen zeigen, daß die Säurestimulation der Aminosäuren ein direkter Effekt an oder nahe der Parietalzelle sein muß (2).

Ziel der vorliegenden Studie ist die Klärung der Frage, ob diese HCl-Stimulation durch H_2-Antagonisten, muscarinische Acetylcholin-Receptorantagonisten oder Fett geblockt werden kann. Weiterhin wird überprüft, ob intravenöse AS bei Patienten mit Ulcus duodeni eine höhere Säurestimulation besitzen als bei gesunden Kontrollpersonen.

Material und Methodik

In einer prospektiven Studie wurden 10 gesunden Kontrollpersonen nach einer Basalperiode von 30 min 120 min lang 5 ml/kg/h einer 10 %igen Aminosäurenlösung (Aminosteril 10 % kohlenhydratfrei) infundiert. Während dieser Zeit wurde der Magensaft kontinuierlich abgesaugt. Die pH-Wert-Bestimmung mittels pH-Meter und die Säuretitration wurden in 15-Minuten-Fraktionen vorgenommen und nach Abschluß der Infusionsperiode weitere 90 min fortgesetzt. An fünf Tagen wurden als Bolus 200 mg Cimetidin (Tagamet), 50 mg Ranitidin (Zantic) oder 20 mg Pirenzepin (Gastrozepin) oder über 120 min 10 ml/kg/h einer Fettlösung (Intralipid 10 %) gegeben. In 30minütigen Abständen wurde Blut zur Bestimmung der Blutglucose, des Seruminsulins und -gastrins entnommen.

In einer zweiten Versuchsserie wurde bei 15 Patienten mit endoskopisch gesichertem Ulcus duodeni die HCl-Sekretion des Magens durch AS und nach Stimulation mit Pentagastrin bestimmt.

Chirurgisches Forum '85
f. experim. u. klinische Forschung
Hrsg.: F. Stelzner

Ergebnisse

1. *Säuresekretion*

5 ml/kg/h eines Aminosäurengemisches bewirkten eine Ausschüttung von 14,4 ± 2,2 mEq HCl/120 min. Äquivalente Mengen Cimetidin und Ranitidin senkten die HCl-Sekretion auf 1,94 ± 0,3 bzw. 1,98 ± 0,3 mEq HCl/120 min ($p < 0,001$), Pirenzepin senkte die HCl-Sekretion um 75 % (Abb. 1), eine Fettlösung nur um 21 % (n.s. gegenüber AS).

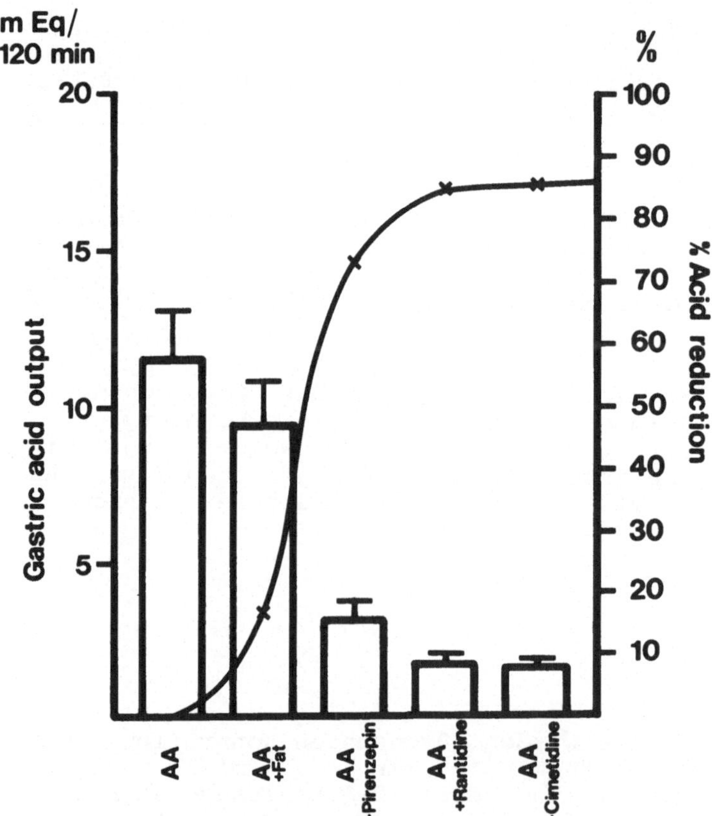

Abb. 1. HCl-Stimulierung des Magens durch intravenöse Aminosäuren (5 ml/kg/h einer 10 %igen Aminosäurenmischlösung) und die prozentuale Blockierung durch Bolusgabe äquivalenter Megen Pirenzepin, Ranitidin und Cimetidin sowie der Infusion von Fett. N = 10 Probanden

2. *Magen-pH*

90 min nach der Bolusinjektion erhöhten Cimetidin und Ranitidin den pH-Wert des Magensaftes auf 6,8 - 7,2, Pirenzepin bis Versuchsende nicht über 4,8 ($p < 0,01$ gegenüber Cimetidin und Ranitidin). Die Fettinfusion beeinflußte den Magen-pH nicht (Abb. 2).

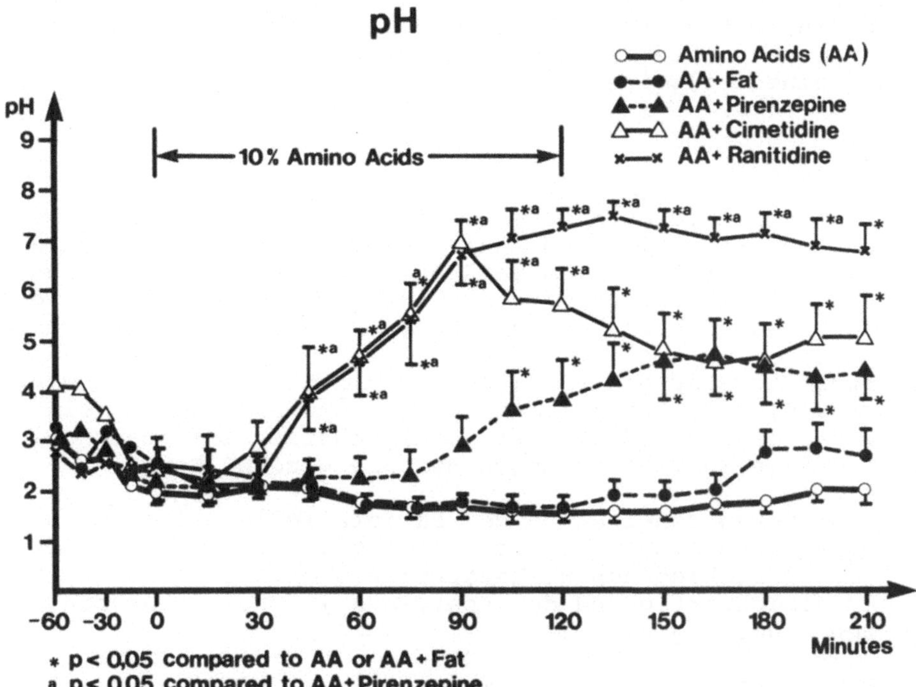

Abb. 2. pH des Magensaftes nach Infusion einer handelsüblichen Aminosäurenmischlösung sowie deren Blockierung durch Pirenzepin, Ranitidin und Cimetidin sowie Fett. N = 10 Probanden

3. Serumgastrin

Das Serumgastrin stieg unter AS-Infusion von 22,6 ± 8,6 auf 54,1 ± 21,6 pg/ml an (n.s.), Cimetidin, Ranitidin, Pirenzepin und die Fettlösung änderten den Serumgastrinspiegel nicht.

4. Seruminsulin

60 min nach Beginn der AS-Infusion stieg das Seruminsulin vorübergehend von 4,6 ± 1,3 auf 24,8 ± 5,1 µU/ml an ($p < 0,05$). H_2-Antagonisten und Fett verhinderten den Insulinanstieg, nicht jedoch Pirenzepin.

5. Blutglucose

Die Blutglucosespiegel zeigten während des gesamten Versuches keine signifikanten Änderungen.

6. Säuresekretion bei Ulcus duodeni

Die Infusion einer 10 %igen AS-Lösung steigerte die HCl-Sekretion des Magens auf 21,8 ± 2,7 mEq/120 min ($p < 0,05$ gegenüber gesunden Probanden). Sie betrug 35,5 % der maximalen pentagastrinstimulierten Säuresekretion der gleichen Patienten. Die Säureanalysen von 5 Patienten 3 Monate nach einer Vagotomie zeigten nur eine teilweise Reduktion der AS bedingten Magensäuresekretion.

Diskussion

Sowohl enteral als auch parenteral verabreichte Aminosäuren bewirken einen signifikanten Anstieg der HCl-Sekretion des Magens. Als Ursache hierfür kommen Veränderungen des Serumgastrins nicht in Betracht. Allerdings wird ein vorübergehender Anstieg des Seruminsulin beobachtet, der durch H_2-Antagonisten verhindert wird.

Verantwortlich für die erhöhten Seruminsulinwerte sind einzelne Aminosäuren, z.B. Phenylalanin und Tryptophan (2) mit einem insulinstimulierenden Effekt. Der Insulinanstieg ist jedoch nicht so stark, daß es zu Veränderungen der Blutglucose kommt.

Die Aminosäuren scheinen an der Parietalzelle selbst zu wirken, denn H_2-Antagonisten blockieren fast quantitativ diese HCl-Sekretion. Die verschiedenen H_2-Receptorantagonisten sind in ihrer Wirkung gleichwertig und dem Acetylcholinreceptorantagonisten Pirenzepin überlegen.

Eine Fettinfusion beeinflußt weder die stimulierte HCl-Sekretion des Magens noch den pH-Wert des Magensaftes. Die von VARNER et al. (4) erhobenen Befunde einer Hemmung der durch AS stimulierten HCl-Sekretion durch intravenöses Fett konnte damit nicht bestätigt werden.

Patienten mit Ulcera duodeni besitzen eine höhere Säuresekretion durch AS als gesunde Kontrollpersonen. Der Mechanismus scheint zumindest teilweise unabhängig vom N. vagus zu sein, denn sowohl die Parietalzellvagotomie im Hundeversuch (3) als auch die selektiv proximale Vagotomie bei Patienten verhindert den Säureanstieg nur teilweise.

Zusammenfassung

Intravenöse Aminosäuren stimulieren signifikant die HCl-Sekretion des Magens. Die Blutglucose und das Serumgastrin ändern sich nicht, das Seruminsulin steigt vorübergehend an. Die säurestimulierte Wirkung scheint an oder nahe der Parietalzelle zu liegen und zumindest teilweise vagusunabhängig zu sein. Die HCl-Sekretion läßt sich durch H_2-Antagonisten fast vollständig, durch Pirenzepin teilweise blocken, nicht jedoch durch intravenöses Fett.

Summary

Gastric acid secretion in humans is significantly stimulated by IV amino acid solutions. Blood glucose and serum gastrin levels are not changed, but the serum insulin level increases transiently. Amino acids appear to stimulate gastric acid secretion by a direct or indirect effect on or close to the parietal cell. At least in some cases this effect seems to be independent of the vagal nerve. H_2 Antagonists inhibit the stimulated acid secretion more effectively than pirenzepine, whereas IV fat has no effect.

Literatur

1. Isenberg JI, Maxwell V (1978) Intravenous infusion of amino acids stimulates gastric acid secretion in man. N Engl J Med 298:27-29
2. McArthur KE, Isenberg JI, Hogan DL, Dreier SJ (1983) Intravenous infusion of L-isomers of phenylalanine and tryptophan stimulate gastric acid secretion at physiologic plasma concentrations in normal subjects and after parietal cell vagotomy. J Clin Invest 71:1254-1262
3. Psaila JV, Wheeler MH, Grimshaw D (1982) Effect of intravenous amino acids on the canine gastric mucosa. Am J Surg 143:199-204
4. Varner AA, Isenberg JI, Elashoff JD, et al (1980) Effect of intravenous lipid on gastric acid secretion stimulated by intravenous amino acids. Gastroenterology 79:873-876

Priv.-Doz. Dr. med. W. Peitsch, Klinik für Allgemeinchirurgie der Universität Göttingen, Robert-Koch-Str. 40, D-3400 Göttingen

60. Reduktion der symphatischen Innervation des Magens nach selektiv proximaler Vagotomie beim Menschen

Reduction of Gastric Sympathetic Innervation After Selective Proximal Vagotomy in Man

W. Böttcher[1], V. Paolucci[1], F.-J. Theis[1], R. Silber[1], J. Winckler[2] und Ch. Hottenrott[1]

[1]Zentrum der Chirurgie, Abt. für Allgemein- und Abdominalchirurgie (Leiter: Prof. Dr. A. Encke)
[2]Zentrum der Morphologie (Leiter: Prof. Dr. J. Winkler) der Johann-Wolfgang-Goethe-Universität, Frankfurt

Die Reduktion der Magensäuresekretion ist das Therapieprinzip der selektiv proximalen Vagotomie (SPV). Hierbei wird aber nicht nur selektiv eine Vagotomie, sondern gleichzeitig eine partielle Sympathektomie des Magens vorgenommen. Bei der Ligatur der Gefäße entlang der kleinen Kurvatur werden auch die periarteriell verlaufenden sympathischen Nervenfasern durchtrennt. Diese Sympathektomie nach SPV konnte im Tierexperiment bereits gezeigt werden (4).

Ziel der Untersuchung von Patienten nach SPV war es daher, die Sympathektomie nachzuweisen und deren Ausmaß und Dauer zu bestimmen.

Krankengut und Methode

30 Patienten (28 Männer, 2 Frauen) im Alter von 27 - 62 Jahren wurden 2 Monate bis 11 Jahre nach wegen Ulcera duodeni durchgeführter selektiv proximaler Vagotomie untersucht. Nach Anamnese und klinischem Befund wurde bei allen Patienten eine endoskopische Untersuchung des oberen Gastrointestinaltrakts vorgenommen. Hierbei wurden nach einheitlichem Schema an der großen und kleinen Kurvatur je im Fundus, Corpus und Antrum Schleimhautbiopsien entnommen. Diese Proben wurden unmittelbar nach der Entnahme mit flüssigem Stickstoff tiefgefroren. Die Aufarbeitung des Gewebes zur fluorescenzmikroskopischen Darstellung der sympathischen Aktivität erfolgte nach der von FALCK et al. (1) angegebenen Methode in einer eigenen Modifikation. 5 Personen ohne Operation oder pathologischen Befund des oberen Magen-Darm-Traktes wurden als Kontrollgruppe untersucht. Die Auswertung der Gewebeschnitte war semiquantitativ. Vom Untersucher wurde der Catecholamingehalt der Probe mit normal (3 Punkte), reduziert (2 Punkte) oder fehlend (1 Punkt) bewertet. Dieser Aktivitätsgrad wurde für die Kontrollgruppe (Gruppe 1) sowie die operierten Patienten (Gruppe

Chirurgisches Forum '85
f. experim. u. klinische Forschung
Hrsg.: F. Stelzner

2: weniger als 1 Jahr seit SPV, Gruppe 3: über 1 Jahr seit SPV) an jedem Entnahmeort bestimmt. Die Signifikanzberechnung erfolgte nach dem Wilcoxon-Test für ungepaarte Meßwerte, $p < 0,05$ wurde als signifikant angesehen.

Ergebnisse

Die Ergebnisse sind in der Abbildung zusammengefaßt. In der Kontrollgruppe (Gruppe 1) fand sich ausnahmslos eine normale sympathische Aktivität an allen 6 Entnahmestellen. 2 - 8 Monate nach SPV wurde bei allen Patienten der Gruppe 2 eine Reduktion des Catecholamingehalts der Magenschleimhaut gefunden. Dieser Aktivitätsverlust betrifft mehr die kleine als die große Kurvatur, ist aber immer signifikant gegenüber den Kontrollwerten. Bei den 21 Patienten, die 14 - 124 Monate postoperativ untersucht wurden (Gruppe 3), zeigte sich gegenüber der Gruppe 2 eine Aktivitätszunahme in allen untersuchten Magenarealen. Im Vergleich zur Kontrollgruppe bestand nur im Fundus und Corpus an der kleinen Kurvatur eine signifikante Reduktion der sympathischen Aktivität.

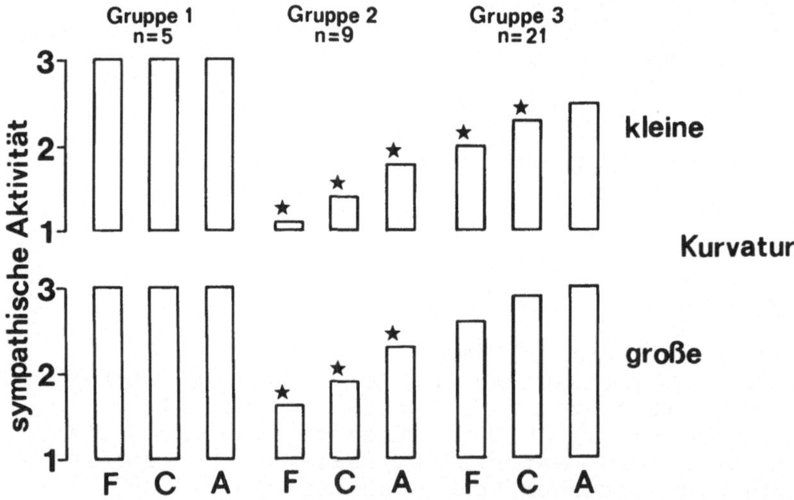

*Abb. 1. Mittelwerte der sympathischen Aktivitäten an großer und kleiner Kurvatur von Fundus (F), Corpus (C) und Antrum (A) bei den 3 untersuchten Gruppen. *$p < 0,05$, Wilcoxon-Test*

Keiner der 9 Patienten der Gruppe 2 klagte über Oberbauchbeschwerden. Bei einem Patienten wurden 3 Monate postoperativ präpylorische Erosionen nachgewiesen. In der Gruppe 3 ergab die Endoskopie bei 5 Patienten einen pathologischen Befund (3 x Erosionen, 2 x Schleimhautrötung im Bulbus duodeni), 3 dieser Patienten gaben Oberbauchbeschwerden an.

Diskussion

Die SPV führt zu einer Reduktion der sympathischen Innervation des Magens. Diese Aktivitätsabnahme betrifft die kleine Kurvatur stärker als die große. Mehr als 12 Monate postoperativ findet sich an der großen Kurvatur wieder ein Catecholamingehalt, der von dem Kontrollwert nicht signifikant verschieden ist. An der kleinen Kurvatur im Fundus und Corpus ist die Reduktion der sympathischen Aktivität von Dauer.

Nach eigenen tierexperimentellen Befunden führt die Sympathektomie des Magens zu einer Durchblutungssteigerung der Magenschleimhaut (3) und verhindert ischämische Läsionen (2). Die in der vorliegenden Arbeit nachgewiesene partielle Sympathektomie des Magens, die während der selektiven proximalen Vagotomie erzielt wird, kann daher ein therapeutischer Wirkmechanismus zumindest bei akuten gastralen Schleimhautläsionen sein.

Zusammenfassung

30 Patienten mit selektiv proximaler Vagotomie (SPV), die wegen Ulcera duodeni durchgeführt worden war, wurden untersucht. Die sympathische Aktivität in der Magenschleimhaut in Fundus, Corpus und Antrum entlang der kleinen und großen Kurvatur wurde fluorescenzmikroskopisch bestimmt. 5 Kontrollpersonen zeigten in allen Biopsien normale Sympathikusaktivität. Bei 9 Patienten, bei denen die SPV weniger als 1 Jahr zurücklag, war der Catecholamingehalt in allen Entnahmestellen signifikant reduziert. 21 Patienten (> 1 Jahr seit SPV) wiesen nur in Fundus und Corpus an der kleinen Kurvatur eine signifikante Reduktion auf. Diese partielle Sympathektomie ist vermutlich ein wichtiger therapeutischer Wirkmechanismus zumindest bei akuten gastralen Schleimhautläsionen.

Summary

Thirty patients who had undergone selective proximal vagotomy (SPV) because of peptic ulcer disease were investigated. The sympathetic activity in gastric mucosa in fundus, corpus, and antrum along the lesser and greater curvature was measured by fluorescence microscopy. Five controls had normal sympathetic activity in all biopsies. In 9 patients operated on less than 1 year before the catecholamine content was significantly reduced in all biopsies. In 21 patients (in 1 case it was about 11 years since SPV) a significant reduction was found only in the fundus and the corpus along the lesser curvature. This partial sympathectomy is thought to be an important therapeutic principle, at least in the treatment of acute gastric lesions.

Literatur

1. Falck B, Hillarp NA, Thieme T, Torp A (1962) Fluorescence of catecholamines and related compounds condensed with formaldehyde. J Histochem Cytochem 10:348-354

2. Hottenrott Ch, Seufert RM, Kühne FW, Büsing M (1977) Experimental gastric sympathectomy: An effective prophylaxis of gastric stress lesions. Ann Surg 186:762-765
3. Silber R, Hottenrott C, Seufert R, Dörtenbach JG (1982) Der Einfluß einer periarteriellen ausschließlich gastralen Sympathektomie auf die totale und regionäre Magendurchblutung des Hundes. In: Langenbecks Arch Chir, Suppl Chir Forum. Springer, Berlin Heidelberg New York, S 225-229
4. Silber R, Hottenrott C, Seufert R, Winckler J (1984) How to achieve total gastric sympathectomy. Scand J Gastro [Suppl 89] 19:89-94

Dr. med. W. Böttcher, Zentrum der Chirurgie, Abt. für Allgemein- und Abdominalchirurgie, Klinikum der Johann-Wolfgang-Goethe-Universität, Theodor-Stern-Kai 7, D-6000 Frankfurt am Main

61. Der Einfluß von Mastzellprodukten auf die Gastrinfreisetzung

Influence of Mast Cell Products on Gastrin Release

E. Pratschke[1], R. K. Teichmann[1], G. Grab[2], E. Tutert[2] und W. Brendel[2]

[1]Chirurgische Klinik und Poliklinik, München
[2]Institut für Chirurgische Forschung der Universität München, Klinikum Großhadern

Das Antrum erkennt nach vorausgegangener Sensibilisierung luminale Antigene und induziert so eine Gastrinfreisetzung (1). Für die Antigenbindung scheinen immunkompetente Zellen verantwortlich zu sein (2). Dabei ließ sich lichtmikroskopisch auch eine Mastzell-Degranulation in der Mucosa beobachten. Ziel dieser Untersuchungen war zu zeigen, welchen Einfluß Mediatoren der Mastzelle auf die antrale Gastrinfreisetzung ausüben.

Methodik

In einer Perfusionskammer (Abb. 1) mit gepufferter und begaster Ringer-Lösung wurden Hundeantren über den Truncus coeliacus nach Ligatur aller nicht zum Antrum führenden Arterien mit einer angereicherten Krebs-Ringer-Puffer-Lösung (pH 7,37, Temp. 37° C, isoosmolar, Begasung mit 95 % O_2 und 5 % CO_2) über 40 bzw. 60 min volumenkonstant perfundiert (0,3 ml/g x min). Das venöse Effluat wurde nach Ligatur aller nicht vom Antrum stammenden Venen durch Kanülierung der V. portae in Abständen von 1 min zur radioimmunologischen Gastrinfreisetzung gesammelt. Nach Äquilibrierung mit Puffer-Perfusion für 10 min wurde die zu testende Substanz in einem oder zwei Intervallen (10. - 20. min und 40. - 50. min) dem arteriellen Perfusat zugegeben. Folgende Substanzen wurden getestet (1. Intervall - 2. Intervall):

1. Puffer allein (n = 7);
2. Bombesin[1] (n = 5) (10^{-10} mol/min);
3. Histamin[1] (n = 4) (10^{-6} mol/min - 10^{-5} mol/min);
4. Leukotrien C 4[2] (= LTC 4) (n = 4) (10^{-10} mol/min - 10^{-9} mol/min);
5. Prostaglandin D 2[3] (= PGD 2) (n = 5) (10^{-9} mol/min - 10^{-7} mol/min);
6. Prostaglandin E 2[3] (= PGE 2) (n = 5) (10^{-9} mol/min).

---

[1]Fa. Sigma, Taufkirchen
[2]Fa. Paesel, Frankfurt
[3]Fa. Upjohn, Kalamazoo

Chirurgisches Forum '85
f. experim. u. klinische Forschung
Hrsg.: F. Stelzner

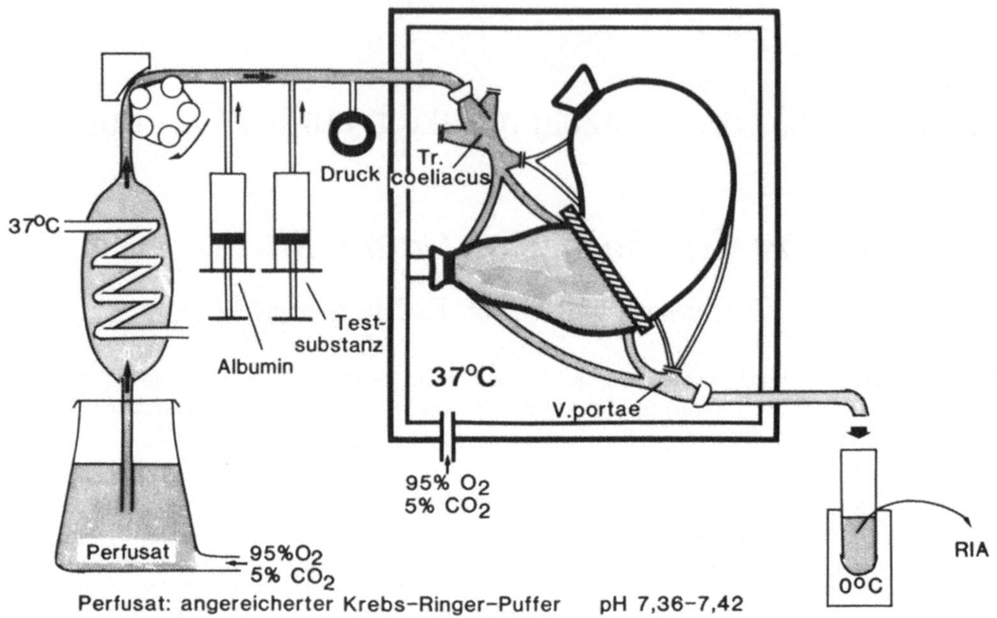

Abb. 1. Schematische Abbildung des Versuchsaufbaues

Ergebnisse

Perfusion mit Puffer-Lösung allein führte zu keinen signifikanten Gastrinveränderungen. Bombesin induzierte eine signifikante Gastrinstimulation. Das cytoprotektiv wirkende PGE 2 scheint die Gastrinfreisetzung zu hemmen (Abb. 2). Die Mucosa-Mastzell-Mediatoren LTC 4 und Histamin bewirken in den gewählten Dosierungen einen signifikanten Gastrinabfall. PGD 2, ein Bindegewebs-Mastzellprodukt, wirkt stimulierend auf die Gastrinfreisetzung (Abb. 3).

Diskussion

Die immunologisch vermittelte Gastrinfreisetzung im Antrum könnte über eine Freisetzung von PGD 2 möglich sein, allerdings handelt es sich dabei um ein Produkt der Bindegewebs-Mastzelle, von dem bisher nicht geklärt ist, inwieweit es an immunologischen Reaktionen im Antrum beteiligt ist (3). Somit könnten auch andere Mediatoren immunkompetenter Zellen nach Antigen-Antikörperreaktion im Antrum Gastrin freisetzen. Im Gegensatz dazu hemmen die Produkte der Mucosa-Mastzelle die Gastrinfreisetzung. Dies deutet darauf hin, daß zwischen Mastzelle und G-Zelle ein negativer Rückkopplungsmechanismus bestehen könnte, da Gastrin Histamin freisetzt (4).

Zusammenfassung

Hundeantren wurden in vitro isoliert gefäßperfundiert. Der Perfusions-Puffer-Lösung wurden Bombesin, Histamin, Leukotrien C 4,

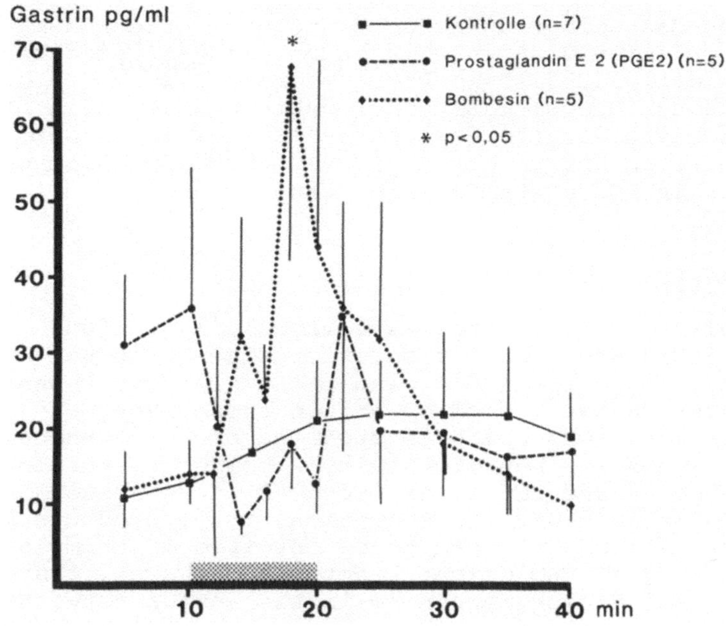

Abb. 2. Verlauf der Gastrinfreisetzung in pg/ml ± SEM bei Perfusion mit Nichtmastzellprodukten (im Raster Intervall der Mediatorzugabe)

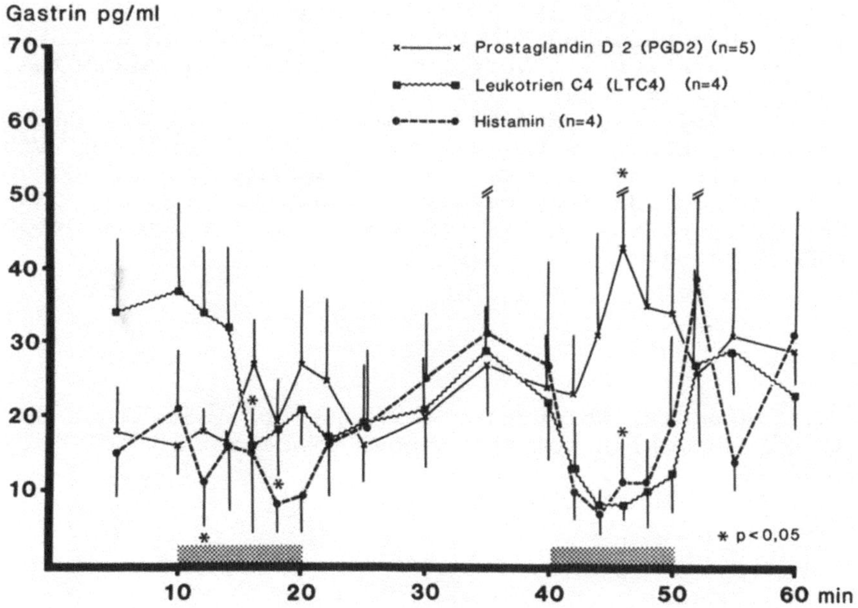

Abb. 3. Verlauf der Gastrinfreisetzung in pg/ml ± SEM bei Perfusion mit Mastzellprodukten (im Raster Intervalle der Mediatorzugabe)

Prostaglandin D 2 und Prostaglandin E 2 zugegeben. Das Bindegewebs-Mastzellprodukt PGD 2 und der Neurotransmitter Bombesin stimulieren Gastrin. Die Mucosa-Mastzellprodukte Histamin und Leukotrien C 4 sowie Prostaglandin E 2 hemmen die Gastrinfreisetzung. Mucosa-Mastzellprodukte dürften nicht für die immunologisch vermittelte Gastrinfreisetzung verantwortlich sein. Jedoch könnte im Antrum ein negativer Rückkopplungsmechanismus zwischen Gastrin und Histamin existieren.

Summary

Isolated canine antra were vascularly perfused in vitro with an enriched Krebs buffer solution. The influence of bombesin, histamine, leukotriene C 4, and prostaglandins D_2 and E_2 on gastrin secretion was tested by adding these agents to the perfusion solution. PGD_2 which is produced by the connective tissue mast cell, and the neurotransmitter bombesin cause gastrin release. Histamine and LTC 4, as products of the mucosa mast cell, and PGE_2 inhibit gastrin secretion. Thus, products of the mucosa mast cell do not seem to be involved in stimulating gastrin release by immunological reactions. However, there might be a negative feedback mechanism in the antrum between gastrin and histamine release.

Literatur

1. Teichmann RK, Andress HJ, Gycha S, Seifert J, Brendel W (1983) Die immunologische Aktivität des Antrums zur Stimulation von Verdauungsprozessen. Langenbecks Arch Chir Suppl 5-8
2. Teichmann RK, Andress HJ, Liebich H, Seifert J, Brendel W (1984) Die Bedeutung immunkompetenter Zellen im Antrum bei der Stimulation von Verdauungsprozessen. Langenbecks Arch Chir Suppl 151-154
3. Jarrett EE, Haig DM (1984) Immunology Today 5:4,115-118
4. Lorenz W, Mohri K, Reimann HJ, Troidl H, Rohde H, Barth H (1981) Die Bedeutung der Mastzellentheorie. In: Holtermüller K-H, Malagelada J-R, Herzog D (Hrsg) Pathogenese und Therapie der Ulcuserkrankung. Excerpta Medica, Amsterdam Oxford Princeton, S 125-131

Dr. E. Pratschke, Chirurgische Klinik und Poliklinik der Universität München, Klinikum Großhadern, Marchioninistr. 15, D-8000 München 70

62. Ösuphagusmotilität und Kardiafunktion nach Einlegen einer Silikonprothese nach Angelchik

Esophageal Motility and Cardia Function Following Angelchik Device

J. Schneider, H.-D. Becker und G. Lepsien

Klinik und Poliklinik für Allgemeinchirurgie Göttingen (Direktor: Prof. Dr. H.-J. Peiper)

Mit der Silikonprothese nach ANGELCHIK (1) ist 1979 eine neue Methode in die Antirefluxchirurgie eingeführt worden. PETTERSON und Mitarb. (4, 5) erklären die Wirkungsweise der Angelchikprothese damit, daß die Prothese dem durch zunehmenden intragastralen Druck hervorgerufenen Öffnungsdruck im Bereich des UOS entgegenwirkt. Dieser Mechanismus setzt voraus, daß sich ein pathologischer gastroösophagealer Reflux stets auf Grund eines erhöhten intragastralen Druckes bzw. durch zunehmende Wandspannung ereignet. Die experimentell und klinisch gesicherte rezeptive Relaxation des Magens (3) wäre damit bedeutungslos. DENT et al. (2) vermuten einen anderen Refluxmechanismus. Auf Grund ihrer Untersuchungen sind u.a. unkoordinierte, sog. "transient" Relaxationen des UOS Ursache des Refluxes. Fundoplicatio und Silikonprothese wirkten dadurch, daß sie bei der Erschlaffung einen Restdruck aufrechterhalten und so den pathologischen Reflux verhindern.

Krankengut und Methodik

Wir haben in unserem Krankengut von 14 Patienten (Durchschnittsalter 45,2 (25 - 60) Jahre; 3 w, 11 m), die wegen einer Refluxösophagitis Grad II - IV (nach SAFARY-MILLER) mit einer Silikonprothese versorgt worden sind, untersucht, ob postoperativ eine Veränderung der Ösophagusmotilität und der Funktion des UOS bewirkt wird. Von besonderer Bedeutung erschien uns die Beeinflussung der schluckreflektorischen Erschlaffung durch die Silikonprothese. Folgende Untersuchungsverfahren wurden eingesetzt: Durchzug- und Dreipunktmanometrie, 24-h-pH-Metrie, Endoskopie und eine von uns in Zusammenarbeit mit der Nuclearmedizinischen Abteilung entwickelte Methode zur Messung des Ösophagustransits. Mittels Durchzugmanometrie registrierten wir die Drucke im UOS unter Ruhebedingungen und nach Pentagastrinstimulation (0,6 pg/kg KG). Der Ruhedruck wurde als Mittelwert aus fünf gemessenen Einzeldrucken berechnet. Als Druck unter Pentagastrinstimulation wurde der erreichte Höchstdruck im UOS gewertet. Der im Außendurchmesser 4 mm starke Katheter wurde mittels einer hydropneu-

Chirurgisches Forum '85
f. experim. u. klinische Forschung
Hrsg.: F. Stelzner

matischen Pumpe (Fa. Arndorfer) mit 0,5 ml H_2O/min perfundiert und mit einem Durchzuggerät kontinuierlich vom Magen durch die Hochdruckzone in den Ösophagus zurückgezogen. Dabei entsprach die Durchzugsgeschwindigkeit der Schreibgeschwindigkeit des Registriergerätes. Zur Dreipunktmanometrie benutzen wir ein Kathetersystem mit 3 jeweils 5 cm voneinander entfernten Perfusionsöffnungen. Jede Öffnung wurde ebenfalls mit 0,5 ml H_2O/min perfundiert. Mittels Dreipunktmanometrie überprüften wir auch die UOS-Reaktionen auf Bauchkompression (wobei wir den intraabdominellen Druck auf 15 mm Hg erhöhten) sowie die schluckreflektorische Erschlaffung des UOS und die Ösophagusmotilität.

Die intraösophageale pH-Metrie wurde als Langzeitmessung über 24 h durchgeführt. Die pH-Sonde lag dabei 5 cm oberhalb des UOS. Das Meßsystem bestand aus einer Mikro-pH-Sonde (Typ 440 M 4, Fa. Ingold) und einer Gerätekombination zur Registrierung und Speicherung der Daten (Fa. Autronic, Karlsruhe; Autronicord CM18 pH, Rikadenki-Multipenrecorder, Rechner Radioshak Typ TRS80). Als pathologischen Reflux werteten wir, wenn der niedrige pH-Wert länger als 7 % der Meßphase 4 gemessen wurde.

Bei der Endoskopie wurde eine makroskopische Beurteilung der ösophagitischen Veränderungen vorgenommen. Zur Klassifizierung des Schweregrades der Ösophagitis diente die Einteilung nach SAVARY-MILLER.

Zur Untersuchung des Ösophagustransits setzten wir im Gegensatz zu anderen Untersuchenden einen halbfesten Bolus ein. Der Bolus bestand aus 150 mCi 99 Tc-Nn-Colloid in 15 ml Haferbrei. Zur Untersuchung saßen die Patienten vor einer EDV-gekoppelten Gammakamera. Gemessen wurde in ventraler Sicht in einem Feld, welches die gesamte Speiseröhre und den proximalen Magen erfaßte. Nachdem die Patienten den Bolus in den Mund genommen hatten, wurden sie zum Schlucken aufgefordert und die Messung durchgeführt. 80 % des Bolus, als Maß für die Hauptmenge, haben in der Kontrollgruppe die Speiseröhre nach 15 sec passiert, nach 10 min über 90 %. Die Untersuchungen wurden frühestens 6 Mon postop. vorgenommen.

Ergebnisse

Zu einer postoperativen Verbesserung des mittleren UOS-Ruhedrukkes, der präoperativ bei allen Patienten erniedrigt war ($\bar{x}$ = 6,6 mm Hg) kam es lediglich bei einem Patienten (postop. 16 mm Hg). Bei den übrigen Patienten lag der UOS-Ruhedruck nach der Operation bei 6,5 mm Hg ($\bar{x}$). Eine verbesserte Pentagastrinstimulierbarkeit des UOS fand sich postoperativ bei 6 Patienten. Die Tonisierbarkeit verbesserte sich von 7,5 $\pm$ 3,0 mm Hg auf 23,8 $\pm$ 6,2 mm Hg ($\bar{x}$ $\pm$ SD). Bei 4 Patienten wurde keine Veränderung der Pentagastrinstimulierbarkeit gefunden (präop. 17,8 $\pm$ 1,3 mm Hg, postop. 17,0 $\pm$ 1,4 mm Hg). Eine Verringerung der Tonisierbarkeit wurde bei 4 Patienten beobachtet (präop. 22,8 $\pm$ 4,8 mm Hg; postop. 12,3 $\pm$ 8,4 mm Hg).

10 Patienten wiesen präoperativ eine vollständige schluckreflektorische Erschlaffung bis auf das Niveau des endexspiratorischen

Fundusdruckes (= 0-Niveau) auf. Bei 4 Patienten bestand bereits präoperativ eine inkomplette schluckreflektorische Erschlaffung. Im Mittel blieb in dieser Gruppe ein Residualdruck von 4,4 ± 1,7 mm Hg erhalten. Postoperativ erhöhte sich die Anzahl der Patienten mit inkompletter schluckreflektorischer Erschlaffung auf 9 mit einem mittleren Residualdruck von 4,4 ± 2,2 mm Hg. Bei 5 Patienten blieb die bereits präoperativ unbeeinträchtigte Erschlaffung auch nach der Operation komplett erhalten.

Die präoperativ vorhandene UOS-Insuffizienz bei Bauchkompression bestand nach Implantation der Angelchikprothese bei 7 Patienten fort. Bei 5 Patienten war sie präoperativ nachweisbar, ließ sich jedoch postoperativ nicht mehr auslösen. 3 Patienten waren sowohl prä- als auch postoperativ bei Bauchkompression suffizient.

Mittels 24-h-pH-Metrie war präoperativ bei 12 Patienten ein pathologischer Reflux nachweisbar; bei 5 Patienten blieb er auch postoperativ bestehen. Auffälligerweise waren jedoch alle Patienten bezüglich der Refluxsymptomatik beschwerdefrei. Bei 3 dieser Patienten war allerdings die Ösophagitis nicht ausgeheilt, jedoch um mindestens zwei Schweregrade rückgebildet.

Bei der mittels Dreipunktmanometrie untersuchten Ösophagusmotilität fanden sich nach der Operation keine Veränderungen der Ösophagusperistaltik. Sowohl Amplitude als auch Dauer der Peristaltik sowie die Propulsivität blieben unbeeinflußt.

Beim szintigraphisch gemessenen Ösophagustransit bestand postoperativ eine Verzögerung des 80 %-Transits als Hinweis auf eine Entleerungsverzögerung in der Frühphase. Der 80 %-Transit wurde nach 0,5 bis 4,6 min erreicht. Normalerweise haben 80 % der Bolus den Ösophagus nach 15 sec passiert.

Diskussion

In der Literatur ist die Wirksamkeit der Angelchikprothese zur Behandlung der Refluxösophagitis inzwischen mehrfach belegt (6). Unklarheit besteht jedoch noch über den Wirkungsmechanismus. Zwei Hauptthesen werden diskutiert. PETTERSON und Mitarb. (4, 5) gehen davon aus, daß bei zunehmendem intragastralen Druck eine erhöhte Wandspannung in der Magenwand entsteht, die sich auf den gastroösophagealen Übergang fortsetzt und dort eine Öffnung hervorruft, was besonders dann leicht möglich ist, wenn die musculäre Struktur in diesem Bereich geschwächt oder schwach ausgebildet ist. Die um den distalen Ösophagus herumgelegte Angelchikprothese soll mit ihrem vorgegebenen Durchmesser die Öffnung limitieren und damit einen Teil des Öffnungsdruckes neutralisieren. Ungeklärt ist jedoch nach wie vor, ob ein erhöhter intragastraler Druck bzw. ein erhöhtes intragastrales Volumen tatsächlich zu einer Zunahme der Wandspannung führen. Untersuchungen von JANBERG (3) belegen eindeutig die Existenz der rezeptiven Relaxation des Magens, wodurch das Konzept von PETTERSON in Frage gestellt wird. Ein anderer Refluxmechanimus wird von DENT et al. (2) diskutiert. Mittels manometrischer und pH-metrischer Untersuchungen fanden sie, daß bei Refluxkranken unkoordinierte, sog.

"transient" Relaxationen des UOS, die nicht mit einer schluckperistaltischen Welle einhergehen, zu beobachten sind, und daß während dieser Relaxationen Reflux eintritt. Nach Anlage einer Fundoplicatio oder Einlegen einer Angelchikprothese beobachteten sie diese Relaxation zwar immer noch, jedoch sind diese nicht mehr vollständig. Der verbleibende Residualdruck soll durch die Angelchikprothese oder die Fundoplicatio hervorgerufen werden und den pathologischen Reflux verhindern.

Die Ergebnisse unserer Nachuntersuchungen bei Patienten mit einer Angelchikprothese sind uneinheitlich. Der therapeutische Erfolg, nämlich die Ausheilung der Refluxösophagitis wird bei 11 von 14 Patienten erreicht. Bei den übrigen 3 Patienten ist die Refluxösophagitis jedoch deutlich rückgebildet. Damit ist in unserem Krankengut die Erfolgsquote mit derjenigen nach Fundoplicatio vergleichbar. Wie zu erwarten, kommt es nach Einlegen einer Angelchikprothese nicht zu einer Verbesserung des Ruhedruckes im UPS. Die mechanische Manschette ist zu keiner aktiven Leistung befähigt. Auffällig ist die verbesserte Pentagastrinstimulierbarkeit bei 6 unserer Patienten. Möglicherweise ist es hier nach Ausheilung der Refluxösophagitis zu einer Erholung der myogenen Funktion des gastroösophagealen Überganges gekommen. Bemerkenswert jedoch ist auch, daß bei 4 Patienten die Pentagastrinstimulierbarkeit nach dem operativen Eingriff verschlechtert ist. Eine Erklärung dieses Phänomens ergibt sich aus unseren Befunden nicht.

Sollte dem von DENT et al. (2) geäußerten Konzept eine Bedeutung zukommen, so müßte bei all unseren Patienten postoperativ eine inkomplette schluckreflektorische Erschlaffung zu beobachten sein. Bei 4 Patienten bestand bereits präoperativ eine inkomplette Erschlaffung. Bei 5 weiteren Patienten war sie postoperativ vorhanden, obwohl sie präoperativ komplett war. Bei fast 30 % unserer Patienten bleibt die Erschlaffung postoperativ unbeeinträchtigt. Damit können wir das Konzept von DENT et al. nicht generell bestätigen. Eindeutig ist jedoch, daß bei der Mehrzahl unserer Patienten die Erschlaffung postoperativ beeinträchtigt ist und somit die von DENT geäußerte Vorstellung durchaus eine Rolle spielen könnte. Trotz der manometrisch unbeeinträchtigten Peristaltik des Ösophagus ist die Entleerung szintigraphisch verlangsamt. Daraus ist zu schließen, daß die Angelchikprothese der Speiseröhre einen gewissen Entleerungswiderstand entgegensetzt. Die inkomplette schluckreflektorische Erschlaffung könnte dieses Phänomen erklären.

Bei 5 Patienten konnten wir postoperativ noch einen pathologischen gastroösophagealen Reflux nachweisen. Somit ist in unserem Krankengut die Angelchikprothese, anders als die Fundoplicatio, nicht in der Lage, einen gastroösophagealen Reflux in jedem Fall zu verhindern. Bemerkenswert ist jedoch, daß 4 Patienten mit postoperativem pathologischen gastroösophagealen Reflux auch noch eine komplette Erschlaffung des UOS aufweisen. Dieses spricht wiederum für das von DENT vorgeschlagene Konzept.

Ob der Vorstellung von PETTERSON et al. (4, 5) unter physiologischen Bedingungen eine Bedeutung zukommt, läßt sich anhand unserer Daten nicht belegen. Immerhin blieb bei Erhöhung des intragastralen Druckes auf nur 11 mm Hg bei 7 Patienten auch postoperativ noch eine UOS-Insuffizienz bestehen. Bei 5 Patienten ließ sie sich postoperativ nicht mehr nachweisen. Unsere Zahlen belegen lediglich, daß die Angelchikprothese offenbar nicht bei allen Patienten in der Lage ist, eine Barriere gegenüber einer Erhöhung des intragastralen Druckes herzustellen. Eine Erhöhung des intragastralen Druckes auf 15 mm Hg stellt allerdings eine relativ unphysiologische Maßnahme dar und prüft die UOS-Funktion im physiologischen Grenzbereich. Es ist nicht auszuschließen, daß die Silikonprothese geringeren Druckerhöhungen einen ausreichenden Widerstand entgegensetzen kann.

Unsere Untersuchungen machen wahrscheinlich, daß sowohl der Verschlechterung der Erschlaffung des UOS und somit Aufrechterhaltung eines Residualdruckes als auch der Neutralisierung des Öffnungsdruckes eine Bedeutung zukommt. Ebenso wie die Refluxkrankheit nicht über einen Störungsmechanismus allein zu erklären ist, scheint die Angelchikprothese nicht nur einen Wirkungsmechanismus zu besitzen, sondern mindestens die zwei genannten pathogenetischen Faktoren zu beeinflussen.

Zusammenfassung

An unserem Krankengut von 14 Patienten mit einer Angelchikprothese haben wir prä- und postoperativ die Ösophagusmotilität und die Kardiafunktion untersucht. Zur Ausheilung der Refluxösophagitis kam es bei 11 Patienten und bei 3 zu einer Verringerung des Schweregrades der Ösophagitis. Die Angelchikprothese führte nicht zu einer Verbesserung des Ruhedruckes im UOS. Unsere Ergebnisse zur Pentagastrinstimulierbarkeit nach Angelchikprothese sind unterschiedlich und lassen keine allgemeine Aussage zu. Gleiches gilt für die UOS-Suffizienz unter Bauchkompression. In unserem Krankengut beobachteten wir postoperativ das gehäufte Auftreten einer inkompletten schluckreflektorischen Erschlaffung. Damit scheint die Angelchikprothese auf den von DENT (2) beschriebenen Refluxmechanismus zu wirken. Offenbar hervorgerufen durch die verschlechterte schluckreflektorische Erschlaffung kommt es trotz regelrechter manometrischer Ösophagusfunktion zu einer Entleerungsverzögerung des Ösophagustransits in der Frühphase, wie unsere szintigraphischen Untersuchungen zeigen. Die Angelchikprothese stellt damit einen Entleerungswiderstand dar. Daß bei einem Teil unserer Patienten postoperativ keine UOS-Insuffizienz bei Bauchkompression mehr vorhanden war, scheint das Konzept nach PETTERSON (4, 5) zu bestätigen. Unsere Untersuchungen machen wahrscheinlich, daß die Angelchikprothese sowohl über eine Beeinträchtigung der schluckreflektorischen Erschlaffung als auch über eine Neutralisierung des Öffnungsdruckes wirkt.

Summary

In 14 patients subjected to reflux surgery with insertion of Angelchik devices we examined the esophageal motility and the function of the lower esophageal segment (LES) before and after the operation. Esophagitis was cured in 11 of the patients and improved in the other 3. There was no change in the basal tone of the LES. The results of pentagastrin stimulation and those of the common cavity test varied and do not allow any general conclusion. Following the operation we found an elevated frequency of incomplete swallow-related relaxation of the LES. This suggests that the Angelchik device affects the reflux mechanism postulated by DENT et al. (2). Despite maintenance of the esophageal function measured manometrically, the weakening of the swallow-related relaxation of the LES obviously leads to a delay in esophageal emptying, as seen in our scintigraphic studies. Thus, the Angelchik device sets up resistance to emptying. After the operation the common cavity phenomenon was no longer present in some of our patients which seems to confirm the concept originally put forward by PETTERSON (4, 5). We conclude from our studies that the Angelchik device exerts its effect in two ways: (1) by restricting the degree of relaxation of the LES linked with the swallow reflex; and (2) by neutralizing the opening pressure.

Literatur

1. Angelchik JR, Cohen R (1979) A new surgical procedure for the treatment of gastroesophageal reflux and hiatal hermia. Surg Gynec Obstet 148:246-248
2. Dodds WJ, Dent J et al (1982) Mechanisms of gastroesophageal reflux in patients with reflux esophagitis. N Engl J Med 307: 1547-1552
3. Jahnberg T (1977) Gastric adaptive relaxation - Effects of vagal activation on vagotomy. Scand J Gastroenterol 12 (Suppl): 1-32
4. Petterson GB, Bombeck CT, Nyhus LM (1980) The dynamics of LES function. Curr Surg 37:143-145
5. Petterson GB, Bombeck CT, Nyhus LM (1980) The lower esophageal sphincter mechanisms of opening and closure. Surgery 88:307-314
6. Siewert JR, Weiser HF (1983) Silikon-Prothese als Antirefluxoperation. Dtsch Med Wschr 108:1601-1603

Dr. J. Schneider, Klinik und Poliklinik für Allgemeinchirurgie der Universität Göttingen, Robert-Koch-Straße 40, D-3400 Göttingen

63. Der Einfluß des colloidosmotischen Druckes auf die Plasmaproteinsynthese in der isoliert perfundierten Meerschweinchenleber

The Influence of Colloid Osmotic Pressure on the Plasma Protein Synthesis of the Isolated Perfused Guinea Pig Liver

R. Bumm, G. Aschenbrenner, G. Blümel und U. Pfeiffer

Institut für Experimentelle Chirurgie der Technischen Universität München (Direktor: Prof. Dr. med. G. Blümel)

Die Anwendung von onkotisch wirksamen Substanzen zur Erhöhung des colloidosmotischen Druckes (KOD) im Plasma ist in der Intensivmedizin weit verbreitet. Eine mögliche Wirkung eines erhöhten KOD auf die hepatische Albuminsynthese wurde von ROTHSCHILD und ORATZ beschrieben, welche bei Zufuhr von Albumin, γ-Globulinen oder Dextran eine Reduktion der Albuminsynthese und -freisetzung sowohl im Ganztier als auch in der isoliert perfundierten Rattenleber feststellten (2, 3). Die Einflüsse von Substrat- und Hormonzufuhr auf die Plasmaproteinsynthese in der Leber sind bereits eingehend beschrieben worden (4). Ziel unserer Arbeit war es, an der isoliert perfundierten Meerschweinchenleber unter konstanter Substrat- und Hormonzufuhr festzustellen, ob sich die erwähnte Wirkung des KOD auch auf andere Plasmaproteinfraktionen erstreckt. Zusätzlich zu den Plasmaproteinen Albumin, Fibrinogen, Cholinesterase und α-1-Antitrypsin wurden allgemein übliche Perfusionsparameter wie Transaminasen, Harnstoff und Kalium, sowie die hepatische Sauerstoffaufnahme bestimmt.

Methodik

Die Untersuchungen wurden am Modell der isoliert perfundierten Meerschweinchenleber (Abb. 1) durchgeführt unter Verwendung des von NEUHAUS beschriebenen Organbades (1). Die Perfusion erfolgte volumenkonstant (Flow = 30 ml/min) und rezirkulierend über die Vena porta mit 100 ml einer modifizierten Krebs-Henseleit-Pufferlösung, die jeweils entweder 30 g/l (3 %-Gruppe, n = 7) oder 60 g/l (6 %-Gruppe, n = 7) Rinderalbumin, 650 IU/l Antithrombin III, 5000 IU/l Heparin und 5,5 mmol/l Glucose enthielt. Während der 6-stündigen Perfusion infundierten wir 1 ml/h Substratlösung, die 100 g/l balancierte Aminosäuren, 510 IU/l Rinderinsulin, 610 mg/l Cortison, 2,2 mol/l Glucose und 5,0 g/l Ampicillin enthielt. Stündlich wurden aus dem Perfusionskreislauf Proben zur Bestimmung der hepatischen Sauerstoffaufnahme, der Kaliumkonzentration, der Konzentrationen von Meerschweinchenalbumin (MSA), Meerschweinchenfibrinogen (MSF), α-1-Antitrypsin (α-1-AT), Cholinesterase

Chirurgisches Forum '85
f. experim. u. klinische Forschung
Hrsg.: F. Stelzner

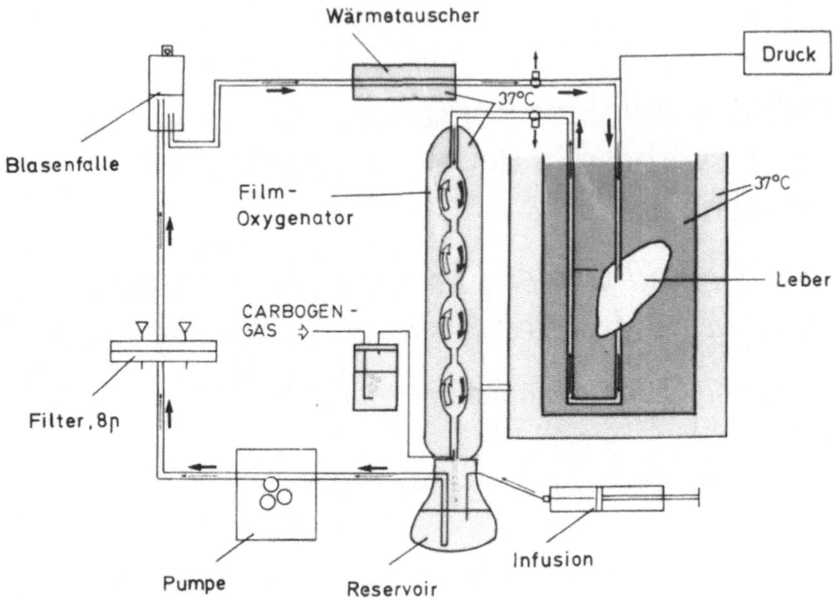

Abb. 1. Schematische Darstellung des verwendeten Perfusionsmodells

(CHE), Aspartataminotransferase (AST, ehemals GOT), Alaninanimotransferase (ASL, ehemals GPT), γ-Glutamyltransferase (γ-GT), und Harnstoff entnommen. Der portale Druck wurde kontinuierlich registriert. Überstieg das Basendefizit -2,5 mmol/l, so wurde mit 1-molarer Natriumbicarbonatlösung ausgeglichen. In die Studie wurden nur Perfusionen mit stabilen portalen Druckwerten aufgenommen. Zur statistischen Auswertung wendeten wir den Student-t-Test für zwei unverbundene Stichproben an (Signifikanzniveau bei $p \leqq 0,05$). Die Spiegel der gemessenen Proteine und von Harnstoff wurden auf 1 g Leberfeuchtgewicht normiert (im Mittel 20,4 g).

Ergebnisse

In der 6 %-Gruppe wurde über den Versuchszeitraum signifikant weniger MSA und MSF freigesetzt (Abb. 2). Im Gegensatz dazu stehen die Verläufe der CHE (Tabelle 1), da dieses Protein in der 6 %-Gruppe vermehrt liberiert wurde. Die Freisetzung von α-1-AT (Tabelle 1) wies keinen signifikanten Unterschied zwischen beiden Gruppen auf. Die Konzentrationsverläufe des Harnstoffs und der Transaminasen AST und ASL (ohne Abbildung) ergaben den für die isolierte Leberperfusion typischen Anstieg, wobei sich kein signifikanter Unterschied zwischen der 3 %- und 6 %-Gruppe zeigte. Im Gegensatz dazu wurde signifikant mehr γ-GT (Tabelle 1) in der 6 %-Gruppe freigesetzt. Im Vergleich zur 3 %-Gruppe manifestierte sich ab der 3. Perfusionsstunde in der 6 %-Gruppe ein erhöhter Kaliumspiegel und eine verminderte hepatische Sauerstoffaufnahme (Tabelle 1).

Tabelle 1. Ergebnistabelle (* = signifikanter Unterschied zwischen den beiden Gruppen (je n = 7), $p \leq 0,05$). Für jeden Parameter gilt: 1. Spalte = Mittelwerte 3 %-Gruppe, 2. Spalte = Standardabweichung 3 %-Gruppe, 3. Spalte = Mittelwerte 6 %-Gruppe, 4. Spalte = Standardabweichung 6 %-Gruppe. Lg = Lebergewicht

Parameter		0	1	2	3	4	5	6 Zeit/h
CHE	(3%)	3,51	4,21	4,56	5,77	7,72	8,03	9,22
(U/l/g Lg)		(0,77)	(1,26)	(1,53)	(2,62)	(4,77)	(3,92)	(3,11)
	(6%)	7,17*	7,98	7,81*	10,7*	13,2	17,5*	18,9*
		(3,82)	(3,75)	(1,96)	(3,01)	(5,03)	(5,28)	(7,96)
α-1-AT	(3%)	1,19	1,31	1,46	1,54	1,67	1,77	1,80
(U/l/g Lg)		(0,26)	(0,30)	(0,32)	(0,29)	(0,37)	(0,47)	(0,46)
	(6%)	0,73	1,04	1,18	1,43	1,48	1,58	1,62
		(0,44)	(0,23)	(0,26)	(0,49)	(0,51)	(0,39)	(0,40)
γ-GT	(3%)	0,033	0,044	0,091	0,19	0,18	0,24	0,30
(U/l/g Lg)		(0,047)	(0,019)	(0,039)	(0,11)	(0,073)	(0,084)	(0,095)
	(6%)	0,047	0,083	0,20*	0,29	0,37*	0,43	0,54
		(0,011)	(0,018)	(0,11)	(0,15)	(0,16)	(0,21)	(0,30)
Harnstoff	(3%)	0,039	0,069	0,11	0,16	0,22	0,25	0,29
(mmol/l/g Lg)		(0,017)	(0,027)	(0,038)	(0,061)	(0,060)	(0,075)	(0,064)
	(6%)	0,016	0,041	0,085	0,13	0,18	0,21	0,23
		(0,005)	(0,013)	(0,021)	(0,027)	(0,037)	(0,063)	(0,056)
O_2-Verbrauch	(3%)	1,09	0,94	0,95	1,05	0,97	0,96	0,86
(ml O_2/min/		(0,25)	(0,20)	(0,10)	(0,23)	(0,18)	(0,31)	(0,27)
100 g Lg)	(6%)	0,92	0,87	0,85	0,87	0,70*	0,78	0,48*
		(0,18)	(0,23)	(0,31)	(0,17)	(0,14)	(0,37)	(0,13)
Kalium	(3%)	4,82	4,52	4,58	4,47	4,64	4,70	4,54
(mmol/l)		(0,55)	(0,66)	(0,91)	(0,76)	(0,64)	(0,65)	(0,84)
	(6%)	4,93	5,15	5,91	6,32*	6,51*	6,19*	6,08*
		(1,05)	(1,15)	(1,67)	(1,64)	(1,64)	(1,36)	(1,19)

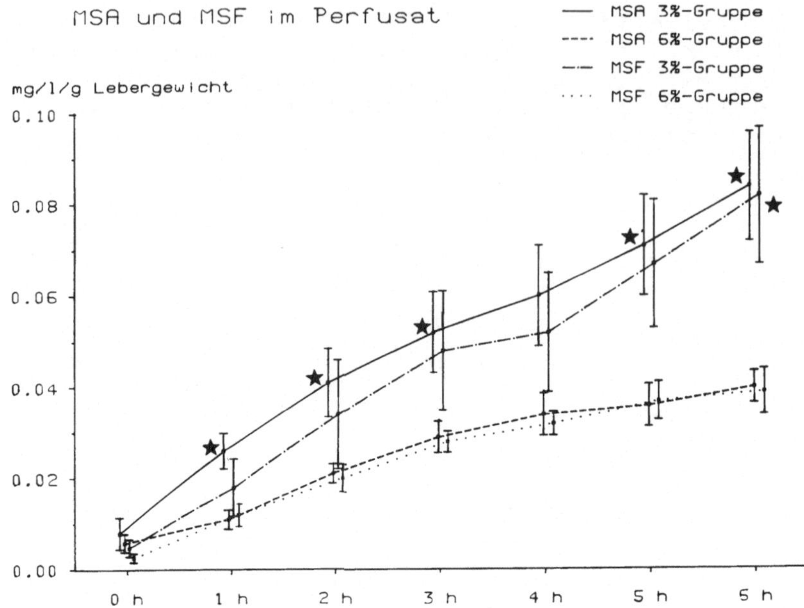

Abb. 2. Konzentrationen von MSA und MSF im Perfusat (Mittelwerte ± Standardfehler) während der 6-stündigen Perfusion (= signifikanter Unterschied zwischen 3 %- und 6 %-Gruppe, p ≦ 0,05)*

Diskussion

Über den Beeinflussungsmechanismus von KOD und Proteinsynthese wurde von ORATZ die Hypothese eines "onkotischen Receptors" aufgestellt (2). Festzuhalten ist, daß sich bei Perfusion mit 6 %-Rinderalbuminlösung eine Reduktion sowohl der Albumin- als auch der Fibrinogenfreisetzung, welche hier mit der Synthese gleichgesetzt werden darf (2, 3), einstellte. Für die in unserer Untersuchung auftretende positive Abhängigkeit zwischen KOD und CHE-Synthese haben wir bislang keine Erklärung. Die Ausschleusung des vierten untersuchten Plasmaproteins α-1-AT unterliegt offensichtlich keiner KOD-Abhängigkeit.

Die bei Perfusion der Leber mit 6 %-Albuminlösung auftretenden Veränderungen der Perfusionsparameter γ-GT, Kaliumspiegel und Sauerstoffaufnahme lassen jedoch, zusätzlich zur oben erwähnten Receptortheorie, auch an die Möglichkeit einer direkten Leberzellschädigung denken. Da bisher keine Human-Studien zur aufgeworfenen Fragestellung vorliegen, läßt sich die klinische Relevanz unserer Ergebnisse noch nicht beurteilen.

Zusammenfassung

An der unter konstanter Substrat- und Hormonzufuhr isoliert perfundierten Meerschweinchenleber führte eine Erhöhung des colloidosmotischen Druckes (KOD) im Perfusat durch Rinderalbumin zu einer Reduzierung der Albumin- und Fibrinogensynthese sowie zu einer Steigerung der Cholinesterasesynthese. Die α-1-Antitrypsinsynthese blieb unbeeinflußt. Zusätzlich führte die Erhöhung des KOD zu einer signifikant größeren Freisetzung von γ-Glutamyltransferase und nach der 3. Perfusionsstunde zu einem erhöhten Kaliumspiegel sowie zu einer reduzierten Sauerstoffaufnahme, was als Zeichen einer direkten Leberzellschädigung gewertet werden kann.

Summary

The effect of colloid osmotic pressure (COP) on plasma protein synthesis of the isolated perfused guinea pig liver was examined during continuous addition of substrate and hormones. We increased COP by means of bovine serum albumin and found a reduction of albumin and fibrinogen synthesis and an increased synthesis of cholinesterase. α-1-Antitrypsin synthesis was not affected. In addition, at raised COP there was a significantly increased liberation of γ-glutamyltransferase and, from the 3rd hour of perfusion, elevated potassium levels and a reduced oxygen consumption, which might be taken as signs of direct damage to hepatic cells.

Literatur

1. Neuhaus P, Neuhaus R, Vonnahme F, Pichelmayer R (1983) Verbesserte Möglichkeiten des temporären Leberersatzes durch ein neues Konzept der extracorporalen Leberperfusion. Langenbecks Arch Chir Suppl 223-228
2. Oratz M, Rothschild MA, Schreiber S (1973) Albumin - osmotic function. In: Rothschild MA (ed) Albumin - structure, function, and uses. Pergamon Press, Oxford New York Toronto Sydney, p 275-281
3. Rothschild MA, Oratz M, Mangelli M, Schreiber SS (1969) Effect of albumin concentration on albumin synthesis in the perfused liver. Am J Physiol 216:1127-1132
4. Tavill AS (1973) Regulatory factors in the synthesis of plasma proteins by the isolated perfused rat liver. In: Protein turnover. Symp 9 Ciba Foundation 155-171

cand. med. R. Bumm, Institut für Experimentelle Chirurgie der Technischen Universität München, Klinikum Rechts der Isar, Ismaninger Straße 22, D-8000 München 80

64. Bestimmung der Thymidinkinaseaktivität zur Messung des zeitlichen Verlaufes der Leberregeneration der Ratte

Assessment of Thymidine Kinase Activity as a Measurement of the Temporal Course of Liver Regeneration in the Rat

St. v. Sommoggy[1], T. Gerencser[1] und M. Goldberg[2]

[1]Chirurgische Klinik und Poliklinik, Technische Universität München (Direktor: Prof. Dr. J.R. Siewert)
[2]Max-Planck Institut für Biochemie, Martinsried bei München, Arbeitsgruppe für Experimentelle Medizin (Leiter: Prof. Dr. Dr. G. Ruhenstroth-Bauer)

Der Mechanismus der Leberregenetation und zwar sowohl Auslöse- wie Beendigungsmechanismus ist nach wie vor unbekannt. Zwei Regelkreise sind betroffen: 1. Das mittlere Volumen der Leberzellen, das mit dem Körpergewicht korreliert. 2. Die Zahl der Leberzellen, die altersunabhängig ungefähr konstant ist und bei der Ratte etwa 5 x 10E8 Zellen beträgt. Beide Regelkreise sind voneinander unabhängig. Nach einer Teilhepatektomie erhöht sich die normal sehr niedrige Proliferationsrate (0 - 2 Mitosen/10E4 Zellen) außerordentlich bis die Gesamtzahl ungefähr wieder erreicht ist. Beeinflussende Faktoren werden in portalem Flow (quantitative Theorie) oder portalvenösen Inhaltsstoffen (qualitative Theorie) gesehen. Bekannte Einflüsse sind Alter, Ernährung, Tierhaltung, Streß, Tagesrhythmus, Hormonstatus, Ausmaß des Leberzellverlustes. Trotz aller beeinflussenden Faktoren bleibt der grundlegende Regenerationsprozeß unverändert (1). Untersuchungen zum Regenerationsablauf der Leber haben erhebliches chirurgisches Interesse nicht nur hinsichtlich der Restitution nach Leberresektionen, sondern auch bei Verlust nach funktioneller Leberzellmasse nach Ischämiezuständen der Leber (Resektionen unter Occlusion des Ligamentum hepatoduodenale, Lebertransplantationen, posttraumatische Schockleber).

Die vorliegende Untersuchung beschreibt die Entwicklung einer Methode zur Verlaufsbestimmung der Leberregeneration, die nicht kostenaufwendig, beliebig wiederholbar ist und keine Incorporation von radioaktivem Material in vivo verlangt. Die von KAHN et al. (2) angegebene Methode wurde überprüft und daraufhin eine eigene Modifikation der Methode von MING et al. (3) entwickelt.

Material und Methode

Versuchstiere: Weibliche SPF-Ratten mit einem Gewicht von 95 - 105 g (Inzucht seit 30 Generationen). Haltung: Fensterloser Raum,

Chirurgisches Forum '85
f. experim. u. klinische Forschung
Hrsg.: F. Stelzner

7 - 19 Uhr beleuchtet, 23° C, 50 ± 5 % Luftfeuchtigkeit, Makrolonkäfige. Futter: Altromin 1324 und Wasser ad libitum. 68 %ige Teilhepatektomie nach der Methode von HIGGINS und ANDERSEN (4). Bestimmung der Leberproliferation mit der H 3-Thymidinmethode nach GOLDBERG et al. (5). Thymidinkinasebestimmungen nach KAHN et al. (2) und in eigener Modifikation: Homogenisation von 1 g Lebergewebe mit 10 ml 0,02 M Tris-HCl Puffer. Filtration 150 µm Filter. 4 ml Homogenisat 1 h Ultrazentrifugation (140 000 x g). Absaugen der oberflächlichen mit Lipiden angereicherten Schicht und Verwendung des Überstandes zur Enzym- und Proteinbestimmung. Zu 0,75 ml Standardlösung (7 ml 0,2 M Tris-HCl-Puffer, pH 7,8, 4 ml 50 mM ATP + 4 ml 50 mM $MgCl_2$ + 6 mg Rinderserum-Albumin + 5 ml 4,8 mM Thymidin und 40 µl H 3-Thymidin + 20 mM NaF) wurde bei 37° C 0,25 ml der Enzymlösung gegeben. Incubation 35 min, Stoppen der Reaktion durch 5-minütiges Kochen bei 95° C. Abzentrifugieren des ausgefällten Proteins, 0,25 ml auf 10 DE 81 Cellulose-Filterpapier, 2maliges Waschen mit 95 %igem Alkohol, Lufttrocknen der Filter und 5minütiges Zählen in einem Szintillationsflüssigkeitszähler (Packard Beta-Counter, Szintillationsflüssigkeit Rotiszint 22). Nach der Proteinbestimmung (Methode nach BRADFORD (1976) Anal Biochem 72:254-284) Ausdrücken der Aktivität als DPM/mg Protein. Doppelbestimmungen.

Ergebnisse

Die Ergebnisse der Messung der Leberzellproliferation mit der H 3-Thymidinmethode sind in Abb. 1 dargestellt. Das Maximum liegt bei 20 h. Bei den Bestimmungen der Thymidinkinase in der Methode nach

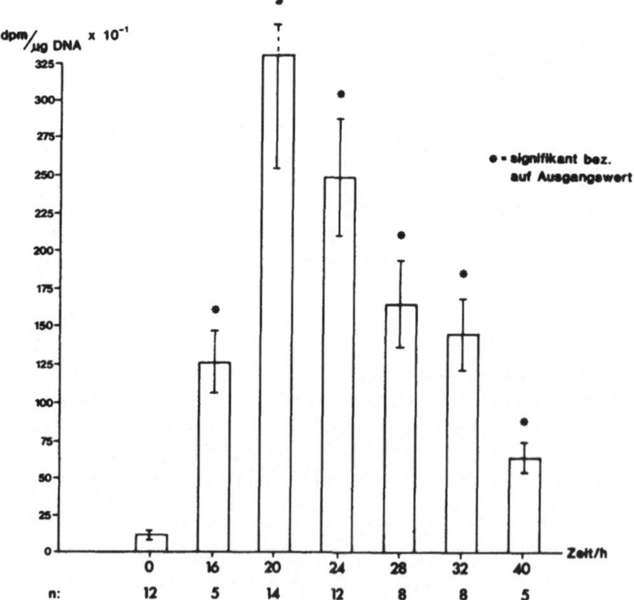

Abb. 1. Zeitlicher Verlauf der Rattenleberregeneration nach 68 %iger Leberresektion nach der H^3-Thymidin-Methode

KAHN et al. (2) ergaben sich bei einer hohen Streubreite keine Unterschiede zwischen leberresezierten Tieren und Kontrolltieren. Eine graphische Darstellung ist deshalb nicht möglich. Abbildung 2 zeigt die Ergebnisse der Thymidinkinase-Aktivitätsbestimmungen in der von uns modifizierten Methode. Das Aktivitätsmaximum liegt bei 28 h und unterscheidet sich hoch signifikant vom Ausgangswert.

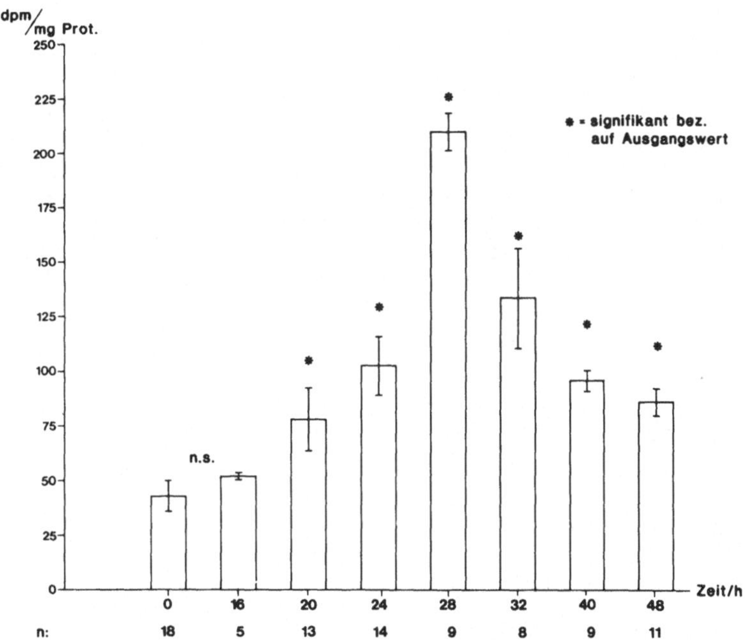

Abb. 2. Zeitlicher Verlauf der Rattenleberregeneration nach 68 %iger Leberresektion mit der Thymidin-Kinase-Aktivitätsbestimmung

Diskussion

Die Bestimmung der Leberzellproliferation mit der H 3-Thymidinmethode zeigt unter den von uns gewählten Versuchsbedingungen das Aktivitätsmaximum bei 20 h. Die Thymidinkinase-Aktivitätsbestimmungen zeigen mit ihrem Maximum eine Zeitverzögerung von 8 h, was durch die verzögert einsetzende Enzyminduktion erklärt werden kann. In der Literaturangabe von KAHN et al. (2) liegen Maximum von H 3-Thymidinbestimmung und Thymidinkinaseaktivität bei 24 h. Diese Methode erwies sich in unseren Händen als jedoch nicht reproduzierbar. Die zeitlich sich rasch verschiebenden Maxima der DNS-Synthese betonen die Bedeutung von Verlaufsmessungen der Leberregeneration unter den jeweils gewählten Versuchsbedingungen. Durch die fehlende in vivo Incorporation von radioaktivem Material ist die Methode auch klinisch anwendbar.

Zusammenfassung

An Ratten wurde nach 68 %iger Teilhepatektomie die Proliferationskinetik der Leberzellen untersucht. Die von KAHN et al. angegebene

Methode der Thymidinkinaseaktivitätsbestimmung (2) erwies sich als nicht reproduzierbar. Eine eigene Modifikation der Thymidinkinase-Aktivitätsbestimmung zeigt ein Aktivitätsmaximum bei 28 h und lag damit um 8 h hinter dem mit der konventionellen H 3-Thymidinmethode gemessenen Maximum (bei 20 h). Bereits 4stündige Zeitabstände ergeben in beiden Methoden große Unterschiede, so daß bei Untersuchungen zur Leberregeneration Verlaufsbestimmungen in 4 h Abstand unerläßlich sind.

Summary

The proliferation kinetics of liver cells in rats were examined following partial (68 %) hepatectomy. The method presented by KAHN et al. (2) for the assessment of thymidine kinase activity measured did not give reproducible results. Our own modification of the thymidine kinase activity measurement showed maximum activity after 28 h and was thus set 8 h later than the maximum after 20 h found with the conventional ^{3}H-thymidine method. Even at 4-h intervals wide differences between the two methods were observed, so that control studies on the course of liver regeneration are essential at 4-h intervals.

Literatur

1. Bucher NLR, Malt RA (1971) Regeneration of liver and kidney. Little Brown and Comp., Boston
2. Kahn D, Stadler J, Terblanche J, van Hoorn-Hickman R (1979) Thymidine kinase: An inexpensive index of liver regeneration in a large animal model. Gastroenterology 79, 5, part 1
3. Chen MS, Prusoff WH (1978) Thymidine kinase from escherichia coli. Methods in Enzymology LI
4. Higgins GM, Anderson RM (1931) Experimental pathology of the liver of the white rat following partial surgical removal. Arch Path (Chicago) 12:186-202
5. Goldberg M, Strecker W, Feeny D, Ruhenstroth-Bauer G (1980) Evidence for the characterization of a liver cell proliferation factor from blood plasma of partially hepatectomized rats. Horm Metab Res 12:94-96

Dr. St. v. Sommoggy, Chirurgische Klinik und Poliklinik der Technischen Universität München, Ismaningerstr. 22, D-8000 München 80

65. Sekretionsstudien an menschlichem Pankreasgewebe

Human Pancreatic Tissue - Secretion Studies In Vitro

M. Büchler[1], P. Malfertheiner[2], C. Rigg[1], W. Krautzberger[1], R. Bittner[1] und H. G. Beger[1]

[1]Abteilung für Allgemeine Chirurgie, Universität Ulm
[2]Abteilung für Innere Medizin II, Universität Ulm

Chronische Pankreatitis und Pankreascarcinom gehen in der Regel mit einer Einschränkung der exokrinen Funktion einher. Beim Menschen wird diese Funktionsverminderung in der Klinik mittels direkter und indirekter Tests erfaßt, wobei die Ergebnisse nur einen globalen Effekt der sekretorischen Leistung in Abhängigkeit ihrer übergeordneten regulatorischen Mechanismen erfassen. Der Enzymgehalt einzelner Regionen des menschlichen Pankreas und deren Sekretionsdynamik unter dem Einfluß von hormoneller Stimulation können in vivo nicht analysiert werden, so daß ein in vitro Modell zur weitergehenden Untersuchung der Pathogenese humaner Pankreaserkrankungen konzipiert werden mußte.

Patienten

Zwischen 1982 und 1984 wurde von 30 Patienten intraoperativ Pankreasgewebe gewonnen.

Gruppe I (Kontrollgruppe) beinhaltet 6 Organspender (5♂, 1♀, Alter 18 - 34 Jahre) nach letalem Schädel-Hirn-Trauma. Hier wurden jeweils im Anschluß an die Nierenentnahme Körper und Schwanz der Bauchspeicheldrüse reseziert.

In Gruppe II finden sich 15 Patienten (11♂, 4♀, Alter 26 - 52 Jahre) mit durch ERCP, CT und Sekretin-Takus-Test gesicherter chronischer Pankreatitis, welche entweder einer duodenumerhaltenden Pankreaskopfresektion (n = 11), einer partiellen Duodenopankreatektomie (n = 1) oder einer Pankreaslinksresektion (n = 3) unterzogen wurden.

In Gruppe III sind 9 Patienten (3♂, 6♀, Alter 63 - 74 Jahre) mit Adenocarcinomen der Bauchspeicheldrüse (Kopf: n = 6, Körper: n = 2, Schwanz: n = 1) zusammengefaßt. OP-Verfahren: Partielle Duodenopankreatektomie; n = 6; subtotale Linksresektion: n = 3. Die Sekretionsstudie erfolgte immer am carcinomfreien Acinusgewebe (Schnellschnitthistologie).

Chirurgisches Forum '85
f. experim. u. klinische Forschung
Hrsg.: F. Stelzner

Methodik

Die jeweils frisch entnommenen Pankreasgewebe wurden in Stücke von mm^3 Volumen geschnitten und Proben aus definierten Regionen für 60 min in oxygenierter Krebs-Ringer-Lösung incubiert (1). Die Stimulation der exokrinen Sekretion erfolgte mit dem synthetischen Dekapeptid des Cholecystokinins (Caerulein) in einer Dosierung von 5×10^{-10} g/l Incubationsmedium. Diese Konzentration hatte sich in einer zuvor durchgeführten Dosiswirkungsstudie an gesundem menschlichen Pankreas als optimaler Stimulus erwiesen (Abb. 1). Aus den Überständen der Incubationslösung wurden insgesamt viermal in 15-Minuten Abständen Amylase und Trypsin bestimmt. Nach Abschluß der Sekretionsstudie wurden die Gewebsproben homogenisiert und im Homogenat Amylase, Trypsin, Gesamteiweiß und DNS gemessen. Histologische Untersuchungen erfolgten von allem zur Incubation verwendeten Gewebsregionen als morphologische Kontrolle der Funktionsanalyse.

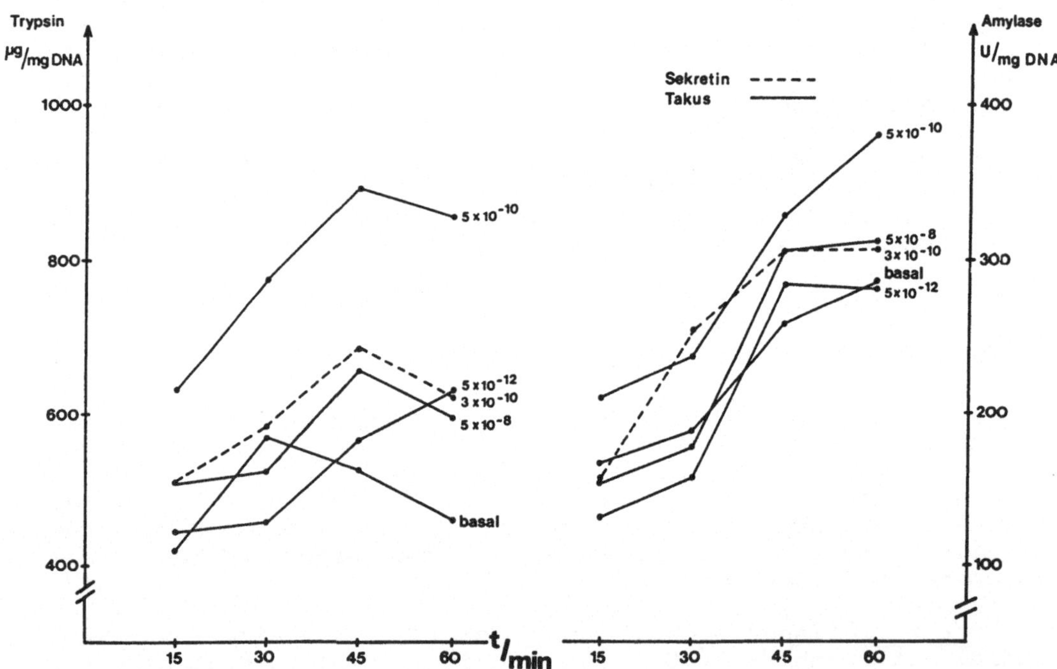

Abb. 1. Dosis-Wirkungsbeziehung einer hormonalen Stimulation von gesundem menschlichem Pankreasgewebe in vitro. Incubation über 60 min mit Takus = Caerulein und Sekretin (5×10^{-12} bis 5×10^{-8} g/l) gegenüber basal (= unstimulierte Lösung). Freisetzung von Trypsin und Amylase ins Incubationsmedium wird maximal unter 5×10^{-10} g/l Caerulein erreicht

Ergebnisse

Gruppe I: Im gesunden menschlichen Pankreasgewebe aus Corpus und Cauda wird bezogen auf die Zellmasse (DNS) ein Amylasegehalt von 1028 ± 323 U/mg, ein Trypsingehalt von 2032 ± 463 µg/mg sowie ein Gesamteiweißgehalt von 965 ± 262 mg/mg gemessen ($\bar{x}$ ± SEM). Unter Stimulation mit Caerulein steigt die Amylasefreisetzung ins Medium um 40 % und die Trypsinsekretion um 60 % an (Abb. 1).

Gruppe II: Im Acinusgewebe von Patienten mit chronischer Pankreatitis findet sich eine signifikante Reduktion von Amylase- und Trypsingehalt im Vergleich zu den Organspendern bei leicht erniedrigtem Gesamteiweiß (Abb. 2). Die Reduktion des Enzymgehaltes korreliert mit dem Ausmaß der histologisch erkennbaren intraparenchymalen Fibrose. Die Enzymfreisetzung in vitro ist in Abhängigkeit vom Grad der Acinuszelldestruktion sowohl basal als auch unter Caerulein signifikant vermindert oder vollständig erloschen.

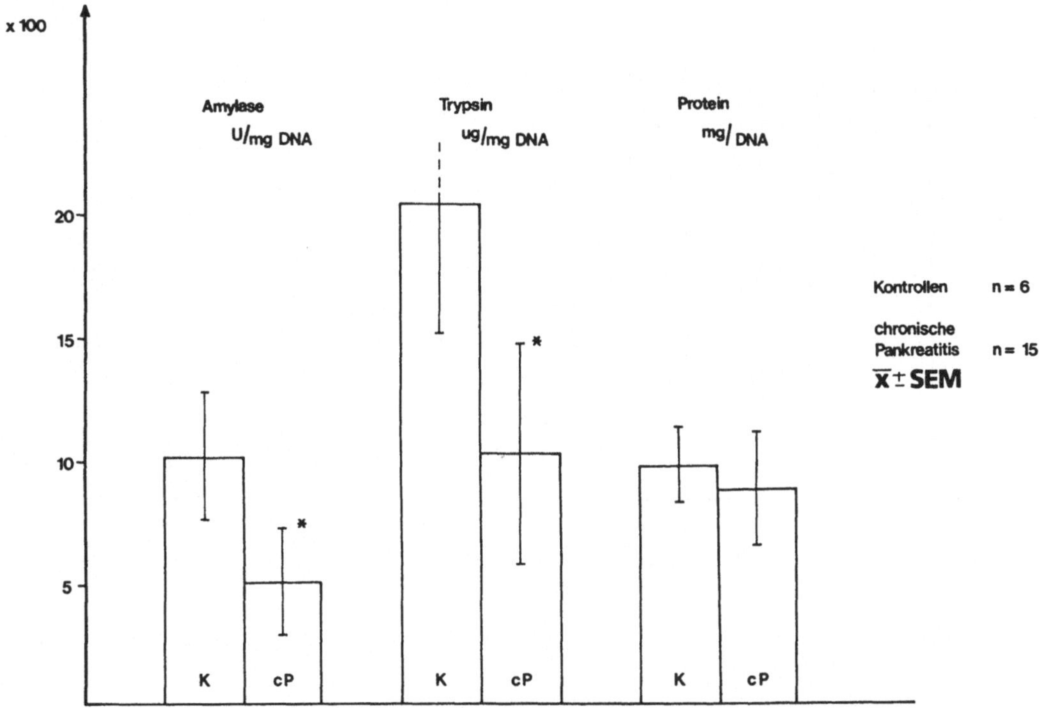

Abb. 2. Enzym- und Eiweißgehalt im homogenisierten Pankreasgewebe von Patienten mit chronischer Pankreatitis ($p < 0,05$)*

Gruppe III: Patienten mit Pankreascarcinom wurden nach der präoperativen ERCP und den Ergebnissen der Histologie unterteilt in Fälle mit und ohne Obstruktion des Ductus pancreaticus. Der Enzymgehalt des Gewebehomogenates bei Pankreaskopfcarcinomen ohne Gangobstruktion ist im Vergleich zum Kontrollkollektiv unverändert, wohingegen Patienten mit Pankreascorpus- und -caudatumoren sowie Pankreaskopfcarcinomen mit Gangobstruktion und poststenotischer Acinusfibrose eine signifikante Reduktion von Amylase und Trypsin zeigen (Abb. 3). Allen 9 Patienten gemeinsam ist die erloschene Stimulierbarkeit des nicht carcinominfiltrierten Acinusgewebes in vitro auch bei Vorhandensein von lichtmikroskopisch intaktem Parenchym (Abb. 4).

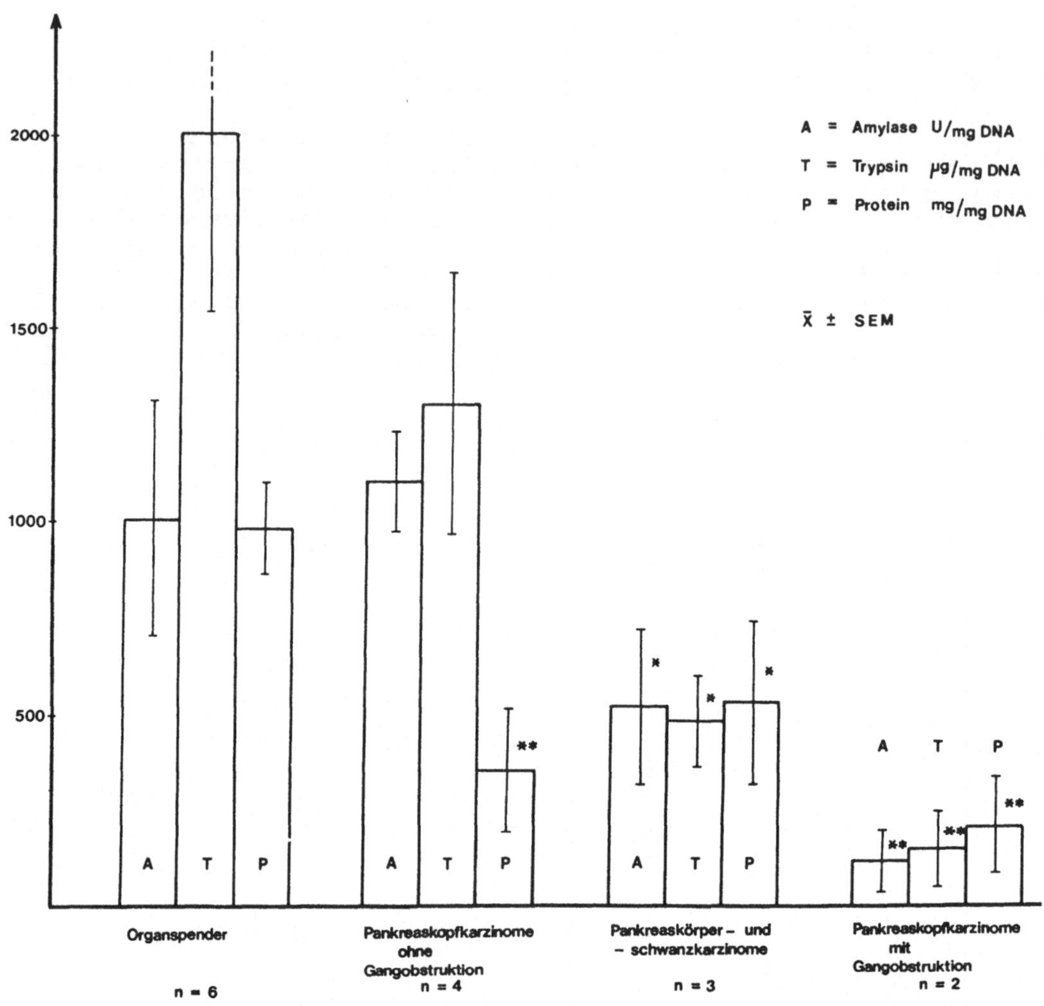

Abb. 3. Enzym- und Eiweißgehalt im homogenisierten Pankreasgewebe von Patienten mit Pankreascarcinomen (p < 0,05; ** p < 0,005)*

Diskussion

Das vorliegende Experiment stellt erstmalig den Versuch dar, selektiv Aufschlüsse über Funktionsstörungen bei chronischer Pankreatitis und Pankreascarcinom auf "Gewebsebene" zu gewinnen. Grundlegende Erkenntnisse sind gute Stimulierbarkeit von gesundem menschlichen Pankreasgewebe in vitro als funktionsfähiges Modell, die Reduktion der acinären Sekretionsproteine bei chronischer Pankreatitis und Pankreascarcinom in Abhängigkeit vom Grad der histologisch nachvollziehbaren Parenchymdestruktion, die Reduktion der Sekretionskapazität bei chronischer Pankreatitis und der Verlust der hormonalen Stimulierbarkeit des Pankreasgewebes in der Umgebung eines Carcinoms auch bei mikroskopisch unauffälligen acinären Strukturen. Neben der zu erwartenden Verminderung an intracellulären Enzymen bei chronischer Pankreatitis und Pan-

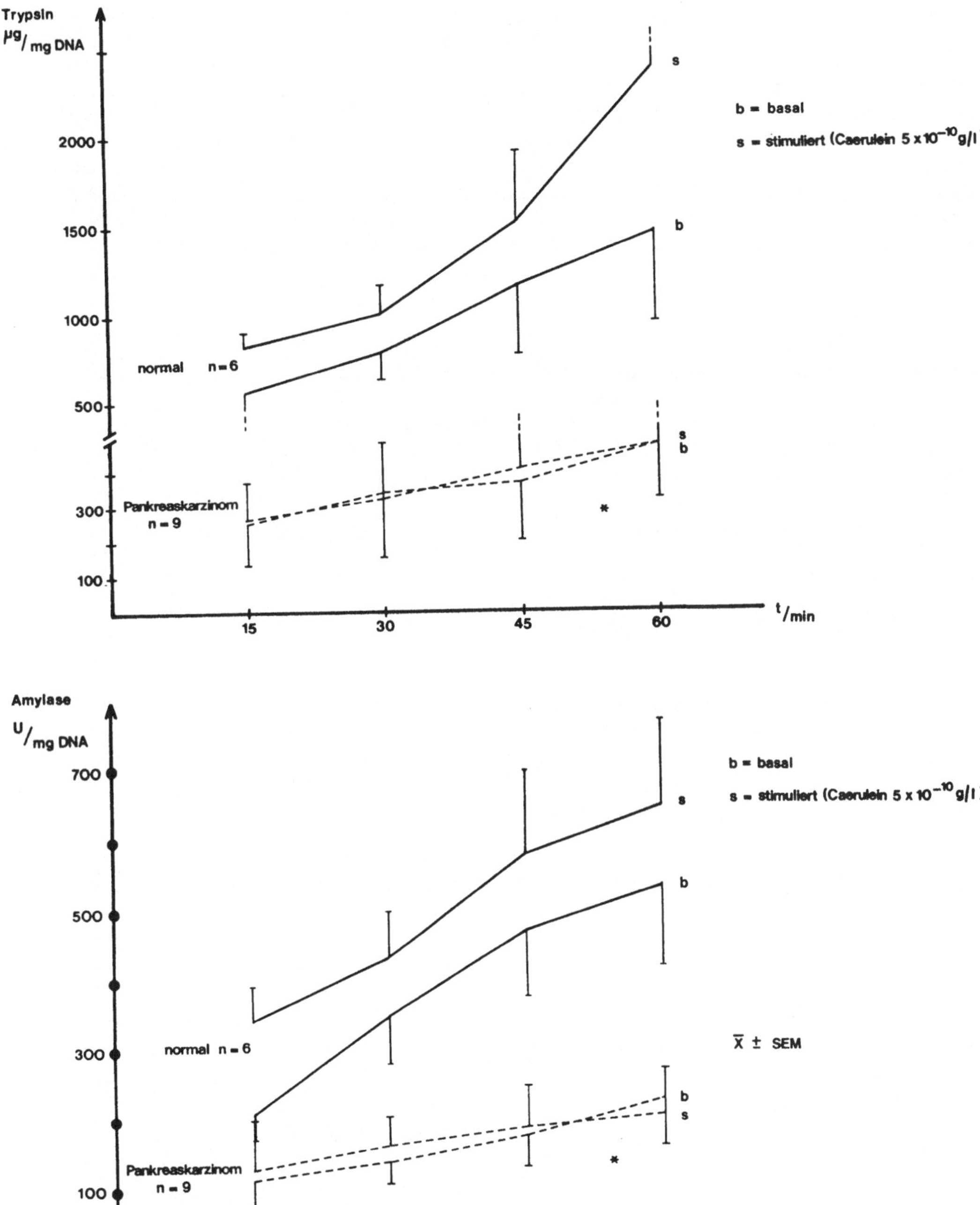

Abb. 4. Sekretionsstudie in vitro an menschlichem Pankreasgewebe in der Umgebung eines Carcinoms.
Oberer Abschnitt: Freisetzung von Trypsin gegenüber 6 Kontrollpankreata.
Unterer Abschnitt: Freisetzung von Amylase. Sowohl basal als auch unter 5×10^{-10} g/l Caerulein zeigt sich eine signifikant niedrigere ($p < 0{,}01$) Enzymfreisetzung in den Carcinompankreata. Die hormonelle Stimulierbarkeit ist erloschen

kreascarcinom mit Obstruktion ist der Befund einer reduzierten oder erloschenen Stimulierbarkeit der Acini bei chronischer Pankreatitis mit dem starken periacinären Fibrosegrad oder einem gestörten Hormon-Receptor-System erklärbar. Überraschend ist der Befund einer fehlenden Antwort auf hormonalen Stimulus im histologisch intakten Acinusgewebe in der Umgebung eines Pankreascarcinoms. Zum einen erklärt sich hierdurch der häufige Befund einer exokrinen Pankreasinsuffizienz beim Carcinom, zum anderen spricht die Tatsache für einen Defekt im Sekretionsprozeß des gesamten Acinussystems im Rahmen der Carcinomerkrankung.

Zusammenfassung

Gesundes menschliches Pankreasgewebe ist in vitro mit Caerulein 5 x 10^{-10}g/l maximal stimulierbar. Bei chronischer Pankreatitis findet sich eine signifikante Reduktion von Enzymgehalt im Gewebehomogenat und Sekretionskapazität in vitro, die mit dem histologischen Grad der Acinusfibrose korreliert. Im Pankreasgewebe aus der Umgebung eines Carcinoms kann der Enzymgehalt bei fehlender Gangobstruktion normal sein. Die Sekretionsantwort auf hormonellen Reiz in vitro bleibt in jedem Fall auch bei histologisch normalem Acinusgewebe aus.

Summary

In vitro normal human pancreatic tissue shows a maximal secretory response to ceruletide (5 x 10^{-10} g/l). In chronic pancreatitis there is a significant decrease of enzyme content and secretion capacity in vitro, which correlates with the histologically evaluated extent of acinar fibrosis.

The enzyme content of human pancreatic tissue adjacent to a carcinoma can remain unchanged in the absence of ductal obstruction. Following normal stimulation in vitro these tissue specimens do not respond with secretion, even if the acinar tissue is histologically normal.

Literatur

1. Scheele GA, Palade GE (1975) Studies on the guinea pig pancreas. J Biol Chem 250:2660-2670

Dr. M. Büchler, Abteilung für Allgemeine Chirurgie, Universität Ulm, Steinhövelstraße 9, D-7900 Ulm

66. Biliäre Obstruktion stimuliert die exokrine Pankreassekretion

Stimulation of Exocrine Pancreatic Secretion by Biliary Obstruction

N. Senninger[1]*, J. C. U. Coelho[2], D. H. v. Buren[2] und F. G. Moody[2]

[1]Chirurgische Universitätsklinik Heidelberg
[2]Department of Surgery, University of Texas at Houston , Houston, Tx, USA

Zielsetzung

In einem Opossummodell konnten wir zeigen, daß eine biliäre Obstruktion entscheidenden Anteil an der Pathogenese der biliären nekrotisierenden Pankreatitis hat (1): Sobald eine Pankreasgangobstruktion, die alleine nur zu milder ödematöser Pankreatitis führte, assoziiert war mit einer biliären Obstruktion, resultierte eine schwere nekrotisierende Pankreatitis. Der Reflux von Galle in das Pankreas hatte keine pathogenetische Rolle in unserem Modell.

Stimulation der exokrinen Pankreassekretion gegen erhöhten Widerstand wie z.B. Pankreasgangobstruktion kann eine schwere akute Pankreatitis auslösen. Die folgende Studie testet die Hypothese, daß eine biliäre Obstruktion die exokrine Pankreassekretion stimuliert.

Material und Methoden

Operationsverfahren

Gesunde erwachsene Opossums beiderlei Geschlechts mit einem Gewicht von 1,9 bis 3,7 kg wurden in Pentobarbitalnarkose laparotomiert. Silikonkatheter von 1 mm Durchmesser wurden implantiert in Pankreasgang, Gallenblase und Duodenum, der Gallengang wurde vor der Einmündung des Pankreasganges ligiert. Alle Katheter wurden extravulnär über einen subcutanen Tunnel zum Rücken der Tiere ausgeleitet und dort befestigt. Über zwei 3-Wegehähne wurden alle Katheter dergestalt miteinander verbunden, daß je nach Stellung der Hähne sowohl freier Fluß von Galle und Pankreassekret als auch Blockade eines Systems bzw. Sekretsammlung in aufgesetzten Reservoirs möglich war.

*Unterstützt durch DFG-Stipendium Se 409-1/1-3

Chirurgisches Forum '85
f. experim. u. klinische Forschung
Hrsg.: F. Stelzner

Sammel- und Meßverfahren

Pankreassaft wurde für Perioden von zwei Stunden gesammelt in luftdichten Reservoirs unter Nüchternbedingungen. Das Volumen wurde auf die erste Dezimale genau gemessen und anschließend ein Teil der Probe unter Mineralöl eingefroren. Die Sekretmenge wurde angegeben als ml/kg KG/Tag. Zur Bicarbonatbestimmung wurde am aufgetauten Sekret der Proben-pCO_2 und -pH bestimmt, anschließend gemäß der Henderson-Hasselbalch-Gleichung die Bicarbonatkonzentration ermittelt: HCO_3^- (mval/l) = 0,0301 x pCO_2 x $10^{pH-6,1}$, wobei 0,0301 der Lösungskoeffizient des CO_2 bei 37°C und 6,1 der pH-Wert des CO_2/HCO_3^--Systems sind. Die Bicarbonatproduktion wurde angegeben als mval/kg KG/Tag.

Die Proteinkonzentration wurde mittels eines UV-Absorptionsverfahrens (2) ermittelt und die Produktion angegeben als mg/kg KG/Tag.

Versuchsplan

14 Opossums wurden wie beschrieben operiert und in drei Gruppen eingeteilt:

Gruppe I (n=7; gepaarte Studie): Pankreassaft wurde bei offenem Gallenkatheter für drei Tage, anschließend nach geschlossenem Gallenkatheter für weitere vier Tage gesammelt.

Gruppe II (n=4; ungepaarte Studie, Versuch): Unmittelbar nach Ende der Operation wurde der Gallenkatheter verschlossen, Pankreassaft für insgesamt sieben Tage gesammelt.

Gruppe III (n=3; ungepaarte Studie, Kontrolle): Alle Katheter blieben für sieben Tage offen, Pankreassaftsammlung wie Gruppe II. Die statistische Auswertung der Daten erfolgte mit dem t-Test für gepaarte Beobachtungen (Gruppe I) und ungepaarte Beobachtungen (Gruppen II und III).

Ergebnisse

Alle Katheter wurden lokal gut vertragen. Tabelle 1 veranschaulicht die Meßwerte im einzelnen. Nach biliärer Obstruktion resultierte ein hochsignifikanter Anstieg der Produktion an Pankreassaftvolumen und -bicarbonat in Gruppen I und II, die Proteinausschüttung hingegen veränderte sich nur geringgradig. Diese Veränderungen begannen sich nach drei Tagen wieder zu normalisieren. Gruppe III zeigte keine signifikanten Änderungen während des Experiments.

Zusammenfassung

Anhand eines Opossummodells mit chronischen Gallen- und Pankreaskathetern wurde der Einfluß biliärer Obstruktion auf die exokrine Pankreassekretion untersucht. Es fand sich ein signifikanter Anstieg der Volumenproduktion und Bicarbonatausschüttung nach biliärer Obstruktion, welcher über zwei Tage beobachtet werden

Tabelle 1. Volumen-, Bicarbonat- und Proteinausschüttung

	Vor biliärer Obstruktion	Nach biliärer Obstruktion			
Gruppe	(Mittel aus drei Tagen)	Tag 1	Tag 2	Tag 3	Tag 4
VOLUMEN ml/kg KG/Tag					
I	7,3±3,3	7,2±2,9	16,3±6,1^{xxx}	17,6±6,3^{xxx}	7,4±4,4
II	-	6,6±3,4	17,8±5,9^{o}	22,3±5,2^{oo}	13,7±2,4
III	-	6,2±3,4	6,6±2,6	6,6±2,8	7,2±5,6
BICARBONAT mval/kg KG/Tag					
I	0,38±0,13	0,58±0,36	1,51±0,44^{xxx}	2,21±0,71^{xxx}	0,34±0,20
II	-	0,41±0,11	1,19±0,15^{o}	1,98±0,36^{oo}	0,68±0,39^{o}
III	-	0,35±0,15	0,25±0,14	0,23±0,08	0,29±0,02
PROTEIN mg/kg KG/Tag					
I	78,1±39,5	91,4±33,9	133,7±75,7	93,3±38,0	25,9±15,1
II	-	86,0±22,9	125,7±29,2^{o}	119,4±30,2	86,0±31,7
III	-	78,4±10,9	51,3±12,2	71,1±13,5	77,3± 9,7

Angaben als Mittel ± 1 Standardabweichung; ^{xxx} = $p < 0,001$, signifikant größer als Werte vor biliärer Obstruktion in Gruppe I. ^{o} = $p < 0,05$, ^{oo} $p < 0,01$, signifikant größer als Werte der Gruppe III zum gleichen Zeitpunkt.

konnte. Möglicherweise beeinflußt die biliäre Obstruktion die Pathogenese der akuten nekrotisierenden Pankreatitis über eine Sekretionsstimulation.

Summary

In an opossum model with chronic biliary and pancreatic catheters we tested the influence of biliary obstruction on exocrine pancreatic secretion. There was a significant increase in volume and bicarbonate output after biliary obstruction for 2 days. The role of biliary obstruction in the pathogenesis of acute necrotizing pancreatitis may be explained by a secretory stimulation.

Literatur

1. Senninger N, Moody FG, Van Buren DH, Coelho JCU (1984) Biliary pancreatitis - the role of biliary reflux and obstruction in the onset of the disease. Eur Surg Res 16 [Suppl 1]: 24-25
2. Waddel WJ (1956) Ultraviolet spectrophotometric method for the determination of protein concentration. J Lab Clin Med 48:311-314

Dr. Norbert Senninger, Chirurgische Universitätsklinik, Im Neuenheimer Feld 110, D-6900 Heidelberg

67. Wirkung von Atropin auf die mit Sekretin und HCl simulierte Pankreasbicarbonatsekretion des Hundes von und nach trunkaler Vagotomie

Effect of Atropine on Pancreatic Bicarbonate Secretion in Response to Secretin and HCl Before and After Truncal Vagotomy in the Dog

W. Niebel[1], M. V. Singer[2], H. Goebell[2] und F. W. Eigler[1]*

[1]Abteilung für Allgemeine Chirurgie (Dir.: Prof. Dr. F.W. Eigler),
[2]Abteilung für Gastroenterologie (Dir.: Prof. Dr. H. Goebell) des Universitätsklinikums der GHS Essen

Einleitung

Der Einfluß der cholinergen, im N. vagus verlaufenden Nervenfasern auf die Pankreasbicarbonatsekretion nach exogener Zufuhr und endogener Freisetzung von Sekretin ist weitgehend unbekannt. Zwar gibt es Studien zum Effekt von Atropin auf die Pankreassekretionsantwort nach Gabe von Sekretin und HCl (1) oder solche zum Effekt von extragastrischer und trunkaler Vagotomie auf die endogen oder exogen stimulierte Pankreassekretion des Hundes (2). Aber Untersuchungen zur cholinergen Innervation des Pankreas, bei denen die exogen und endogen stimulierte Bicarbonatsekretion auf 2 verschiedenen Wegen mit 2 verschiedenen Angriffspunkten - einmal mit Atropin, dann mit trunkaler Vagotomie - allein und in Kombination beeinflußt wird, liegen nicht vor.

Das Ziel der vorliegenden Studie war, die Rolle der extrinsischen und intrinsischen cholinergen Nerven bei der Vermittlung der Bicarbonatantwort des Pankreas nach Gabe von Sekretin und HCl zu beschreiben und zu differenzieren.

Material und Methoden

6 Bastardhunde beiderlei Geschlechts mit einem Gewicht von 22 bis 27 kg wurden mit einer chronischen Pankreas- und Magenfistel nach THOMAS (3) versehen. Frühestens nach Ablauf von 4 Wochen wurde am Experimentiertag der Pankreassaft basal und unter Stimulation in 15-min-Portionen gesammelt. Zur Stimulation wurde entweder eine intravenöse Infusion von synthetischem Sekretin (15,6,

*Mit Unterstützung der DFG (Si 228/5-3)

Chirurgisches Forum '85
f. experim. u. klinische Forschung
Hrsg.: F. Stelzner

31,3, 62,5 und 125 $ng \cdot kg^{-1} \cdot h^{-1}$; in 0,1 % NaCl-Albumin gelöst) oder eine intraduodenale Perfusion mit HCl (1,5, 3, 6 und 12 $mmol \cdot h^{-1}$) verwendet (nähere Einzelheiten zur Methode s. Literatur (1)). Das Volumen wurde mit einer Genauigkeit von ± 0,1 ml gemessen. Die Bicarbonatkonzentration wurde nach einem von DEBAS et al. (2) angegebenen Verfahren bestimmt. Die beiden Versuchsreihen wurden in Anwesenheit einer intravenösen Infusion von Atropinsulfat (10 $\mu g \cdot kg^{-1} \cdot h^{-1}$) wiederholt.

In einer zweiten Operation wurde von einer linksseitigen Thoracotomie aus eine trunkale Vagotomie durchgeführt. Anschließend wurde die gesamte Studie wiederholt.

Die statistische Analyse wurde auf der Grundlage der basal korrigierten, d.h. der nach Stimulation beobachteten minus der basalen Bicarbonatantwort durchgeführt. Die Versuchsgruppen wurden varianzanalytisch miteinander verglichen. Für paarige Stichproben wurde der Student-t-Test zur Signifikanzprüfung herangezogen; die Unterschiede wurden bei $p < 0,05$ als signifikant betrachtet.

Ergebnisse

Sekretin-stimulierte Bicarbonatsekretion (Tabelle 1)

Tabelle 1. Wirkung von Atropin auf die mit Sekretin stimulierte Bicarbonatsekretion des Pankreas beim Hund vor und nach trunkaler Vagotomie (TV). N = 6; $\bar{X} \pm$ SEM; Atropin, 10 $\mu g \cdot kg^{-1} \cdot h^{-1}$; + p < 0,05 für - Atropin und + Atropin vor bzw. nach TV

	Sekretin, $ng \cdot kg^{-1} \cdot h^{-1}$			
	15,6	31,3	62,5	125
Vor TV				
- Atropin	96 ± 28	334 ± 69	683 ± 126	2163 ± 249
+ Atropin	12 ± 6+	83 ± 30+	467 ± 94	1908 ± 341
Nach TV				
- Atropin	169 ± 90	380 ± 114	729 ± 207	2116 ± 291
+ Atropin	10 ± 5+	120 ± 40+	399 ± 66	1194 ± 76

Sekretin produzierte die bekannte, dosisabhängige Stimulation der Flußrate (Daten nicht dargestellt) und der Bicarbonatsekretion des Pankreas. 15,6 $ng \cdot kg^{-1} \cdot h^{-1}$ und alle folgenden Dosen von Sekretin erhöhten in Abwesenheit von Atropin die Bicarbonatantwort signifikant über basal. Trunkale Vagotomie hatte keinen signifikanten Effekt auf die Bicarbonatantwort gegenüber einer der verwendeten Sekretindosen. Vor und nach trunkaler Vagotomie erniedrigte Atropin die Bicarbonatantwort auf 15,6 und 31,3 $ng \cdot kg^{-1} \cdot h^{-1}$ Sekretin signifikant, hatte aber keinen signifikanten Einfluß auf die beiden höchsten Dosen.

HCl-stimulierte Bicarbonatsekretion (Tabelle 2)

Tabelle 2. Wirkung von Atropin auf die mit HCl stimulierte Bicarbonatsekretion des Pankreas beim Hund vor und nach trunkaler Vagotomie (TV). N = 6; ± SEM; Atropin, 10 $\mu g \cdot kg^{-1} \cdot h^{-1}$; + $p < 0{,}05$ für - Atropin und + Atropin vor TV; * $p < 0{,}05$ für - Atropin vor TV und - Atropin nach TV

	HCl, $mmol \cdot h^{-1}$			
	1,5	3	6	12
Vor TV				
- Atropin	120 ± 31	412 ± 74	1104 ± 301	1997 ± 360
+ Atropin	17 ± 15+	154 ± 76+	668 ± 167	2096 ± 278
Nach TV				
- Atropin	32 ± 10*	165 ± 33*	710 ± 132	1545 ± 209
+ Atropin	32 ± 10	241 ± 67	693 ± 146	1381 ± 139

Die intestinale Perfusion mit HCl rief einen dosisabhängigen Anstieg der Bicarbonatantwort des Pankreas hervor. 1,5 $mmol \cdot h^{-1}$ und alle folgenden Mengen von HCl steigerten signifikant die Bicarbonatantwort über basal. Trunkale Vagotomie erniedrigte die Bicarbonatantwort auf die beiden niedrigsten HCl-Mengen signifikant um 73% bzw. 60%, hatte aber keinen signifikanten Effekt auf die beiden höheren HCl-Mengen. Vor, jedoch nicht nach trunkaler Vagotomie, reduzierte Atropin signifikant die Bicarbonatantwort auf die beiden niedrigsten HCl-Mengen, u.z. um 86% bzw. 63%.

Diskussion

Die Befunde der vorliegenden Studie können wie folgt interpretiert werden: Weder die stimulierende Wirkung von Sekretin noch die hemmende Wirkung von Atropin auf die mit Sekretin stimulierte Bicarbonatsekretion des Pankreas sind abhängig von der Intaktheit des N. vagus. Sowohl vor als auch nach trunkaler Vagotomie hemmt Atropin die Bicarbonatantwort auf niedrige Dosen von Sekretin. Dies deutet darauf hin, daß Atropin *direkt* am Pankreas, und zwar an den intrinsischen cholinergen Nervenendigungen des Pankreas angreift. Nach trunkaler Vagotomie setzen die verbleibenden intrinsischen cholinergen Nerven des Pankreas Acetylcholin in einem Maße frei, das die Bicarbonatantwort auf Sekretin vermehrt. Intrapankreatische cholinerge Ganglion-Strukturen sind anatomisch-histologisch nachgewiesen, so daß dieser Wirkungsmechanismus am wahrscheinlichsten erscheint. Der intrinsische cholinerge Tonus des Pankreas ist somit wichtig für die Potenzierung der Bicarbonatantwort auf Sekretin.

Für die Stimulation der Bicarbonatsekretion mit Hilfe von intraduodenal verabreichter HCl dagegen ist die Intaktheit der Nervi vagi zumindest dann von Bedeutung, wenn die Dosis von HCl vergleichsweise niedrig ist. Ist der N. vagus durchtrennt, läßt sich auch durch Atropin keine weitere Erniedrigung der Bicarbonatsekretion erreichen. Damit scheint die HCl-stimulierte Bicarbonatsekretion des Pankreas nicht nur über die bekannte endogene Sekretinfreisetzung, sondern auch über lange vago-vagale enteropankreatische cholinerge *Reflexe* vermittelt zu werden.

Zusammenfassung

Die vorliegende Studie ergibt starke Hinweise, daß bei der Vermittlung der Bicarbonatantwort des Hundepankreas auf Sekretin und HCl Interaktionen zwischen extrinsischen und intrinsischen cholinergen Nerven stattfinden. Während für die volle Wirkung von einmal freigesetztem Sekretin die intrinsische cholinerge Aktivität des Pankreas von Bedeutung ist, spielen die extrinsischen Nervi vagi eine wichtige Rolle bei der Vermittlung der HCl-Wirkung.

Summary

In dogs with chronic gastric and pancreatic fistulas we studied the effect of atropine (10 $\mu g \cdot kg^{-1} \cdot h^{-1}$ IV) on pancreatic bicarbonate secretion in response to secretin and HCl before and after truncal vagotomy. The pancreatic bicarbonate response to secretin and the action of atropine on this reaction are not dependent on intact vagal innervation of the gland. After truncal vagotomy the bicarbonate response to HCl is reduced; no further reduction is brought about by atropine. Thus, it seems very likely that the pancreatic bicarbonate response to secretin and HCl is partly mediated by the interaction between the extrinsic and intrinsic cholinergic pancreatic activity.

Literatur

1. Singer MV, Solomon TE, Rammert H, Caspary F, Niebel W, Goebell H, Grossmann MI (1981) Effect of atropine on pancreatic response to HCl and secretin. Am J Physiol 240:G376-G380
2. Debas HT, Konturek SJ, Grossmann MI (1975) Effect of extragastric and truncal vagotomy on pancreatic secretion in the dog. Am J Physiol 228:1172-1177
3. Thomas JE (1941) An improved cannula for gastric and intestinal fistulas. Proc Soc Exp Biol 46:260-261

Dr. med. W. Niebel, Abt. f. Allgemeine Chirurgie, Universitätsklinikum Essen, Hufelandstr. 55, D-4300 Essen 1

68. Blutstillung bei Milz- und Leberverletzungen - Vergleich unterschiedlicher Methoden im Tierexperiment

Control of Hemorrhage Following Spleen and Liver Lesions - Comparison of Different Methods in Bioassay

H. S. Brieler, T. Birker, L. Jostarndt und J. Seifert

Experimentelle Chirurgie der Abt. Allgemeinchirurgie der Universität Kiel (Prof. Dr. J. Seifert)

Einleitung

Traumatische Verletzungen von Milz und Leber sind problematisch und stellen an den Operateur hohe technische Ansprüche. Seit einigen Jahren haben neben der herkömmlichen Nahttechnik neuere Verfahren zur Blutstillung Eingang in die Abdominalchirurgie gefunden. Genannt werden sollen der Infrarotcoagulator (2), der Endocoagulator nach SEMM (4) sowie der Fibrinkleber (3). In der vorliegenden Studie wurden die genannten Verfahren auf ihre Effizienz im Tierversuch überprüft und miteinander verglichen. Zielparameter war die Schnelligkeit, mit der eine Blutstillung bei einer definierten Verletzung von Milz und Leber erreicht werden konnte.

Material und Methoden

Unter standardisierten Bedingungen wurden an 40 Wistar-Ratten in Narkose vier verschiedene definierte Parenchymverletzungen gesetzt. Sie entstanden 1. durch die Resektion des unteren Milzpoles (blutende Fläche 0,2 cm^2), 2. Resektion eines Anteiles des mittleren Leberlappens (blutende Fläche 0,8 cm^2), 3. Milzincision mit dem Skalpell (Schnittiefe 2 mm, Schnittlänge 1 cm) und 4. Leberincision, ebenfalls mit dem Skalpell (Schnittiefe 2 mm, Schnittlänge 1 cm). Die Resektionsflächen von Leber und Milz wurden planimetrisch nachkontrolliert. Die Incisionsverletzungen von Leber und Milz konnten durch ein präpariertes Skalpell von 2 mm Tiefe eingehalten werden. Die Verletzungen wurden in der ersten Gruppe (n = 10) mit der herkömmlichen Nahttechnik (4x0 Catgut) versorgt, in der zweiten Gruppe (n = 10) kam der Fibrinkleber (Fa. Immuno, Heidelberg) zum Einsatz, in der dritten Gruppe (n = 10) der Infrarotcoagulator und in der letzten Gruppe (n = 10) der Endocoagulator. Bei allen Tieren wurde die Zeit gemessen, die benötigt wurde, um zu einer dauerhaften Blutstillung zu kommen. Darüberhinaus wurden an Laborparametern die Gerinnungszeit, das Hämoglobin, die Thrombocytenzahl sowie die Gammaglobulinkonzentration bestimmt. Postoperativ wurde nach erneuter La-

Chirurgisches Forum '85
f. experim. u. klinische Forschung
Hrsg.: F. Stelzner

parotomie der Grad der intraabdominellen Verwachsungen bestimmt. Außerdem wurden histologische Schnittpräparate der traumatisierten Areale untersucht und der Schädigungsgrad (Nekrosetiefe) durch die blutstillende Methode gemessen.

Ergebnisse

1. Blutstillungszeiten

Von allen Verfahren erwies sich der Infrarotcoagulator als die schnellste Blutstillungsmethode. Die Zeiten (Mittelwerte) für die Blutstillung waren sowohl bei Läsionen der Milz als auch bei der Leber nie länger als maximal 1 min. Die schnellste Blutstillung gelang innerhalb von 28 sec bei einer Milzresektion. Der kleinste Mittelwert konnte mit 50 ± 10 sec für den Infrarotcoagulator ermittelt werden. Die längsten Zeiten betrugen 1200 ± 100 sec für den Nahtverschluß. Etwas günstiger waren die Blutstillungszeiten in der Gruppe 4 (Endocoagulator nach SEMM) mit 900 ± 90 sec, während mit dem Fibrinkleber noch 420 ± 60 sec bis zum endgültigen Wundverschluß benötigt wurden.

2. Laborparameter

Der starke Hämoglobinabfall postoperativ bei den Tieren der Gruppe 1 (Nahtverschluß) und der Gruppe 4 (Endocoagulation) weist auf einen ausgeprägten Blutverlust hin. Diese Werte korrelieren mit der in den gleichen Gruppen beobachteten langen Blutstillungszeiten. Bei der Verwendung des Fibrinklebers war praktisch kein Hb-Abfall festzustellen, während beim Wundverschluß durch Infrarotcoagulation ein Abfall von 1 g/dl beobachtet wurde. Abgesehen von Gruppe 2 zeigten alle anderen ein einheitliches Verhalten der Thrombocytenwerte, wobei die Thrombocyten im Mittel um 60 000 Zellen/µl abfielen. Bei der Fibrinklebung ist dieser Abfall jedoch ausgeprägter, er beträgt durchschnittlich 100 000 Zellen/µl. Auffällig war die beschleunigte Gerinnungszeit unmittelbar postoperativ. Die mittlere Gerinnungszeit vor dem Versuch betrug bei allen Tieren 77 ± 6 sec. Mit Ausnahme der Gruppe 4 (Endocoagulation) fielen die Werte für die Gerinnungszeit um etwa 2/3 ihres Ausgangswertes ab, doch die Immunglobulinkonzentrationen verminderten sich postoperativ bei allen Versuchsgruppen gleichartig. Bei einem Ausgangswert von 1300 mg/dl für alle 40 Tiere kam es postoperativ zu einem Abfall auf Werte zwischen 940 bis 1000 ± 260 mg/dl.

3. Klinische Beobachtungen

Die geringsten Verwachsungen am Operationssitus sowie in der Umgebung von Milz und Leber wurden nach Anwendung des Infrarotcoagulators beobachtet. Dagegen waren Verwachsungen und Fibrinbeläge an den Organen und in ihrer Nachbarschaft deutlich ausgeprägt beim Nahtverschluß und beim Einsatz des Endocoagulators. Nicht ganz so stark erwiesen sich die Verwachsungen nach Verwendung des Fibrinklebers.

4. Histologische Beobachtungen

Bei dem Einsatz von Infrarotcoagulation und auch beim Endocoagulator finden sich große und tiefe Nekrosezonen an den verletzten Arealen. Sie sind von Granulocyten umgeben. Die Größe der nekrotischen Herde beträgt an der Milz, aber auch an der Leber bis zu 6 mm Durchmesser. Die geringsten histologischen Veränderungen finden sich bei der Verwendung des Fibrinklebers. Die verletzte Fläche ist 14 Tage nach der Verklebung mit einer gut organisierten Bindegewebsschicht bedeckt.

Diskussion

Das Problem einer stumpfen oder scharfen Verletzung von Leber und Milz liegt in der drohenden Gefahr der Verblutung. Viele Vorschläge zur sicheren Blutstillung wurden in der Literatur mitgeteilt. 1977 stellte NATH (2) den Infrarotcoagulator als weiteres Verfahren zur Blutstillung vor. Sein Einsatz ist bislang experimentell und klinisch einer kritischen Wertung unterzogen worden (1). Ebenso ist auch der Endocoagulator weit verbreitet und findet in der Gynäkologie häufigen Einsatz (4). Der Fibrinkleber gilt als physiologisches Blutstillungsverfahren mit dem geringsten Gewebetrauma (3). Hiermit sind in jüngster Zeit beachtliche Erfolge in der Milzchirurgie mitgeteilt worden (5). In der vorliegenden Studie wurden diese Verfahren mit der herkömmlichen Nahttechnik verglichen. Standardisierte Operationsbedingungen ließen einen Methodenvergleich zu. Es zeigte sich, daß der *Infrarotcoagulator* die besten Ergebnisse bezüglich der Blutstillungszeit aufweist. Alle Blutungen aus Leber und Milz konnten innerhalb einer Minute zum Stehen gebracht werden. Berücksichtigt man bei der Gesamtauswertung, daß bis zum endgültigen Einsatz des *Fibrinklebers* eine 3- bis 5-minütige Vorbereitungszeit abgezogen werden muß, so erhält man Zeitwerte, die denen des Infrarotcoagulators vergleichbar sind. Weiter ließ sich feststellen, daß die feingeweblichen Veränderungen beider Verfahren erhebliche Unterschiede auswiesen: beim Einsatz des *Infrarotcoagulators* waren größere Nekroseherde unübersehbar und zeigten den Gewebeschaden direkt an. Nach Anwendung des *Fibrinklebers* beobachtete man dagegen keinen größeren Schaden; ein feines Granulationsgewebe hatte sich schon nach 14 Tagen entwickelt, welches die Verletzung abdeckte.

Bezüglich der ermittelten Laborparameter fiel auf, daß die Immunglobuline nach dem Milztrauma anstiegen. Die übrigen ermittelten Laborparameter wie Hämoglobin, Hämatokrit und Thrombocyten zeigten bei allen verwendeten Verfahren keine größeren Auffälligkeiten. Wenn für die Versorgung eines blutenden parenchymatösen Organes aus operationstechnischen Gründen nur wenig Zeit zur Verfügung steht, bietet der Infrarotcoagulator Vorteile, die jedoch mit dem Nachteil einer größeren Traumatisierung erkauft werden. Wenn die Zeit, die für die Blutstillung zur Verfügung steht, nicht der kritische Punkt ist, sollte die schonendere Versorgung mit dem Fibrinkleber zur Anwendung kommen.

Zusammenfassung

Unter standardisierten Operationsbedingungen wurden an Wistar-Ratten verschiedene Formen genau definierter Parenchymverletzungen an Leber und Milz getestet. Um die dabei auftretenden Blutungen zu stillen, wurden 4 Methoden miteinander verglichen: 1. Herkömmlicher Nahtverschluß mit 4x0 Catgut; 2. Fibrinkleber; 3. Endocoagulation nach SEMM und 4. Infrarotcoagulator nach NATH. Die Ergebnisse zeigen, daß der Infrarotcoagulator die schnellste und sicherste Methode darstellte, um die blutende Läsion suffizient zu versorgen. Auch bezüglich der postoperativen Verwachsungen war diese Methode allen anderen Verfahren überlegen. Die positiven Ergebnisse wurden aber erkauft durch tiefe und flächenhafte Nekroseherde im verletzten Areal, wobei sich der Infrarotcoagulator als sehr aggressive und wenig gewebsschonende Methode erwies. Bezüglich der feingeweblichen Veränderungen war der Fibrinkleber als besonders schonende Methode einzuordnen. Nekrosezonen waren nicht zu beobachten.

Summary

In 40 wistar rats liver and spleen were traumatized under standardized conditions. The hemorrhage was stopped by four different methods: (1) Traditional suture technique with 4x0 catgut; (2) fibrin glue; (3) endocoagulation according to SEMM; and (4) infrared coagulation according to NATH. The results show that infrared coagulation was the best method of attaining quick and safe blood coagulation with adequate control of the hemorrhage. Infrared coagulation also had the best results with respect to postoperative adhesions. On the other hand, it was demonstrated that this method has disadvantages with regard to the subsequent histological findings. There were large areas of deep necrosis after both infrared and thermocoagulation. Histological examination following the fibrin gluing technique, however, showed new soft tissue that had grown into the traumatic lesions. No necrosis could be identified. If only a short time is available to control hemorrhage from a parenchymatous organ we emphasize infrared coagulation as the method of choice because of its advantages with respect to handling, clotting time, and postoperative lesions. If more time is available to stop the hemorrhage we prefer to use fibrin glue.

Literatur

1. Höllerl G, Höfler H, Tscheliessnigg KH, Hermann W, Stenzl W, Dacar D (1982) Infrarot-Kontakt-Koagulation zur Blutstillung an Leber und Milz.
2. Nath G, Kreitmair A, Kiefhaber P, Moritz K (1977) Neue Infrarot-Koagulationsmethode. 9. Kongreß der Deutschen Gesellschaft für Endoskopie, München 1976. Perimed, Erlangen, S 17
3. Scheele J (1981) Erste klinische Erfahrungen mit der Fibrinklebung bei traumatischer und intraoperativer Milzverletzung. Chirurg 52:531-534
4. Semm K (1977) Die Mikrochirurgie in der Gynäkologie - Endokoagulation, ein neues Hilfsmittel für operative Eingriffe per pelviscopiam. Geburtshilfe Frauenheilkd 37:93-102

5. Seufert RM (1983) Prävention langfristiger Folgen des Milzverlustes. Diagnostik Intensivmed 8:20-27

Priv.-Doz. Dr. med. H.S. Brieler, Chirurgische Universitätsklinik, Hospitalstraße 40, D-2300 Kiel 1

69. Zur Parenchym-Versiegelung nach Leberresektionen: Fibrinklebung vs. Infrarotsaphir-Coagulation

Tissue Sealing Following Liver Resection: Fibrin Sealant Vs Infrared Sapphire Coagulation

E. Faist[1], J. Witte[1], B. Siskind[3], G. Rodgers[2], P. Duray[4] und A. E. Baue[2]

[1]Chirurgische Klinik und Poliklinik der LMU München, Klinikum Großhadern (Direktor: Prof. Dr. G. Heberer)
[2]Dept. of Surgery, Yale University, School of Medicine, New Haven, CT, USA
[3]Dept. of Radiology, Yale University
[4]Dept. of Pathology, Yale University

Einleitung und Fragestellung

Nachblutungen, biliäre Fisteln und Parchymnekrosen sowie die sekundäre Entwicklung subphrenischer Abscesse oder einer galligen Peritonitis komplizieren den postoperativen Verlauf nach Leberresektionen vor allem bei ausschließlich konventioneller chirurgischer Technik (1, 4, 5). Zwei in den letzten Jahren entwickelte dominierende Verfahren versprechen die sorgfältige chirurgische Blutstillung bei Leberparenchymdefekten zu verbessern: Die Infrarotsaphir-Coagulation (ISK) und der biologische 2-Komponenten-Fibrinkleber (FK) (2, 3, 4).

Ziel der kontrollierten Studie war es, die beiden konkurrierenden Verfahren bei einer standardisierten partiellen Linkshepatektomie am Tier zu vergleichen.

Material und Methodik

20 Miniaturschweine (25 ± 3 kg) wurden in Intubationsnarkose über einen Oberbauchquerschnitt laparotomiert. Nach Abklemmen des Lig. hepatoduodenale wurde eine partielle Linkshepatektomie durchgeführt. Die scharfe Dissektion des Parenchyms erfolgte schrittweise, wobei auf eine einheitliche Resektionsfläche geachtet wurde (30 ± 1,1 cm^2). Die auf der Schnittfläche erkennbaren großen Gefäße und Gallengänge wurden mit Durchstechungsligaturen versorgt. Sofort nach der Resektion wurde die definitive Blutstillung und Parenchymversiegelung bei je 10 Tieren mit FK (Tissucol-Kit 2,0, Fa. Immuno) oder ISK (ISK 250, Fa. NK-Optik) durchgeführt. Es wurden jeweils 4 ml lyophilisiertes Kleberproteinkonzentrat und 2000 I.E. Thrombin mittels Duploject-System (4) appliziert, bzw. so viele Einzelcoagulationen angewendet, wie notwendig, um eine flächendeckende Versiegelung zu erreichen.

Chirurgisches Forum '85
f. experim. u. klinische Forschung
Hrsg.: F. Stelzner

Bei der Fibrinklebung wurde zusätzlich Kollagenvlies auf einem Drittel der abzudichtenden Leberresektionsfläche verwendet, um den beschriebenen ergänzenden Blutstillungseffekt (3) überprüfen zu können.

Nach Applikation des jeweiligen Versiegelungsverfahrens wurde die Warmischämie beendet und die Hämostase entsprechend vervollständigt. Gesamtabklemmzeit, Applikationszeit von FK bzw. ISK vor und nach der Klemmenentfernung, Gesamtblutverlust sowie Auftreten arterieller Sickerblutungen nach Entfernung der Klemme am Lig. hepatoduodenale wurden dokumentiert.

Am 12. postoperativen Tag wurde eine hepatobiliäre Szintigraphie (HBS) durchgeführt. Daran angeschlossen wurde eine Second-look-Laparotomie mit Entfernung der Restleber zur pathologisch-histologischen Begutachtung und zur magnetresonanz-spektroskopischen Analyse (MRS).

HBS: 1 mCi Technetium-Disofenin (New England Nuclear) wurde über eine Ohrvene injiziert. Serienszintigramme wurden in Abständen von 15 min anschließend aufgenommen.

MRS: Aus der Leber wurden Gewebsproben à 2 g von der Resektionsfläche (= 0 cm) sowie aus einer Distanz von 1, 2, 8 und 20 cm dazu entnommen. Die Gewebsprobe bei 20 cm diente als Referenzwert. Zur MRS wurde ein Bruker PC 20 Spektrometer mit 20 MHz/ 37° C verwendet.

Ergebnisse

Intraoperative Daten: Die zur Parenchymversiegelung gemessene Abklemmzeit des Lig. hepatoduodenale betrug in der FK-Gruppe 22,1 $\pm$ 1,0 min gegenüber 29,1 $\pm$ 2,2 min in der ISK-Gruppe (Abb. 1, p $\leq$ 0,05, unverbundener Student t-Test). Die während der

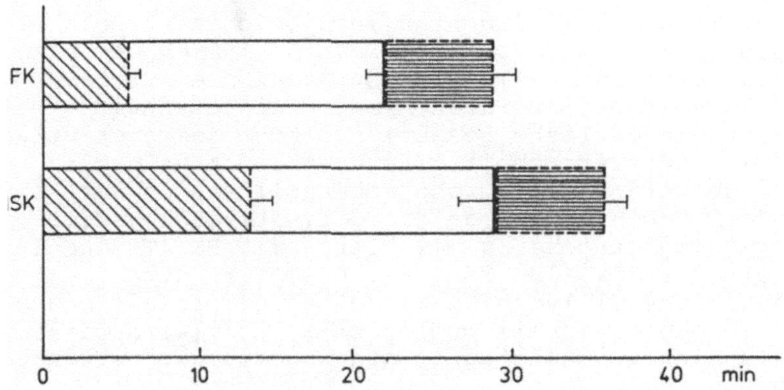

*Abb. 1. *) Sign. Unterschied zwischen FK und ISK (p < 0,05, unverbundener t-Test)*

Abklemmung erforderliche Applikationszeit zur Erreichung einer vorläufigen Hämostase war bei FK signifikant kürzer (FK: 5,8 ± 0,6 min, ISK: 13,5 ± 1,2 min; p < 0,001). Die nach Freigabe der Leberdurchblutung benötigte Zeit zum Erreichen einer definitiven Bluttrockenheit der Resektionsfläche war für beide Verfahren in etwa gleich (FK: 6,4 ± 1,2 min, ISK: 6,2 ± 1,4 min). Nach Beendigung der Ischämie sahen wir bei FK in 7 von 10 Tieren arterielle Sickerblutungen, während dies bei ISK in keinem Fall auftrat. Der intraoperative Blutverlust betrug in der FK-Gruppe 210 ± 14,5 ml gegenüber 265 ± 21,2 ml (ISK) (p < 0,05). Bei allen Tieren konnte komplette Bluttrockenheit erreicht werden. Bei allen Tieren war der postoperative Verlauf unauffällig.

HBS: Die HBS war bei allen Tieren unauffällig mit prompter hepatischer Phase. Ein Extravasat oder vermehrte Radioaktivität nahe der Resektionsfläche konnte in allen Fällen ausgeschlossen werden.

Second-look-Laparotomie: Bei allen Tieren verlief die Suche nach einer Gallenfistel, einer Hämatomformation sowie nach Peritonitiszeichen negativ. Oberbauchadhäsionen waren bei allen Tieren vorhanden, wobei das ISK-Kollektiv deutlich stärkere Verwachsungen an den Resektionsflächen zeigte.

Pathohistologische Untersuchung: Parenchymnekrosen unterschiedlicher Tiefe (0,1 - 0,4 cm nach FK, 0,3 - 1,3 cm nach ISK) waren bei allen untersuchten Organen nachweisbar. Histomorphologisch waren bei allen Präparaten an der Basis der Nekrosen resorptive Entzündungszeichen zu sehen. Die lobuläre Parenchymkonfiguration war intakt ohne Zerstörung der epithelialen und mesenchymalen Gewebsanteile. Somit blieb bei allen Tieren die Fähigkeit zur weiteren Leberzellregeneration erhalten. Bei keinem der untersuchten Präparate fanden sich Zeichen einer Cholestase oder Cholangitis.

MRS: Beide Kollektive wiesen vergleichbare, signifikante Gewebsveränderungen bis 1 cm Tiefe gegenüber den Referenzproben auf. Ab 2 cm Tiefe waren keine Veränderungen mehr gegenüber dem Normalgewebe feststellbar.

Diskussion

Die flächenhafte Parenchymversiegelung ohne gleichzeitige Provokation von Gewebsnekrosen ist die Voraussetzung zur Senkung der lokalen Komplikationen nach Leberresektionen. Sowohl FK als auch ISK bewirkten in unserer Studie eine sofortige dauerhafte Blutstillung bzw. Versiegelung kleiner Gallengänge. Folgerichtig sahen wir bei keinem der operierten Tiere Gallenfisteln, Abscesse oder Nekrosehöhlen. Dies konnte durch die durchgeführte HBS sowie Relaparotomie gezeigt werden. Die histomorphologische Aufarbeitung und die MRS-Analysen zeigten eine nur geringe, klinisch nicht relevante Nekrose der Resektionsoberfläche.

Erwartungsgemäß verursachte FK geringere Nekrosen als ISK. Die Zellregenerationsfähigkeit der Restleber wurde durch beide Verfahren nicht beeinträchtigt. In der von uns gewählten Operationstechnik erwies sich FK als das zeitlich kürzere Verfahren, welches Ischämiezeit und Blutverlust insgesamt signifikant reduzierte. Trotz adäquater Kompression der frischen Fibrinversiegelung kam es nach Wiederfreigabe der Leberdurchblutung in 70 % der

Fälle zu einer arteriellen flächigen Sickerblutung und somit stellenweise zu einer gewissen "Unterblutung" des applizierten Klebstoffes. Die Fibrinkleberapplikation unter Gasdruck kann wahrscheinlich die Haftfähigkeit des Klebergemisches und damit die Versiegelung weiter verbessern (4).

Die zusätzliche Anwendung von Kollagenvlies brachte in unserer Studie keine weitere Ergebnisverbesserung. Bei der Oberflächenversiegelung mit ISK besteht die Gefahr, daß bereits liegende Durchstechungsligaturen durch die Hitzeentwicklung zerstört und größere Gefäßstrukturen wieder eröffnet werden.

Unsere Untersuchungen zeigen, daß FK und ISK wichtige Hilfsmittel zur Blutstillung nach Leberresektionen darstellen. Ihre optimale Effektivität kann aber nur in Ergänzung mit der minutiösen Versorgung großer Gefäß- und Gallenwegsstrukturen erreicht werden (3).

Zusammenfassung

An 20 Miniaturschweinen wurde eine standardisierte Linkshepatektomie durchgeführt. Nach Versorgung größerer Gefäßstrukturen mit Durchstechungsligaturen wurden die Resektionsflächen mittels Fibrinklebung (FK) oder Infrarotsaphir-Koagulation (ISK) versiegelt. Der postoperative Verlauf war bei allen Tieren komplikationslos. FK und ISK zeigten sich als effektive Methoden zur Blutstillung und Verhinderung biliärer Fisteln. FK ist gegenüber ISK das schnellere Verfahren, welches Ischämiezeit und Blutverlust während der Versorgung signifikant reduziert.

Summary

Partial standardized left hepatectomy was performed in 20 miniature pigs. Large vascular structures were sutured and resection surfaces were sealed either with fibrin sealant (FS) or by infrared sapphire coagulation (ISC). The postoperative course was uneventful in all animals. FS and ISC proved to be effective methods of controlling hemorrhage and of preventing biliary leakage. FS is faster than ISC, and significantly reduces ischemia and hemorrhage during the operative procedure.

Literatur

1. Fortner JG, MacLean BJ, Kim DK, Howland WS (1981) The seventies evolution in liver surgery for cancer. Cancer 47:2162-2166
2. Lauterjung KL, Nath G, Heberer G (1982) Blutstillung mit einem neuen Infrarot-Saphir-Coagulator (ISC-81). Chirurg 53:88-92
3. Scheele J (1984) Indikation, Technik und Ergebnis der Fibrinklebung nach Leberresektionen. In: Scheele JC (Hrsg) Fibrinklebung. Springer, Berlin Heidelberg New York, pp 86-94
4. Seelich T, Redl H (1984) Applikationstechniken der Fibrinklebung. In: Scheele JC (Hrsg) Fibrinklebung. Springer, Berlin Heidelberg New York, pp 11-16

5. Spilker G, Türk R, Stemberger A, Blümel G (1984) Organerhaltende und gewebsschonende Möglichkeiten in der Leber- und Milzchirurgie - experimentelle Untersuchungen. In: Scheele JC (Hrsg) Fibrinklebung. Springer, Berlin Heidelberg New York, pp 47-54

Dr. med. E. Faist, Chirurgische Klinik und Poliklinik der Univ. München, Klinikum Großhadern, Marchioninistr. 15, D-8000 München 70

Chirurgisches Forum 1986

München, 103. Kongreß, 23. bis 26. April 1986

Vortragsanmeldungen

Die Sitzungen des FORUM *für experimentelle und klinische Forschung* sind ein fester Bestandteil im Gesamtkongreßprogramm. Sie bestehen aus 7-Minuten-Vorträgen mit ausreichender Diskussionszeit über Ergebnisse aus der *experimentellen* und *klinischen Forschung*. Zur Beteiligung sind bevorzugt der chirurgische Nachwuchs, aber auch junge Forscher aus anderen medizinischen Fachgebieten zur Pflege interdisziplinärer Kontakte aufgefordert. Verhandlungssprachen sind Deutsch und Englisch.

Als Leitthemen der einzelnen Sitzungen sind vorgesehen: Trauma; Schock; Herz, Lunge und Gefäßsysteme; Transplantation; Onkologie; Magen-Darm, Leber-Galle-Pankreas, perioperative Pathophysiologie-Intensivmedizin; Organersatz-Biomechanische Unterstützung.

Die Auswahl der Sitzungstitel für das endgültige Programm richtet sich nach dem zahlenmäßigen Überwiegen der eingereichten Beiträge zu den verschiedenen Themenkreisen auf der Basis der Qualitätsbewertung (siehe 9).

Bedingungen für die Anmeldung

1. Für die Anmeldung ist eine *Kurzfassung in sechsfacher Ausfertigung* bis spätestens **30. September** des Vorjahres vor dem Kongreßjahr an den FORUM-Ausschuß der Deutschen Gesellschaft für Chirurgie einzusenden:

   Sekretariat „Chirurgisches FORUM"
   Chirurgische Universitätsklinik
   D-6900 Heidelberg

   Bereits veröffentlichte Arbeiten dürfen nicht eingesandt werden!

2. Grundsätzlich ist die Anmeldung mehrerer verschiedener Beiträge möglich. Die Auswahl durch den wissenschaftlichen Beirat orientiert sich dahingehend, daß der *Erstautor* im endgültigen Programm *nur einmal* genannt werden kann.

3. Die Anmeldung eines Beitrags zum FORUM schließt die Anmeldung eines Vortrages mit dem gleichen Grundthema für eine andere Kongreßsitzung aus.

Kurzfassung

4. Die *Kurzfassung* soll in klarer Gliederung ausschließlich objektive Fakten über die Zahl der Untersuchungen oder Experimente, die angewandten Methoden und endgültigen Ergebnisse enthalten. Ausführliche Einleitungen, historische Daten und Literaturübersichten sind zu vermeiden. Nur Mitteilungen von *wesentlichem Informationswert* ermöglichen eine sachliche Beurteilung durch die Mitglieder des wissenschaftlichen Beirats.

5. Auf dem Formblatt (Beilage in den MITTEILUNGEN, ansonsten über Deutsche Gesellschaft für Chirurgie oder Sekretariat „Chirurgisches FORUM") sind die Namen der Autoren, beginnend mit dem Vortragenden, mit akademischem Grad sowie Anschrift von Klinik oder Institut und der Arbeitstitel einzutragen.

6. Da sich die Deutsche Gesellschaft für Chirurgie einer *„Empfehlung über die Begrenzung der Autorenzahl"* angeschlossen hat (siehe MITTEILUNGEN Heft 4/1975, Seite 140), können einschließlich des Vortragenden nur 4 Autoren genannt werden. Lediglich bei interdisziplinären Arbeiten sind insgesamt 6 Autorennamen möglich.

7. Dem *Text der Kurzfassung* wird nur der Arbeitstitel ohne Autorennamen vorangestellt, damit eine anonyme Weiterbearbeitung gesichert ist (siehe 9). Der Umfang darf das angegebene Feld nicht

überschreiten. Die Einsendung hat per Einschreiben zu erfolgen. Die eigene Klinik (Institut) darf im Text nicht erwähnt oder zitiert werden.

8. Jeder Beitrag soll von dem Autor durch einen Vermerk für eines der oben angegebenen Leitthemen vorgeschlagen werden.

Anonyme Bearbeitung

9. Vor der Sitzung des FORUM-Ausschusses werden die Beiträge anonym (ohne Nennung der Autoren und der Herkunft) zur Beurteilung an die Mitglieder des wissenschaftlichen Beirats versandt. (Bestimmungen für den FORUM-Ausschuß siehe MITTEILUNGEN Heft 3/1973 Seite 70).

10. Die Autoren der angenommenen Beiträge werden bis Mitte November des Vorjahres vor dem Kongreß verständigt.

Manuskript

11. Das *Manuskript* ist in doppelter Ausfertigung mit klarer Gliederung (Zielsetzung, Methodik, Ergebnisse), *englischem Untertitel* und Zusammenfassungen auf Deutsch und Englisch einzureichen.

    Wenn **keine Bilder oder Tabellen** eingereicht werden, darf das Manuskript einschließlich deutscher und englischer Titel und Zusammenfassung sowie Literaturangaben **maximal 5 Schreibmaschinenseiten** haben (bei 4 cm Rand und $1^1/_2$ zeiligem Abstand).

    Jede *Schwarzweiß-Abbildung* (schematische Strichabbildungen) oder *Tabelle* verkürzt den zulässigen Schreibmaschinentext mindestens um $^1/_2$ Textseite. Es werden Positivabzüge (tiefschwarz) in Endgröße erbeten. Für jede Abbildung oder Tabelle ist eine kurze prägnante Legende auf besonderem Blatt erforderlich.

    Halbtonbilder, Fotos und Röntgenbilder werden nicht angenommen.
    Die *Bibliographie* soll 5 Zitate nicht überschreiten.

12. Die redaktionellen Vorschriften sind sorgfältig zu beachten. Gelegentlich trotzdem erforderlich werdende redaktionelle Änderungen im Rahmen der gegebenen Vorschriften behält sich die Schriftleitung vor.

13. Die *endgültige Fassung* wird in einem zitierfähigen FORUM-Band als Supplement von Langenbecks Archiv vor dem nächsten Kongreß gedruckt vorliegen.

Einsendeschluß

14. Manuskripte, die bis zum **7. 1. 1986** nicht eingegangen sind, können im FORUM-Band nicht berücksichtigt werden und schließen eine Aufnahme in das endgültige Kongreßprogramm aus.

15. Lieferung von *Sonderdrucken* nur bei sofortiger Bestellung nach Aufforderung durch den Verlag und gegen Berechnung.

Wissenschaftlicher Beirat im FORUM-Ausschuß der Deutschen Gesellschaft für Chirurgie

Ch. HERFARTH – Heidelberg
Vorsitzender des Beirats

U. B. BRÜCKNER – Heidelberg
P. MERKLE – Heidelberg
Für das FORUM-Sekretariat